― 신규 간호사를 위한 진짜 실무 팁 ―

프셉마음

Dream nurse

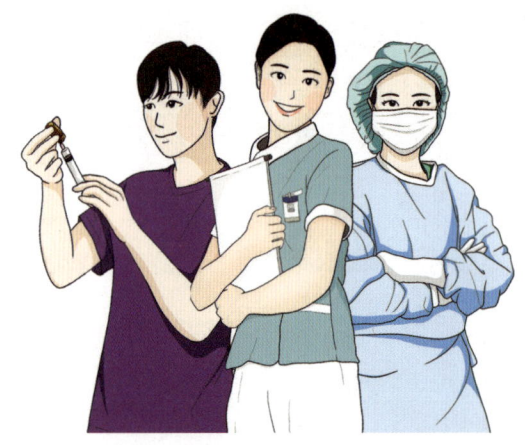

"꿈꾸는 간호사들의 디딤돌, 드림널스입니다."

💬 프셉마음 도서 특징

- **친숙함을 담은 대화체**

  '프셉마음'은 전반적으로 프리셉터와 프리셉티의 1:1 대화 컨셉으로 구성되어 있습니다. 많은 프리셉티분들이 업무 중 궁금했던 부분을 모아 담았습니다.

- **실무의 현장감을 담은 특별한 구성**

  '프셉마음'은 실제 업무에서 볼 수 있는 현실적인 CASE를 기반으로 프리셉터가 알려주는 실무팁, 프리셉티가 할 수 있는 사소한 오류들까지 생생하게 담았습니다. 타 도서와는 차별화된 구성으로 실무의 핵심을 짚어드립니다.

- **전문 프셉마음 자문·감수단을 거쳐 높아진 전문성과 신뢰도**

  '프셉마음'은 실제 임상에서 볼 수 있는 실무를 담은 실무서입니다. 전국의 수많은 병원, 그 아래 속한 다양한 부서들의 특성을 담아보고자 여러 병원, 각 분야의 현직 간호사를 포함한 전문가분들께 자문 및 감수를 받아 제작하였습니다.

  다만, 실무서인 만큼 병원별로 원내 지침에 따라 다를 수 있습니다. 해당 도서를 참고로 각 병원별, 부서별 지침에 따라 실무에 적용하는 것을 추천드립니다.

드림널스는 앞으로 나아갈 후배 간호사분들을 위해 꾸준하게 간호 교육 콘텐츠를 개발하겠습니다. 함께 같은 길을 걷게 된 모든 여러분을 응원합니다.

💬 프셉마음의 기본 구성

프셉마음은 간호 근거 이론을 기반으로 실무의 현장감을 담아 제작한 실무서입니다.
기존 도서에는 없었던 프셉마음 도서만의 특별함을 알려드립니다.

Case

업무를 하다 보면 정말 새로운 상황이 많이 생기죠?
실제 업무를 하며 자주 볼 수 있는 상황을 CASE로 담아 어떻게 해결해야 하는지
차근차근 알려드릴게요.

✓ TIP

선배만의 실무 노하우를 소개하는 코너예요. 임상 간호 꿀팁과 함께 알아두면 좋을 탄탄한 기초 지식을 담았어요. 혼자서 척척 해내는 멋진 간호사로 만들어드릴게요!

❗ 잠깐

잠깐! 코너는 집중이 필요한 코너예요. 실제 간호 업무를 하면서 발생 가능한 환자안전사고, 주의사항, 업무 중 놓치기 쉬운 사항을 담았어요. 지피지기면 백전백승, 미리 알아두고 실수하지 않도록 해요!

➕ 한 걸음 더

MASTER 간호사로 성장하기 위해 꼭 필요한 핵심 지식을 담았어요. 처음엔 다소 어려울 수 있는 내용이지만 MASTER를 꿈꾼다면 여기를 주목해주세요!

머리말

내시경실로 발령 받아서 첫 출근을 했을 때가 엊그제 같습니다. 처음 발을 디딘 내시경실은 참으로 묘한 곳이었습니다. 외래와 같이 환자 예약 및 진료 안내를 하면서 수술방과 같이 전문적인 시술을 시행하며 병동과 같이 환자 전처치와 검사 및 시술 후 간호 등의 다양한 부서 업무가 공존하는 공간이었습니다.

내시경실에 근무하기 전까지는 내시경 업무를 접할 기회가 거의 없었기에 내시경실 업무는 제게 너무나 생소하였고 적응하는 데도 시간이 필요했습니다. 하지만 내시경실에서 다양한 케이스를 몸으로 부딪히며 경험하고 서툰 업무에 대해서는 따로 공부하고 어깨너머 배우다 보니 어느덧 내시경실 업무에 익숙해졌고 흥미를 가지게 되었습니다. 저는 내시경실에서 너무도 즐겁게 일하고 있고 평생 일하고 싶을 정도로 내시경실 업무에 만족하며 지내고 있습니다.

'노력은 쓰고 열매는 달다'는 말처럼 지금처럼 내시경실 업무에 만족하기 위해서는 많은 노력이 필요했습니다. 내시경실은 다양한 병원 업무의 집약체로 숙련되고 안정된 내시경 검사와 시술 보조를 위해서는 술기와 더불어 다양한 질환에 대한 이해가 필요합니다. 또한 고령, 심장질환, 간질환 등의 고위험 환자가 검사와 시술을 받는 경우가 많기 때문에 다양한 응급상황 대처법도 충분히 숙지해야 합니다.

하지만 제가 내시경실에 처음 일하던 당시에는 내시경 업무에 대한 체계적인 교육 자료를 접할 기회가 없어서 선배 간호사의 어깨너머로 업무를 보고 배웠습니다. 궁금한 것이 생기면 주변 선배와 동료에게 도움을 요청하고 싶었지만 다들 바쁘기에 물어가며 배우기도 쉽지 않았습니다. '책을 떠난 식자란 있을 수 없다'라는 말이 있듯이 지식과 지혜를 넓히는데 책만 한 것이 없지만 제 주변의 내시경 관련 서적은 너무 전문적이어서 내시경실 업무 초심자가 제대로 이해하기 어려운 내용이었습니다.

내시경실을 너무도 좋아하는 저의 마음 때문인지 내시경실에 업무를 처음 시작하거나 좀 더 잘하고 싶어 하는 후배들을 보면 좋은 배움에 기회를 주고 싶다는 생각을 평소에 가지고 있었습니다. 그래서 제가 처음 내시경실 근무를 시작했을 때를 떠올리며 내시경실에 처음 근무를 시작하는 간호사에게 실제 내시경 업무에 필요한 지식과 업무를 보면서 궁금할 수 있는 사항, 내시경실에서 이루어지고 있는 전반적인 검사와 시술에 대한 어시스트 노하우 등을 알기 쉽게 알려주고 싶은 마음으로 이 책을 썼습니다.

• **파트별 주요 내용**

　Part 1 : 내시경 기기에 대한 이해와 내시경의 종류별 특징, 간단한 소화기계 해부학적 구조
　　　　　그리고 내시경 검사의 진행 과정 등에 대해 궁금할 수 있는 사항을 설명하였습니다.

　Part 2 : 진단 목적으로 사용되는 내시경 검사들을 다양한 환자 Case를 통해서 소개하고 설명
　　　　　하였습니다.

　Part 3 : 치료 목적으로 사용되는 내시경 시술들을 다양한 환자 Case를 통해서 소개하고 설명
　　　　　하였습니다.

　Part 4 : 진단과 치료 외에 내시경실에서 시행되는 기타 업무 중에 꼭 알아야 하는 사항에 대해
　　　　　설명하였습니다.

마지막으로 이 책을 쓰는 동안 많은 도움 주신 분들(현재 함께 근무하고 있는 의정부 을지대학교병원 내시경실 간호사 선생님들, 소화기내과 교수님들, 자문감수에 참여해주신 선생님들)께 다시 한번 감사드립니다.

내시경실 업무를 처음 시작하고 실무에 대한 기초를 체계적으로 배우기를 원하는 간호사들뿐만 아니라 후배 교육이 필요한 선임 간호사들에게도 도움이 되는 책이 되었으면 좋겠습니다.

저자 이수정

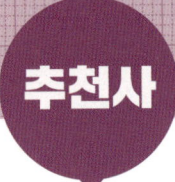

추천사

이 책을 보면서 장자의 '윤편노착(輪扁老斲)'이 떠올랐습니다. 책은 지식을 다른 이에게 잘 전달할 수 있는 좋은 수단이지만, 실제 전달하려는 진정한 내용을 전달하지 못하는 경우가 많습니다. 하지만 이 책은 내시경실에서 이뤄지는 다양한 검사와 시술을 실제 현장에서 적용할 수 있도록 잘 설명해 주고 있어, 내시경실에서 처음 근무하는 분에게는 손발과 같은 책이 될 것입니다.

- 안상봉, 노원을지대학병원 소화기내과 교수

내시경 간호는 표준화하기가 참 어렵습니다. 개인의원부터 검진센터, 대학병원까지 내시경실을 운영하고 있는 우리나라의 현실을 감안해 볼 때 이 책은 그 어려운 표준화를 해냈습니다. 신규 간호사는 물론이고 재직 중인 간호사도 곁에 두고 꺼내보면 큰 도움이 될 것입니다. 특히 사례 중심으로 한 친근감 있는 구성이 매력적이라 내시경실 간호사를 위한 필독서로 추천합니다.

- 임희혁, 현 순천향대학교 서울병원 외래간호팀장, 전 대한소화기내시경간호학회 회장

내시경실 환자의 검사 전·중·후에 필요한 환자 간호와 절차의 실제를 총망라하여 친근하고 쉽게 설명한 책입니다. 설명이 자세하여 특히 내시경실 근무 경험이 없는 초보자도 부담없이 술술 읽을 수 있을 것입니다. 이 책은 내시경실에 근무하는 간호사는 물론이고 소화기계 질환을 가진 내외과 환자를 돌보는 병실이나 중환자실의 간호사에게도 소중한 지침이 될 것입니다. 이수정 선생님이 내시경실에서 10여 년간 다양한 환자를 직접 돌보면서 익힌 지식, 경험, 노하우 그리고 통찰을 이 책에 친절하게 드러내 주셨습니다.

- 박광옥, 의정부을지대학교병원 간호국장

이 책은 이수정 선생님이 수많은 내시경실 간호사 트레이닝을 거치며, 프리셉티와 소통하고, 시행착오를 거치며 쌓아온 지식과 경험이 묻어있습니다. 내시경실에서 환자를 간호할 때, 내시경 장비를 다룰 때, 꼭 알아야 할 내용들이 이해하기 쉽게 설명되어 있습니다. 내시경실에 배정받아 공부를 어디서부터 어떻게 해야 할지 모르는 선생님들께 좋은 길라잡이가 될 것으로 생각하며 이 책을 적극 추천합니다.

- 안윤경, 강북삼성병원 내시경실 간호사

실습 때조차 가보지 못한 생소한 그곳, 내시경실.

이 책에는 진단 내시경부터 췌담도 내시경과 기관지 내시경까지, 기계의 작동법부터 액세서리 사용법 그리고 간호기록 방법까지, 내시경실로의 부서 배치에 당황한 모든 선생님의 길라잡이가 될 것입니다. 책을 읽다 보면 테크니션인지 간호인지 당황할 수 있습니다만, 이 또한 여러분이 열심히 터를 닦고 있는 간호의 일부분입니다. 책을 펼치는 순간, 흥미롭고 새로운 내시경 간호의 세계로 빠져 보세요.

- 임진경, 이화의료원 서울병원(이대서울병원) 소화기내시경센터 간호사

8년 전 생소하기 그지없는 내시경실에 발령받아 걱정이 많았던 저에게 프리셉터 선생님이 주셨던 모든 지식이 담긴 책입니다. 이 책은 우리가 능숙하게 해내야 하는 스킬부터 전반적인 이론까지 모든 게 한 권에 담겨 있어서 정말 좋은 프리셉터가 될 것 같습니다.

몸소 부딪쳐 배워야 알 수 있는 야무진 실무팁까지 가득합니다. 내시경실 업무에 많은 도움이 될 것입니다. 《프셉마음 내시경실편》으로 공부하면 내시경실 근무가 분명 재미있을 것이라고 생각합니다.

- 강초롱, 분당차병원 감염관리팀(전 내시경센터) 간호사

목차

PART 1 내시경 간호사가 알아야 할 필수 지식

1. 내시경 시스템 이해하기 •12
2. 내시경 검사 과정 훑어보기
   1) 내시경의 종류 •22
   2) 내시경으로 관찰하는 소화기계(해부학적 구조) •27

3. 외래 내시경 검사의 진행 과정 둘러보기
   1) 내시경 처방에서 내시경센터 방문 전까지 •30
   2) 내시경센터 방문: 검사의 전처치(접수에서 하는 일) •32
   3) 내시경 검사와 간호 관리 •35

PART 2 케이스로 보는 진단 내시경

1. 위내시경 검사 (속이 쓰려서 왔어요) •44
2. 대장내시경 검사 (변이 잘 안 나와요) •61
3. 구불결장내시경 검사 (잔변감과 혈변이 있어요) •73
4. 소장 내시경과 캡슐 내시경 검사 (소장출혈이 있던 환자가 다시 혈변을 봐요) •78
5. 내시경 역행 담췌관 조영술 검사 (얼굴이 노랗고 소변이 갈색이에요) •88
6. 내시경 초음파 검사 (위에 풍선 모양의 종양이 있대요) •100
7. 기관지내시경 검사 (가래에 피가 섞여 나와요) •107

PART 3 케이스로 보는 치료 내시경

1. 대장 용종 절제술 (대장에 용종이 있어요) • 118
2. 비정맥류 출혈 지혈술 (피를 토했어요) • 128
3. 내시경 점막하 박리술 (위 선종 진단을 받았어요) • 145
4. 내시경 역행 담췌관 조영술 (열나고 배가 아프고 몸이 노래요) • 159
5. 정맥류 결찰술 (간경변증 환자가 토혈을 해요) • 176
6. 경피적 내시경 위루술 (뇌경색 환자가 사레가 자주 들려요) • 190
7. 식도·대장 스텐트 삽입 (식도암 환자가 음식을 삼키기 힘들어해요) • 198
8. 이물 제거 (목에 가시가 걸렸어요) • 209
9. 위석 제거 (위에 돌멩이가 있대요) • 214

PART 4 기타 내시경실 관리

1. 진정 치료 간호 관리 • 220
2. 내시경실 우발증 대처 • 226
3. 마약 관리 • 230
4. 내시경실 감염 관리 • 233
5. 유해화학물질 관리 • 238

부   록 내시경 검사 간호 총정리 • 240

PART 1
내시경 간호사가 알아야 할 필수 지식

1. **내시경 시스템 이해하기** •12
2. **내시경 검사 과정 훑어보기**
    1) 내시경의 종류 •22
    2) 내시경으로 관찰하는 소화기계(해부학적 구조) •27
3. **외래 내시경 검사의 진행 과정 둘러보기**
    1) 내시경 처방에서 내시경센터 방문 전까지 •30
    2) 내시경센터 방문: 검사의 전처치(접수에서 하는 일) •32
    3) 내시경 검사와 간호 관리 •35

1 내시경 시스템 이해하기

Case 내시경의 구조

내시경센터에 배치된 신규 간호사. 내시경센터에 근무하는 간호사에게 내시경 기기에 대한 교육이 정기적으로 시행되고 있다고 한다. 신규 간호사가 처음 입사하여 내시경 기기의 구성조차 잘 모르는 상태이다. 어떻게 해야 할까?

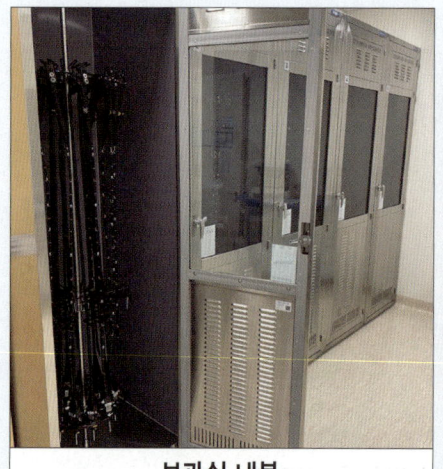
보관실 내부

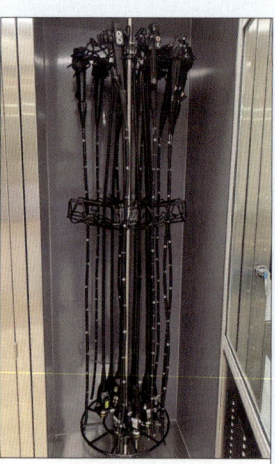
내시경 보관장 내부

내시경 소독 후 보관실

저희는 의공기사가 아니고 간호사인데 내시경 기기에 대해서 알아야 하나요?

그럼요. 간호사도 내시경 기본적 구조에 대한 이해가 있으면 시술을 효율적으로 진행할 수 있고 내시경 기기가 갑자기 고장이 나서 멈추는 돌발 상황에 유연하게 대처할 수 있어요.

그렇군요. 내시경이 어떻게 구성되어 있는지 알고 싶어요.

내시경의 기본 구조는 크게 3가지로 ①내시경 Scope, ②시스템, ③모니터로 구성되어 있어요. 실제 검사를 위해서 사용되는 '내시경 Scope', Scope를 제대로 운영할 수 있게 도와주는 '시스템' 그리고 검사 과정을 눈으로 볼 수 있게 도와주는 '모니터'로 이루어져 있답니다.

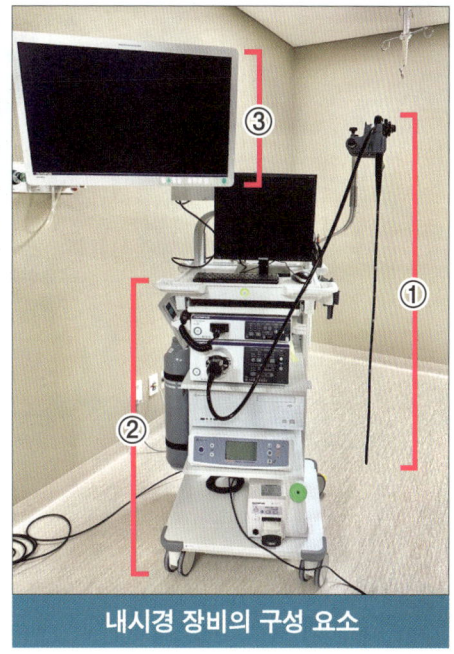
내시경 장비의 구성 요소

 내시경 Scope는 검사에 직접 이용되니까 필수로 알고 있어야겠네요. Scope는 어떻게 구성되어 있나요?

 내시경 검사에 직접 이용되는 내시경 Scope는 간호사가 가장 많이 접하고 관리해야 하는 장비예요. 내시경 Scope는 삽입부, 조작부, 연결부로 구성되어 있어요.

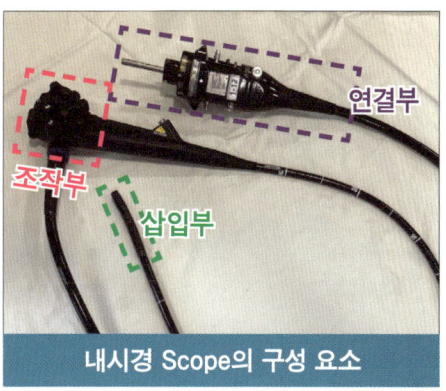
내시경 Scope의 구성 요소

 내시경 Scope의 기본 구성 중 삽입부에 대해서 먼저 알고 싶어요.

 Scope의 삽입부는 내시경 기기가 입이나 항문을 통해서 소화기계로 진입하는 부분이에요. 내시경 삽입부 중 끝부분을 선단부라고 하는데, 내시경 검사를 할 때 가장 앞선 부분이기 때문에 충격을 많이 받을 수 있고 약한 충격에도 쉽게 손상될 수 있어요. 그래서 선단부의 자세하고 정확한 이해가 필요해요. 선단부는 크게 4가지로 ①겸자구/흡입구, ②라이트가이드(Light guide), ③노즐(Nozzle), ④CCD(Charge Coupled Device, 전하결합소자) 렌즈로 구성으로 되어 있어요.

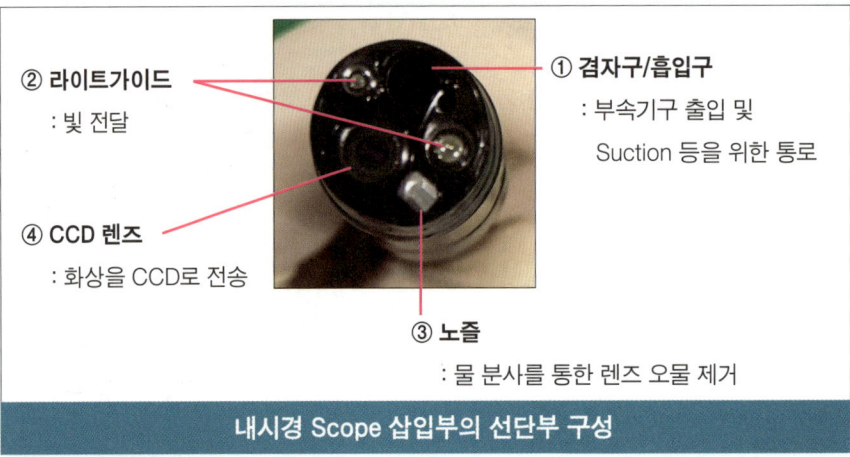

내시경 Scope 삽입부의 선단부 구성

① 겸자구/흡입구
: 부속기구 출입 및 Suction 등을 위한 통로

② 라이트가이드
: 빛 전달

③ 노즐
: 물 분사를 통한 렌즈 오물 제거

④ CCD 렌즈
: 화상을 CCD로 전송

삽입부 선단부에 보이는 구멍을 겸자구/흡입구라고 하는군요.

조직검사나 시술 시에 필요한 부속기구가 통과하는 길이죠. 그리고 이 통로를 통해서 약제 또는 공기와 물을 주입하거나 체액 등을 흡입하여 이물질을 제거할 수 있답니다.

겸자구/흡입구 외에 다른 구성 요소는 어떤 기능을 하는지 궁금해요.

라이트가이드는 빛을 전달하여 시야를 밝혀 주고 노즐에서는 물이 분사돼서 렌즈에 묻은 오물을 제거해요. 노즐은 앞 유리를 닦아주는 자동차의 와이퍼 같은 역할을 하죠. CCD 렌즈는 화상을 CCD로 전송하고 CCD를 통해서 빛은 전기신호로 변환되어 저장돼요.

! 잠깐 내시경 삽입부 손상 주의

삽입부 선단의 렌즈는 약한 충격에도 쉽게 손상될 수 있으므로 세심한 주의가 필요해요. 또한, 좀 더 강한 충격이 있을 때는 안쪽의 CCD 카메라까지 손상되어 과도한 수리비가 발생하므로 내시경 Scope를 다룰 때는 Scope의 삽입부가 주변 사물에 부딪혀 손상되지 않도록 각별히 조심하도록 해요.

✓ TIP 내시경 Scope의 안전한 관리를 위한 이동 방법

내시경 Scope를 옮길 때는 내시경 전용 용기(보관함)에 넣어 이동시켜야 해요. Scope를 손에 들 때는 항상 Scope가 크고 완만한 곡선을 이룬 상태(튜브 손상 방지)로 Scope 말단이 위쪽으로 향하도록 들어야 해요(삽입부 손상 방지).

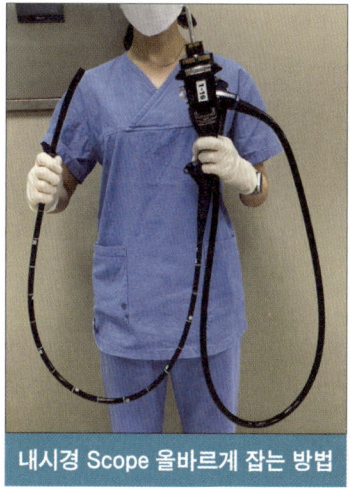

내시경 Scope 올바르게 잡는 방법

 내시경 Scope 조작부에는 어떤 기능들이 있나요?

 조작부는 크게 네 가지 기능으로 구성되어 있어요.

- **내시경 Scope 조작부 기능**
  ① 앵글기능: 노브(Knob)를 통해 삽입부를 원하는 방향으로 조정·고정
  ② 송기·송수·흡입기능: 밸브를 통해 물이나 공기 주입, 흡입(Suction) 등
  ③ 영상기능: 버튼을 통해 영상 조율
  ④ 채널기능: 부속 기기를 통한 조직검사, 이물질 제거, 약제 주입 등

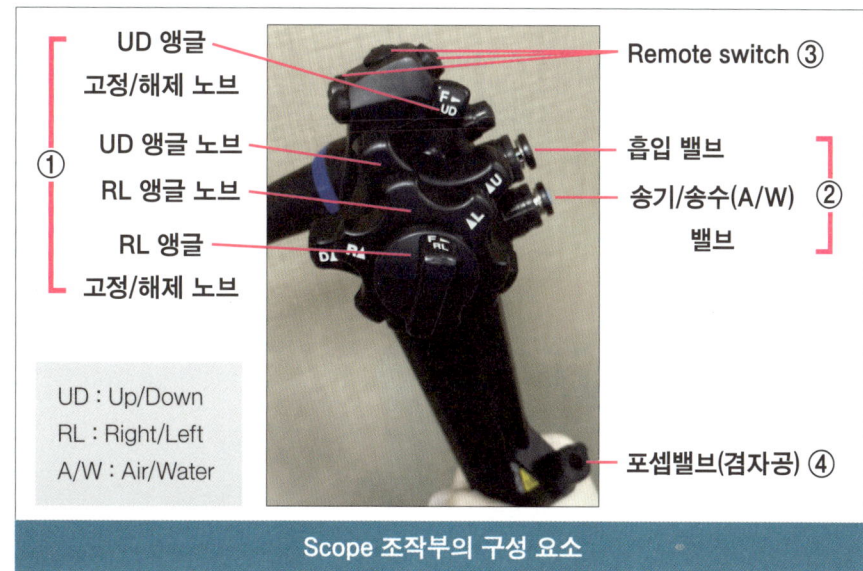

Scope 조작부의 구성 요소

내시경 Scope 조작부의 앵글기능은 자동차의 핸들과 같은 기능인 듯해요.

네, 맞아요. 조작부에는 조정 노브(UD/RL 앵글 노브)와 고정 노브(UD/RL 앵글 고정/해제 노브)가 있어요. 조정 노브는 내시경 삽입부를 상하(Up/Down) 또는 좌우(Left/Right)로 각도를 조절하여 원하는 방향으로 조절할 수 있죠. 그리고 고정 노브는 조절된 앵글 각도를 고정할 수 있답니다.

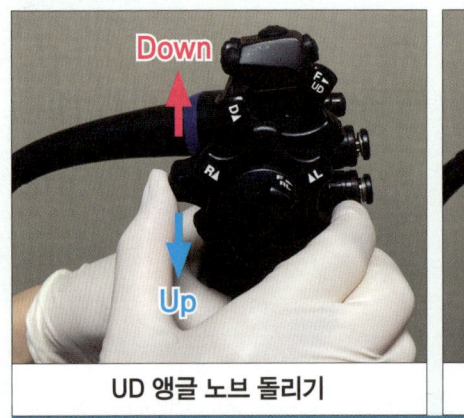
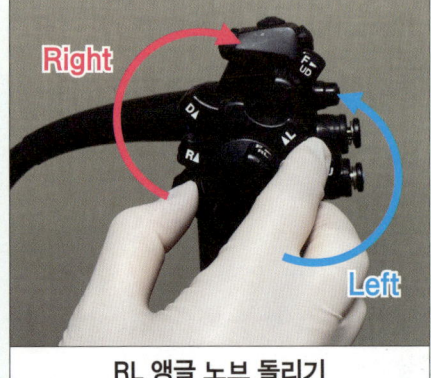

UD 앵글 노브 돌리기   RL 앵글 노브 돌리기

Scope 조작부의 노브 작동

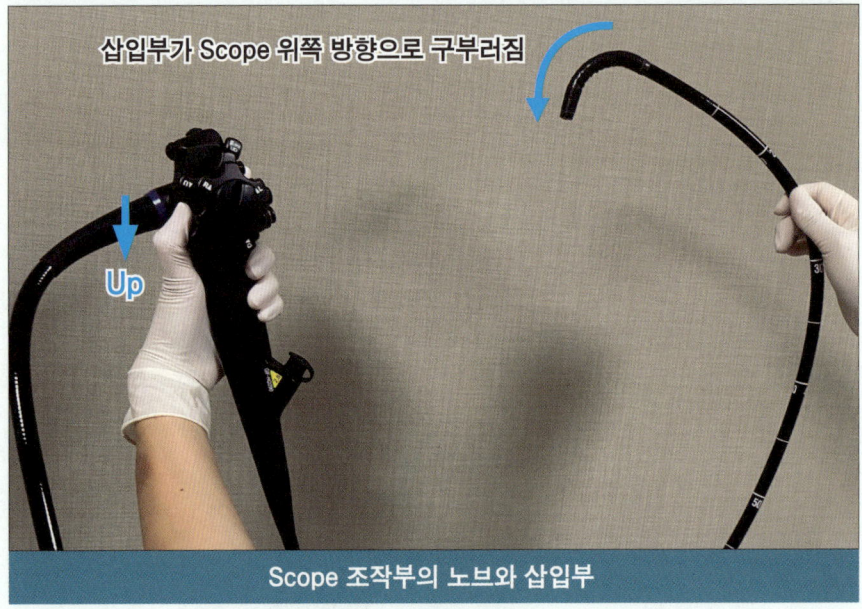

Scope 조작부의 노브와 삽입부

내시경 Scope의 조작부에 적혀 있는 "F"는 무슨 의미인가요?

조정 노브에 있는 잠금 기능인 "F"는 Fix(고정)의 약자가 아니라 잠겨 있지 않는다는 의미로 Free를 의미해요. 검사를 할 때는 항상 "F" 쪽으로 밀어 놓고 시행해야 해요. 그래야 앵글 조작 시 삽입부가 쉽게 구부러질 수 있고 앵글 노브와 삽입부를 이어주는 앵글 와이어가 늘어지는 것을 방지할 수 있어요.

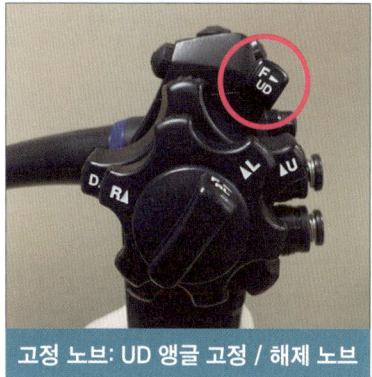

고정 노브: UD 앵글 고정 / 해제 노브

! 잠깐 고정 노브의 Fix 여부 확인하기

자동차에 브레이크를 지속적으로 밟은 상태에서 가속 패달을 밟으면 자동차에 부담이 되겠죠? 내시경 기기도 마찬가지예요. 고정 노브가 Fix로 계속 설정되어 있으면 텐션이 약해져서 나중에 필요할 때는 Fix 기능이 제대로 작동되지 않을 수 있어요. 그래서 검사가 끝난 후 내시경 Scope를 옮기거나 세척하면서 고정 노브의 Fix 여부를 확인해야 해요.

 내시경 Scope 조작부에 있는 밸브는 크게 3가지로 흡입 밸브(빨간색), 송기/송수 밸브(하늘색), 포셉 밸브(검정색)로 나뉘어요.

①흡입 밸브(빨간색): 밸브를 손가락으로 누르면 삽입부를 통해서 공기나 액체가 흡입됨
②송기/송수 밸브(하늘색): 밸브를 손가락으로 막으면 삽입부로 공기가 들어가고 밸브를 강하게 누르면 삽입부 노즐에서 물이 나와 렌즈의 이물질을 제거함
③포셉 밸브(검은색): 처치구의 삽입/제거, 약제 등의 주입

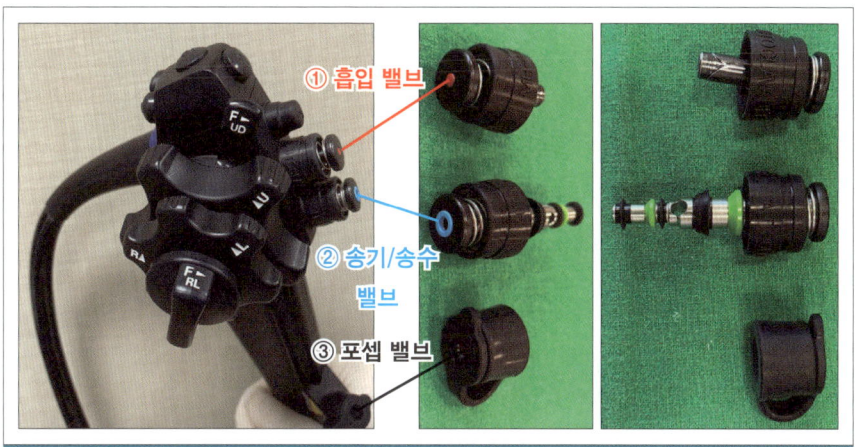

내시경 Scope 조작부: 밸브

[PART 1] 내시경 간호사가 알아야 할 필수 지식 17

⚠️ 잠깐 | 포셉 밸브 뚜껑

포셉 밸브는 뚜껑 부분을 닫은 상태로 사용하고, 처치구를 삽입하여 통과시킬 때에도 뚜껑을 닫은 상태에서 시행해야 해요. 그렇지 않으면 물과 공기가 포셉 밸브로 새서 시술자 또는 환자 옷에 튀거나 내시경을 통한 공기 주입이 용이하지 않아요.

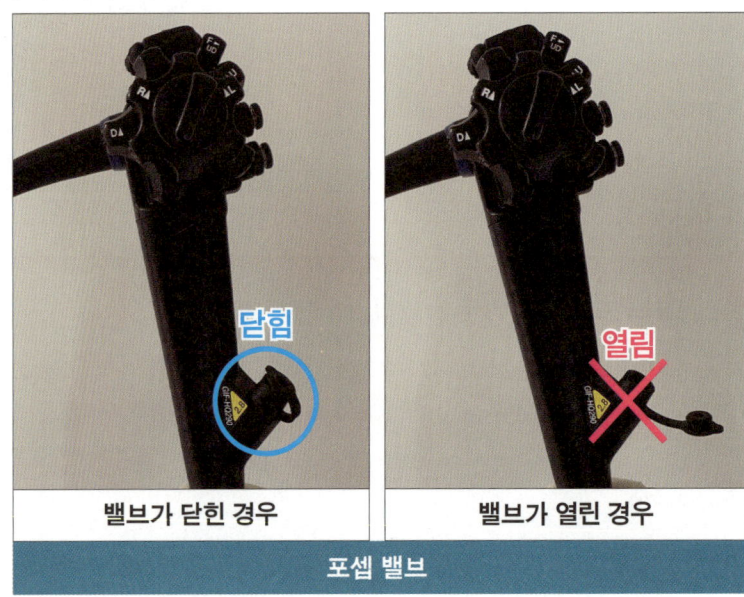

포셉 밸브

✔ TIP | 검사 중 흡입(Suction) 또는 공기 주입이 안 된다면?

내시경 검사 중 갑자기 흡입이 안 되거나 공기 주입이 안 되는 경우가 있어요. 원인이 될 수 있는 여러 가지 이유가 있으나 가장 먼저는 밸브에 문제가 생기지는 않았는지를 생각해 볼 수 있어요.

흡입이 안 되는 경우는 흡입 밸브(빨간색)에 이물질이 끼거나 밸브 자체가 손상되어 기능을 못 하기도 하는데, 이럴 땐 보통 새로운 밸브로 교체하여 사용하면 돼요. 하지만 밸브에 문제가 없다면 흡인(Suction) 기계나 라인에 문제가 없는지, Scope 안에 이물질 유무도 확인해야 해요. 이물질이 끼어 있는 것이 의심될 때는 소독세척용 브러시로 솔질을 하여 이물질을 제거한 후에 검사를 바로 진행할 수도 있어요.

공기 주입이 안 될 때는 송기/송수 밸브(하늘색)를 바로 교체하기보다는 밸브를 빼고 다시 장착해 봐요. 그래도 공기 주입이 안 된다면 새로운 밸브로 교체해야 해요.

 내시경 Scope 조작부에는 버튼이 여러 개 있네요. 각 버튼은 어떤 기능을 하나요?

 설정하기에 따라 다르지만 보통 네 가지 기능을 가진 버튼으로 구별되어 구성돼 있어요. 다음 사진을 보면서 알아보도록 해요.

① 프리즈(Freeze)
: 사진을 전송하기 전에 원하는 영상을 멈춤 상태로 유지
② Enhancement
: 영상에서 나타나는 선의 강조 조정
③ NBI
: 특정 파장의 빛만 선택하여 점막 표면의 모세혈관 패턴 관찰을 유리하게 함
④ 릴리즈(Release)
: 핸드 스위치로 사진을 찍는 용도

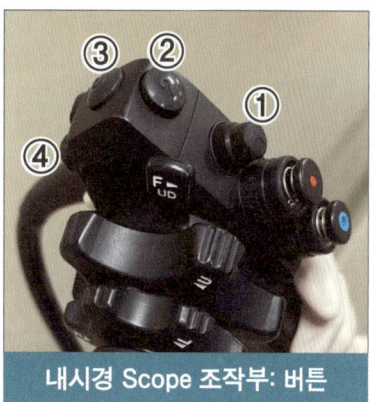
내시경 Scope 조작부: 버튼

> **! 잠깐 조작부 버튼 설정**

조작부 설정은 상기 사진에 표시된 넘버와 일반적으로 같아요. 하지만 내시경 종류 또는 병원마다 버튼 설정이 다를 수 있어요. 내시경 키보드의 "info" 버튼을 누르면 버튼 역할을 정확히 알 수 있으니 꼭 확인해야 해요.

내시경 Scope의 연결부는 어디에 연결하나요?

연결부는 유니버셜 코드를 통해서 내시경 시스템에 연결되는 부위를 말해요.

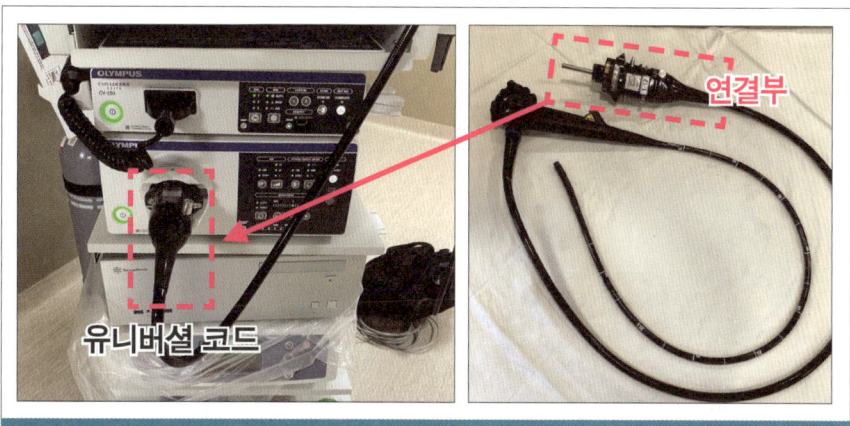
연결부: 내시경 Scope를 시스템에 연결

> **! 잠깐 전기적 연결부 손상 주의하기**

시스템에 내시경 연결부를 연결할 때는 연결 핀이 손상될 수 있으므로 부드럽게 연결해야 해요. 그리고 연결부에 물이 들어가면 영상과 관련된 전자기 기능에 손상을 일으킬 수 있으므로 물기가 없는 상태를 확인하고 연결하도록 해요.

내시경 시스템은 컴퓨터로 생각하면 본체 같은 부분인가요? 내시경 시스템은 어떤 것인지 알려주세요.

 맞아요. 내시경 시스템으로 내시경 운영과 연관된 다양한 세팅을 조절할 수 있어요. 대표적으로 알아야 할 세팅으로는 White balance, Contrast, Iris가 있어요. 이 세 가지의 조절을 통해서 좀 더 명확한 내시경 영상을 얻을 수 있게 되는 거랍니다.

따라서 내시경 검사 전에 이 세 가지가 제대로 설정되어 있는지를 확인해야 하고 간호사는 내시경 검사를 하기 전에 White balance를 맞춰둬요.

 검사 전에 White balance를 미리 맞춰야 하는 이유는 뭔가요?

 White balance는 색온도를 보정하여 이상적인 흰색이 촬영되게 함으로써 촬영 시 반사되는 빛의 색감을 중립적으로 잡아주는 기능을 하기 때문이에요. 만약 색온도가 맞지 않으면 희게 보여야 할 부분이 붉거나 푸르게 보여요. 하지만 실무에서는 검사 전에 항상 White balance를 맞추지는 않아요. 보통 새 기계를 세팅하거나 오랜만에 사용하는 기계에서 White balance 조정 알람이 뜨는 경우에 맞추는 작업을 한답니다.

 White balance는 어떻게 맞추는지 궁금해요.

 Balance chalk 안으로 Scope 렌즈 쪽을 밀어 넣은 후 White balance 버튼을 누르고 램프를 켜고 1~2초간 기다리면 White balance가 되었다는 메시지가 화면에 떠요. White balance를 하였는데도 색조가 자연스럽지 않으면 내시경 말단의 CCD가 망가진 걸 수도 있으니 잘 확인해야 해요.

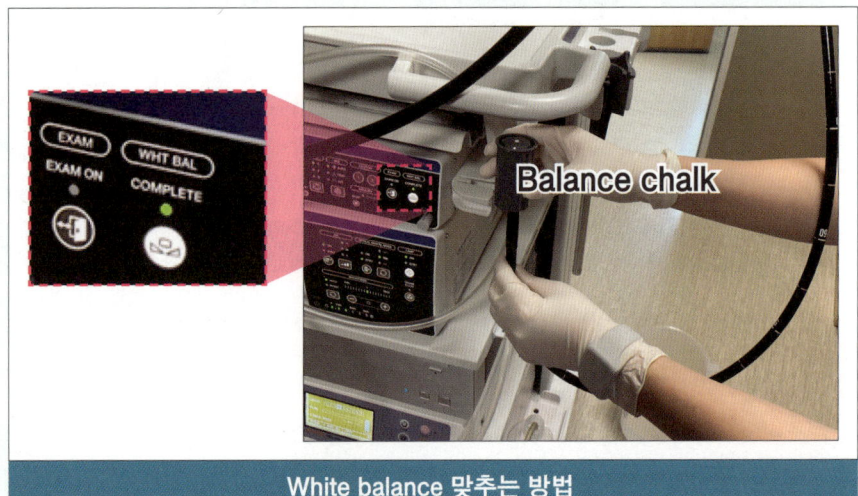

White balance 맞추는 방법

이제 내시경 기기의 구조에 대해서 조금은 알 것 같아요. 하지만 제가 실제로 기기를 잘 다룰 수 있을지 걱정이에요.

 걱정하지 마세요. 반복해서 보면 잘할 수 있을 거예요. 그러면 이제 내시경 시스템과 Scope의 준비 과정에 대해 간단히 더 알아보도록 해요.

- **내시경 시스템과 Scope 준비**
  ① 검사 전에는 내시경 Scope를 시스템에 연결한 후에 시스템 전원을 켜요(On).
  ② White balance 조정 후 Air line과 Suction line을 연결하고 송기, 송수, 흡인 압력이 제대로 작동하는지 확인해요(Scope test).
  ③ 검사 후에는 사진을 PACS로 전송하고 시스템의 전원을 꺼요(Off).
  ④ Scope와 연결된 Line을 제거하고 Scope를 시스템에서 분리해요.

✓ TIP 내시경 시스템 On/Off 하는 과정에서 가장 중요한 Point

내시경 Scope를 시스템에 연결한 후에 전원을 켜고(On), 검사 후에는 전원을 끈(Off) 후에 Scope를 제거해야 해요. 기기 회사의 설명에 따르면 이러한 과정을 순서대로 거치지 않으면 기기가 고장날 수 있다고 해요.

! 잠깐 검사 중에 간혹 사진이 잘 안 찍힌다면?

내시경은 발판을 시스템에 연결하여 발판이 눌리면 내시경 사진이 찍히도록 세팅되어 있어요. 간혹 검사 중에 발판을 이용하여 내시경 사진을 찍다가 검사 중에 내시경 사진이 안 찍히는 경우가 있는데, 일반적으로 사진을 찍는 발판(Foot switch)의 불안정한 장착이 주된 원인일 때가 많아요.

따라서 검사 전에 미리 확인하여 발판이 제대로 장착되어 있는지 확인하고 검사 중에도 사진이 잘 찍히는지, 발판이 제대로 장착되어 있는지 주의해서 확인하는 것이 좋겠죠? 만약 확인 후에 검사를 진행했는데 갑자기 오류로 사진이 찍히지 않을 수도 있어요. 이럴 때는 당황하지 말고 내시경이 연결된 컴퓨터(Gateway PC)로 수동으로 사진을 찍을 수 있으니 방법을 미리 숙지해 두는 게 좋아요. 수동으로도 찍히지 않으면 당황하지 말로 휴대폰으로 사진으로 찍어둔 후 영상의학과 PACS실에 연락하여 사진 업데이트를 요청하는 것도 방법이랍니다.

2 내시경 검사 과정 훑어보기

1 내시경의 종류

Case

내시경센터에 배치된 신규 간호사는 내시경 검사가 다양한 만큼 각각의 검사마다 사용하는 내시경 기구도 비슷한 듯 달라서 헷갈린다. 각각의 검사마다 어떤 내시경 Scope를 사용하는 걸까?

한 가지 종류의 내시경으로 모든 검사가 진행되나요?

일반적으로 하나의 시스템에 여러 종류의 내시경 Scope를 연결하여 원하는 소화기계 장기(위, 대장, 췌담도)에 대해 검사를 할 수 있어요.

검사의 종류에 따라 사용되는 내시경 Scope가 다르다는 거군요. 내시경으로 어떠한 검사를 할 수가 있나요?

여러 종류의 검사가 있지만, 내시경 Scope의 종류에 따라서 크게 다음과 같이 분류할 수 있어요.

> 1. 위내시경 검사
> 2. 대장내시경/구불결장내시경 검사
> 3. 내시경 역행 담췌관 조영술
>   (십이지장경 검사)
> 4. 소장 내시경 검사
> 5. 내시경 초음파 검사
> 6. 기관지내시경 검사
> 7. 기타

위내시경을 하는 것은 본 적이 있어요. 입을 통해서 내시경 Scope가 진입되더라고요.

위내시경은 내시경 Scope가 입을 통해 진입하여 인두, 식도, 위, 십이지장을 육안으로 관찰하고 병변이 있을 때는 추가 검사를 통해서 이상 유무를 확인하는 검사예요. 관찰 범위가 상부 위장관이므로 상부 위장관 내시경이 더 정확한 용어지만 일반적으로 위내시경이라고 많이 표현해요.

위내시경 검사는 얼마나 걸리나요?

 단순 진단 목적이라면 검사 소요 시간은 대략 10분이 걸려요. 치료 내시경 검사를 하는 경우나 상황에 따라 소요 시간이 더 길어질 수 있어요.

 대장내시경은 위내시경처럼 건강검진으로 많이 하는 것 같아요. 대장내시경은 어떤 검사인가요?

 대장내시경은 내시경 Scope가 항문을 통해 진입하여 항문 및 대장 전체와 대장과 이어진 말단회장까지 관찰하는 검사예요. 검사를 위해서는 장 정결제를 복용하여 대장 내부의 대변과 같은 노폐물의 제거가 꼭 선행되어야 해요. 단순 진단 목적이라면 검사 시간은 20분 이내로 소요되지만, 환자 상태 및 시술 종류에 따라 검사 시간이 지연될 수 있어요.

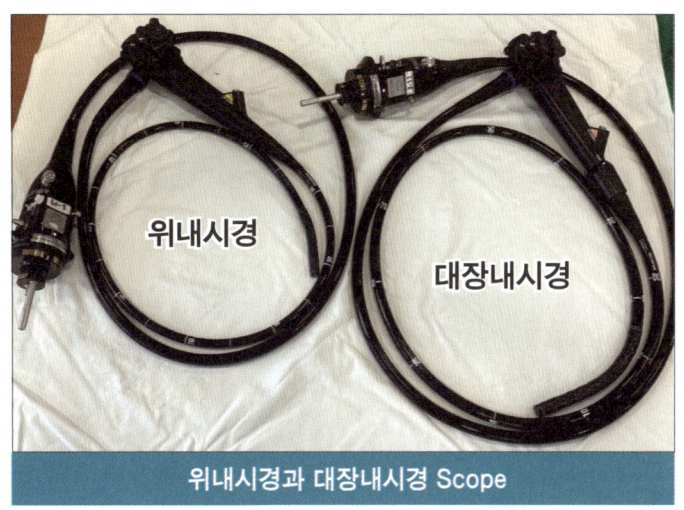

위내시경과 대장내시경 Scope

 위내시경과 대장내시경 Scope는 비슷하게 생겼는데 어떻게 구분하나요?

 맞아요. 두 내시경 Scope의 모양과 기능은 똑같아요. 하지만 두 내시경 Scope의 길이와 직경(두께)는 차이가 있어요. 그래서 위내시경과 대장내시경에 사용되는 부속기구도 길이가 달라요. 위내시경과 대장내시경은 내시경센터에서 가장 많이 시행하는 검사이므로 내시경센터 신규 간호사라면 꼭 숙지하는 것이 좋아요.

구분	위내시경 Scope	대장내시경 Scope
길이	1,000mm 정도	1,300~1,700mm
직경	9mm 정도	13mm 정도

구불결장내시경 검사(Sigmoidoscopy, S상결장내시경)는 대장내시경 검사와 어떤 차이가 있는지 궁금해요.

 구불결장내시경 검사는 대장내시경 검사와 같은 Scope를 사용하여 항문 및 직장과 구불결장(항문을 기준으로 대장의 아랫부분 1/3)까지만 관찰하는 검사예요. 따라서 전체 장을 비우는 장 정결 대신 관장으로 직장 내부의 변만 제거한 후에 내시경 검사를 한다는 것이 대장내시경 검사와의 차이랍니다.

 내시경 역행 담췌관 조영술(십이지장경 검사)은 무엇인가요?

 십이지장경을 이용하여 십이지장 유두부를 관찰하고 유두부를 통해서 담췌관에 역행으로 조영제를 주입한 후 췌관, 담관, 담낭 등을 한 번에 검사하는 방법이에요. 렌즈가 선단부 옆에 달린 측시경(십이지장경)을 사용하고 방사선 투시 조영술과 같이 검사를 진행한 것이 특징이죠. 내시경 역행 담췌관 조영술은 췌관과 담관의 병변에 대한 진단과 치료 목적으로 널리 사용되고 있어요.

 십이지장경은 크기를 봤을 때는 위내시경과 비슷하게 생겼는데 어떻게 구분하나요?

 그렇게 보이죠? 일반적인 내시경 Scope는 선단부 끝에 렌즈가 직시하는 형태로 부착되어 있어요. 하지만 십이지장경은 선단부 측면에 렌즈가 부착되어 있다는 게 위내시경과 가장 큰 차이점이에요.

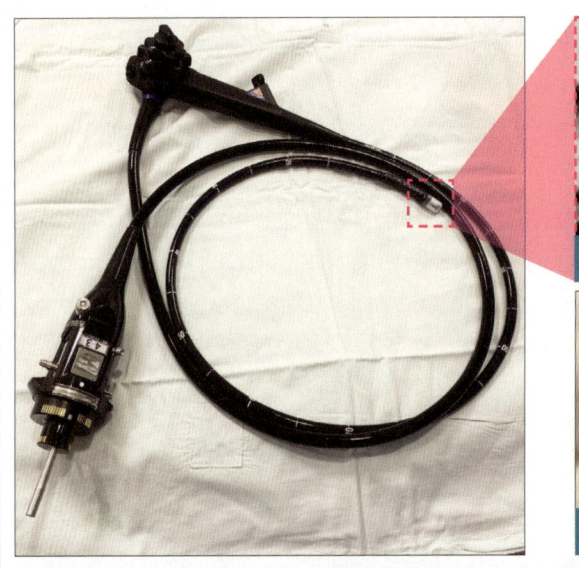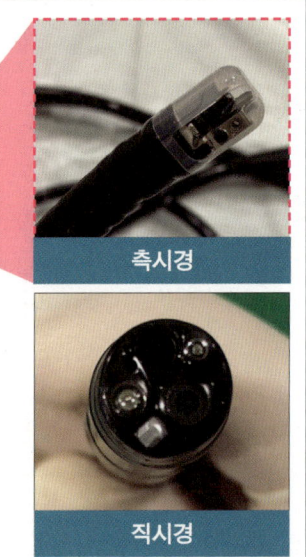

십이지장경 Scope: 측시경과 직시경 비교

십이지장 유두부는 십이지장 측면에 위치하므로 직시경보다 측시경을 통해서 유두부를 더욱 정확히 관찰할 수 있어요. 또한, Elevator가 있어 부속기구를 Up/Down 시켜서 시술을 용이하게 할 수도 있어요.

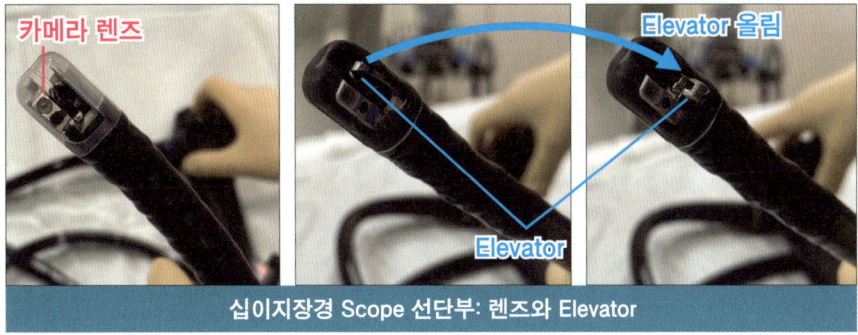
십이지장경 Scope 선단부: 렌즈와 Elevator

소장 내시경 검사를 한다는 건 들어보지 못한 것 같아요. 어떤 검사인가요?

내시경으로 소장을 관찰하는 검사죠. 소장 질환은 위·대장 질환에 비해서 발생빈도가 낮기 때문에 처음부터 소장 내시경 검사를 진행하는 경우는 드물어요. 소장은 위장관계의 중간 정도에 위치해 있으므로 병변 위치에 따라서 Scope를 입 또는 항문을 통해 삽입하기도 해요. 소장은 긴 관상 구조인 구불구불한 장기이기 때문에 소장 내시경 검사 시 풍선(Balloon: 소장을 고정하여 내시경의 진입이 가능하게 하는 역할)을 사용해 소장을 접어 가면서 Scope의 진입을 진행하는 것이 가장 큰 특징이죠.

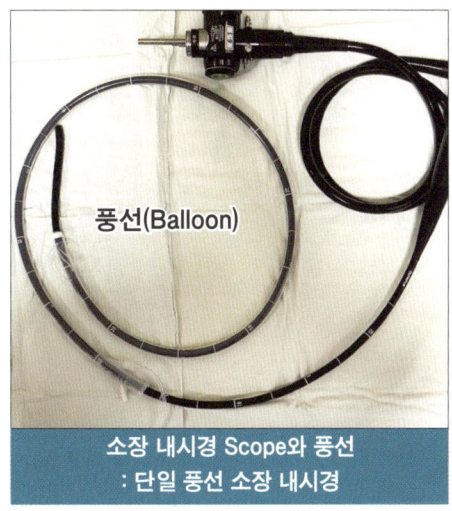
소장 내시경 Scope와 풍선
: 단일 풍선 소장 내시경

그렇군요. 그러면 내시경 초음파 검사는 내시경으로 초음파를 시행하는 건가요?

내시경 초음파는 내시경 Scope 말단 부위에 위치한 초음파 진단장치를 이용하여 장벽(Bowel wall) 내부를 비롯하여 인접 장기까지 관찰할 수 있는 검사예요.

장벽은 내강에서 바깥쪽으로 점막, 점막하조직, 근육, 장막 순으로 이루어져 있어요. 내시경 검사는 점막 부위만 관찰할 수 있고 그 외에 부위(점막하조직, 근육, 장막 그리고 인접 장기)는 관찰하지 못해요. 이러한 단점을 극복한 것이 내시경 초음파랍니다.

그래서 내시경 초음파는 조기암의 침범 부위 정도 또는 점막 아래에 있는 상피하종양(SubEpithelial Tumor, SET)의 성질과 크기 및 위치 등을 파악하는 데 사용해요.

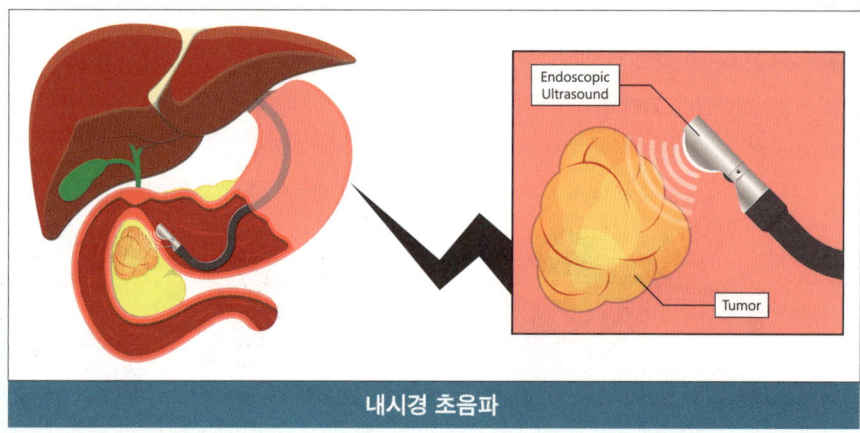

내시경 초음파

기관지내시경은 호흡기내과 환자가 많이 하는 것 같아요. 기관지내시경 Scope는 어떤 특징이 있나요?

기관지내시경은 카메라 렌즈가 달린 가느다란 Scope를 입이나 코를 통해 진입하여 기관, 기관지, 폐의 내부를 직접 관찰하는 검사예요. 기관지와 위장관의 해부학적 차이로 기관지내시경 Scope는 위내시경 Scope보다 길이가 짧고 훨씬 가늘어요.

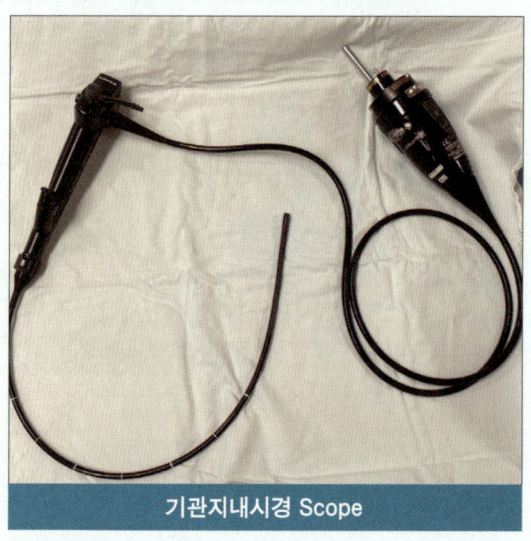

기관지내시경 Scope

지금까지 설명해 주신 것이 내시경 Scope의 모든 종류인가요?

그 외에도 Scope 직경이 얇아서 입이 아닌 코로 삽입해서 검사하는 경비내시경과 채널이 두 개여서 2개의 부속기구를 삽입할 수 있는 Two-channel scope가 있어요. 또한, 소아 또는 크론병, 암 등으로 장내 협착이 발생한 경우에 선단부 직경이 가느다란 소아용 Scope를 이용해서 검사하기도 해요.

➕ 한 걸음 더 소아용 내시경 Scope

소아를 위한 내시경은 일반 위·대장내시경과 비교할 때 모양과 기능은 동일해요. 소아용 위내시경 Scope (EGD pediatric scope)는 성인 위내시경 선단부의 직경 10mm와 비교할 때, 5.4mm 정도로 가늘어요. 소아용 대장내시경 Scope(Pediatric ColonoFibroscope, PCF)는 성인 대장내시경의 선단부의 직경 13mm와 비교할 때, 9.8mm 정도로 가늘어요.

2 내시경으로 관찰하는 소화기계(해부학적 구조)

내시경으로 관찰할 수 있는 소화기계 장기는 어디인지 알고 싶어요.

기관지내시경을 제외하고 다른 내시경으로 확인되는 장기는 상부 위장관(식도, 위, 십이지장, 소장 일부)과 하부 위장관(대장, 소장 일부) 그리고 십이지장 유두부(췌관과 담관의 개구 부위)예요. 그리고 내시경 역행 담췌관 조영술로 얻은 방사선 사진으로 췌관과 담관의 이상 여부를 확인할 수 있어요.

내시경으로 췌장과 담낭 및 간도 볼 수 있나요?

췌장과 담낭 및 간은 복부 초음파나 컴퓨터단층촬영(Computed Tomography, CT)으로 검사하는 것이 일반적이에요. 내시경으로는 췌장과 담낭 및 간을 직접 관찰할 수 없지만, 내시경 초음파를 통해서 췌장과 담낭 및 간의 병변 유무를 확인할 수는 있어요.

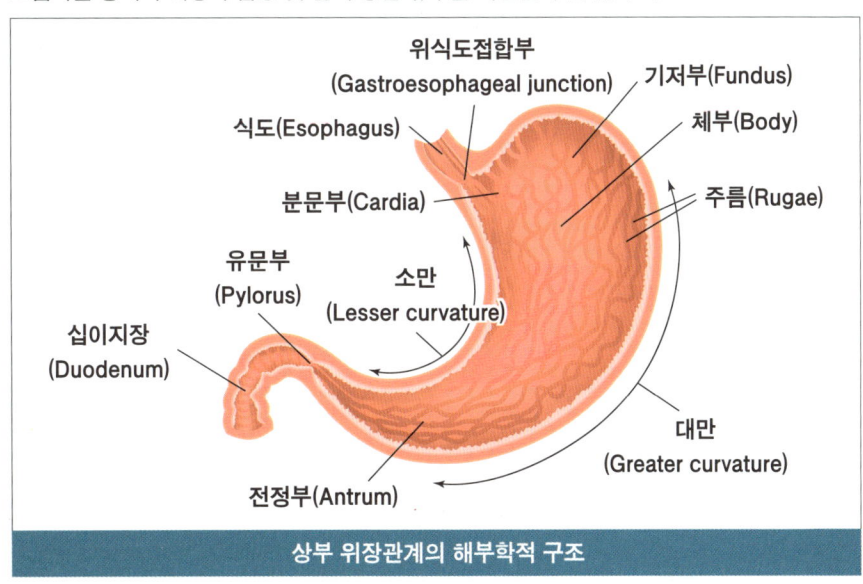

상부 위장관계의 해부학적 구조

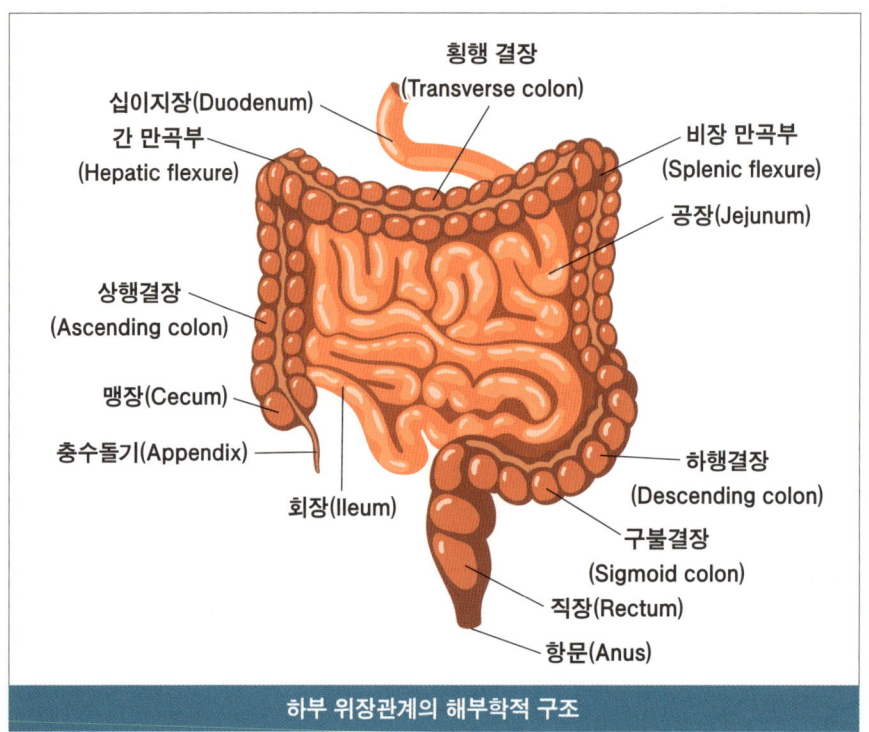

하부 위장관계의 해부학적 구조

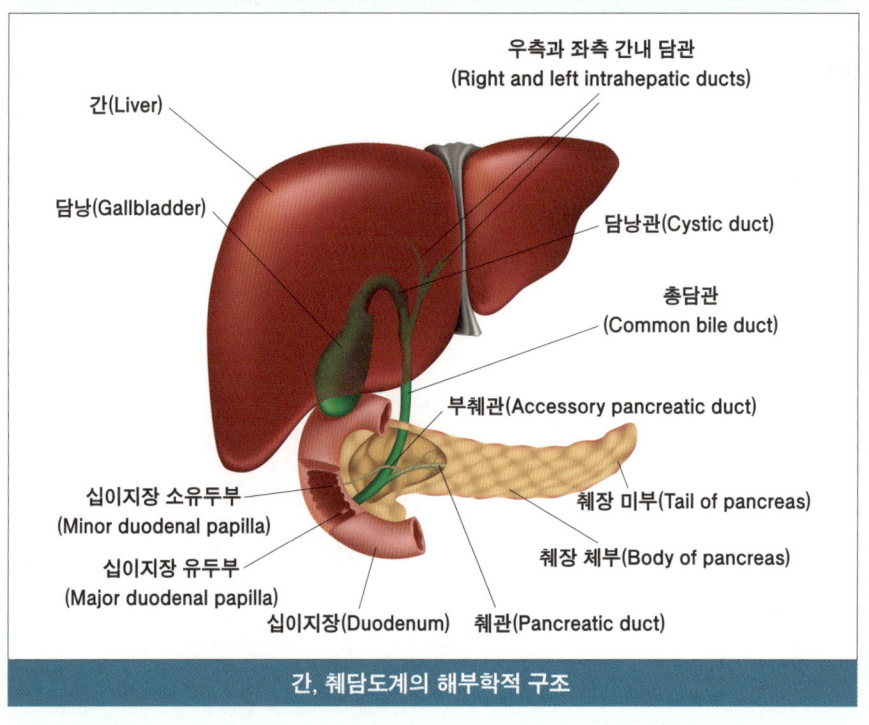

간, 췌담도계의 해부학적 구조

➕ 한 걸음 더   자주 사용하는 내시경 Scope 종류별 비교

Scope 종류	총 길이(mm)	직경(mm)	렌즈 위치	관찰 장기	삽입 부위	비고
위내시경	1,000	9~10	직시	식도, 위, 십이지장	입	-
대장내시경	1,330~1,700	13	직시	대장, 말단회장	항문	장 정결 필요
십이지장경	1,200	13	측시	췌담도계	입	방사선 투시 조영술 병행
소장 내시경	2,000	9~10	직시	소장	입, 항문	소장 고정용 풍선 필요
내시경 초음파	1,200	13~14	직시	점막하 병변, 간담췌	입, 항문	검사 방식 다양
기관지내시경	600	3~5	직시	호흡기계	코, 입	-

* 대부분의 종합병원에서는 올림푸스 기계를 많이 사용하여 Scope의 총 길이와 직경은 특정 업체(올림푸스) 기준으로 작성하였어요. 일부 병원에서는 다른 회사의 내시경(예: 팬탁스 등)을 사용하는 경우도 있으나 전반적인 기계의 작동 원리는 비슷하니 참고로 봐주세요.

3 외래 내시경 검사의 진행 과정 둘러보기

1 내시경 처방에서 내시경센터 방문 전까지

Case

소화기내과 외래에 방문한 50세 남자 환자. 최근에 지인이 위암을 진단받았고, 얼마 전에는 어머니가 대장암으로 돌아가셔서 걱정되는 마음에 위·대장내시경을 받아 보고 싶다고 한다. 어떻게 안내해야 할까?

환자가 내시경 검사를 원해요. 환자에게 어떻게 안내해야 할까요?

내시경 검사가 진행되는 방법은 크게 다음 두 가지로 구분할 수 있어요. 병의 조기 진단 또는 예방 목적으로 시행하거나(예방건강검진) 특정 질환의 전문적인 진단 또는 치료를 위해서 내시경을 하기도 해요. 내시경 검사 목적이 예방건강검진(국가암검진)이면 건강검진센터로 안내하고, 증상(오심, 구토, 복통, 설사 등)에 대한 진단 또는 치료가 목적이라면 소화기내과 외래로 안내해요.

➕ **한 걸음 더** 건강검진: 일반 검진 vs. 종합 검진

1) 일반 검진
: 국가건강검진이라고도 하며 국민건강보험공단(이하 공단)에서 제공하는 대상자로 만 40세부터는 2년 간격으로 위내시경 검사를 무료로 받을 수 있어요.

: 대장암 조기 검진은 공단에서 만 50세부터 대변검사를 우선 시행하도록 하고 있어요. 만약에 대변 잠혈 양성이면 공단에서 제공하는 대장내시경 검사 대상자가 된답니다.

2) 종합 검진
: 검사 목적은 일반 검진과 동일하지만 원하는 검사 항목에 대해서 본인 부담으로 비용을 지불하여 검사를 진행한다는 점이 일반 검진과 달라요.

간혹 진료 후 당일에 위내시경 검사를 바로 받을 수 있는지 물어보는 환자가 있어요. 위내시경 검사를 받기 위해서 환자가 미리 준비해야 할 사항이 있나요?

 환자가 검사를 원하거나 의사의 판단하에 검사가 필요하다고 하면 위내시경 검사를 할 수 있어요. 하지만 위내시경을 하기 위해서는 금식이 꼭 필요해요. 금식이 되어 있다면 진료 당일에도 위내시경 검사가 가능하겠지만, 물 또는 음식을 섭취한 상태이면 다른 금식 가능한 날짜로 내시경 검사를 예약하고 진행하도록 해요.

 위·대장내시경의 당일 검사를 못 받으면 환자에게 어떻게 안내해야 할까요?

 검사 처방을 받은 후 환자는 의료진에게 내시경 검사에 대한 준비 사항 및 주의 사항에 대한 설명을 듣게 되고 그에 상응하는 동의서를 작성해요. 그리고 내시경 검사가 가능한 날짜를 예약하고 귀가하게 해요. 그 후에 환자는 금식 또는 장 정결을 하고 예약된 날짜에 내원하여 내시경 검사를 받게 된답니다.

 위내시경을 받으려면 금식은 얼마나 해야 하죠?

 보통 8시간 정도 금식을 한 후에 위내시경을 시행해요. 일반적으로 8시간 정도면 음식물이 소화되어 위내시경으로 관찰해야 하는 상부 위장관(식도, 위, 십이지장)에 음식물이 없기 때문이죠.

 그러면 대장내시경도 금식하고 가면 당일에 바로 가능한가요?

 대장내시경 검사를 하기 위해서는 대장에 대변이 없어야 하기 때문에 금식보다는 장이 잘 비워졌는지(장 정결) 여부가 더 중요해요. 따라서 대장내시경 검사를 위해서는 검사 전날 또는 당일 오전에 미리 처방받은 장 정결제를 복용하여 장을 완전히 비운 상태에서 검사를 시행해야 하죠. 그래서 환자가 금식하고 병원에 내원해도 대장에 변이 있다면 당일 대장내시경 검사를 받기는 어려워요.

 수면 상태에서 내시경 검사를 하기도 한다는데 수면내시경과 비수면 내시경에 어떤 차이가 있는지 궁금해요.

 수면내시경 검사는 수면(진정)제를 검사 직전에 투여하여 환자를 진정(Sedation)시켜서 검사를 시행해요. 수면(진정) 중인 환자는 심리적으로 안정되며 검사 중 나쁜 기억을 하지 못하므로 검사를 덜 힘들게 받을 수 있어요. 반면에 비수면 내시경 검사는 수면(진정)제 없이 검사를 시행해요.

➕ 한 걸음 더   수면내시경과 진정내시경 중 뭐가 맞는 용어인가요?

일반적으로 진정내시경 검사를 수면내시경으로 많이 표현해요. 하지만 진정(수면)내시경 검사 시 환자마다 다양한 의식상태를 보이고 실제 수면이 되지 않는 경우도 있어 수면내시경보다는 진정내시경이라고 표현하는 것이 더 정확해요. 예전에는 진정내시경을 '의식하 진정내시경'이라고도 불렸는데, 2021년 대한소화기내시경학회 진정 위원회를 통해서 '진정내시경'으로 용어가 개정되었어요.

진정제가 투여되고 시행되는 진정내시경은 위험하지 않은가요?

진정제는 저산소증, 혈압 저하, 모순 행동(Paradoxical reaction) 등의 부작용이 있어요. 하지만 적정 용량의 진정제를 투여하고 검사 전·중·후에 활력징후와 산소포화도의 철저한 모니터링으로 환자를 감시하면서 안전하게 검사를 진행해요. 또한 내시경실에 응급처치 시설과 장비가 구비되어 있기 때문에 갑자기 발생할 수 있는 응급 상황에도 신속히 대처할 수 있어요.

그렇군요. 진정내시경으로 시행할 때 환자에게 안내할 다른 주의 사항은 없나요?

진정내시경 검사는 끝난 후에 안전한 귀가를 하도록 설명하는 것도 중요해요. 진정내시경 검사 후에 의식이 완전히 돌아왔다 하더라도 졸음, 주의력 저하, 기억상실 효과 등이 나타날 수 있어요. 그래서 검사 후에 운전이나 위험한 기계 조작, 중요한 의사결정은 하지 않도록 해야 하죠. 특히, 진정내시경 검사 후의 운전은 음주운전과 비슷하기 때문에 검사 당일 자가 운전은 하지 않도록 하고 보호자와 함께 귀가하도록 설명해야 한답니다.

2 내시경센터 방문: 검사의 전처치(접수에서 하는 일)

Case

금일 내시경 검사 예정인 50세 남자 환자. 내시경센터에 방문하여 금일 내시경 검사 예정임을 말했다. 내시경센터 스테이션의 간호사는 제일 먼저 무엇을 해야 할까?

환자가 내시경센터에 방문하면 환자를 처음 맞이하는 간호사는 처음에 무엇부터 해야 하나요?

환자가 검사를 위해서 내시경센터에 도착하면 먼저 검사 접수를 해요. 이때 접수 담당 간호사는 환자의 이름, 생년월일 또는 병원 등록번호 중에 두 가지 이상을 확인하여 환자 본인이 맞는지를 정확하게 확인한 후에 접수를 해요.

 검사 전에 환자 확인 외에 추가로 환자에게 확인할 사항이 있나요?

 일반적으로 내시경 검사 전 환자에게 확인할 사항은 ①정확한 검사명, ②금식 여부, ③진정/비진정 여부, ④보호자 동반 확인, ⑤환자의 병력(과거력, 복용 중인 약물, 항혈소판제와 혈전제 복용 여부, 약물 중단 여부, 알레르기 및 약물 부작용), ⑥검사 동의서 작성 유무예요. 그 후에 키, 몸무게, 혈압을 측정하여 간호기록지에 기재해요.

 검사 전, 환자 확인 사항 중에서 위내시경과 대장내시경에 차이가 있나요?

 위내시경 검사는 구강을 통해 내시경 Scope가 진입하기 때문에 치아 상태와 의치(틀니) 제거 여부를 꼭 확인해야 해요. 대장내시경 검사는 장 정결제 복용 여부를 확인하여 장 정결 상태를 반드시 확인해야 해요. 대장내시경의 정확한 검사를 위해서는 장이 완전히 비워져야 하므로 복용 방법에 따라 제대로 장 정결제를 복용하였는지를 확인해야 하는 거죠.

❗ 잠깐 위내시경 검사 전에 의치 제거 확인

흔들거리는 치아나 약한 치아가 있으면 검사 도중 마우스피스를 무는 과정에서 치아가 빠지거나 손상될 수 있어 미리 확인해야 해요. 심하게 흔들린다면 의사 판단하에 치과 진료 후에 다시 내시경 검사를 하도록 안내할 수도 있어요. 의치는 검사 도중 빠져서 목 뒤로 넘어갈 수가 있으므로 반드시 제거하도록 해요.

 위내시경 검사의 전처치는 어떻게 진행되는지 궁금해요.

 다음과 같은 검사의 전처치가 필요해요.

①기포제거제 복용

위내시경 검사를 위해서 치아 상태와 의치를 확인하고 기포제거제(가소콜®)를 복용하도록 해요. 위장관 표면에는 기포와 점액이 있어서 거품이 발생해요. 내시경 검사 시, 깨끗한 위장관 시야를 확보하기 위해서는 거품 발생을 줄이는 기포제거제 사용이 필요하답니다.

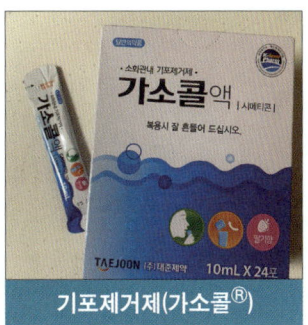
기포제거제(가소콜®)

②주사제 및 국소 마취제 사용

위장관 운동 저하로 검사를 용이하게 하기 위해서 보통 검사 전에 진경제를 투여해요. 비진정일 때는 근육주사(IM)로, 진정으로 진행할 때는 정맥주사(IV) 라인 확보 후 정맥으로 진경제를 투여하도록 해요. 그리고 위내시경 검사 전에 국소 마취제를 목젖 부위에 머금고 있다가 삼키기도 하고, 목젖 방향으로 분사하여 인두 마취를 시행하기도 해요.

✓ TIP 올바른 국소 마취제 인두 마취 방법

약물을 목젖 방향으로 분사하고 약물이 충분히 목젖에 가도록 턱을 들어 수분 동안 고개를 뒤로 젖히게 해요. 목 뒤로 약물이 조금씩 넘어갈 수도 있으나 크게 문제 되지 않아요.

➕ 한 걸음 더 진경제 부작용 및 주의 사항

내시경 검사 시, 위장관 운동을 억제하고 분비물을 감소시켜 검사를 원활하기 위한 전처치로 진경제를 투여해요. 이러한 항콜린성의 진경제(성분명: Scopolamine butylbromide)는 아세틸콜린(Acetylcholine) 차단에 의한 입마름, 시야 흐려짐, 동공확대, 안압 상승, 두근거림, 호흡곤란, 배뇨장애 등을 유발할 수 있어요. 따라서 녹내장 환자나 전립선비대증 환자에게 사용을 각별히 주의해야 해요.

* 아세틸콜린(Acetylcholine)은 여러 동물에서 신경전달물질(Neurotransmitter)로 사용되는 화학물질이에요. 아세틸콜린을 분비하거나 이용하는 것을 콜린성(Cholinergic)이라고 부르며, 아세틸콜린의 작용을 방해하는 것을 항콜린성(Anticholinergic)이라고 해요.

정맥주사 라인 확보 시, 몇 게이지(Gauge)를 써야 하나요?

병원마다 다를 수 있지만, 검사를 위한 최소 필요 약제만 주입하기 때문에 환자가 느끼는 통증 및 불편감을 덜어주기 위해 보통 24게이지 주삿바늘을 사용해요. 하지만 필요시(응급 상황, 수혈 등) 좀 더 굵은 주삿바늘(18 또는 20게이지)로 추가 정맥주사 라인을 확보하기도 해요.

위내시경과 대장내시경 검사의 전처치는 비슷하면서도 다른 부분도 있겠네요.

위내시경 검사는 검사 직전에 기포제거제 복용과 인두 마취를 하지만, 대장내시경은 기포제거제를 검사 직전이 아닌 장 정결제 복용 완료 직후에 먹이고 검사 전에 인두 마취는 하지 않아요. 또한 대장내시경 검사를 용이하게 하기 위해서 환자 하의를 대장내시경용 바지로 갈아입히는 것이 특징이죠.

대장내시경용 바지는 어떻게 생겼나요?

 대장내시경을 할 때는 탈의실에서 하의를 모두 탈의하고, 엉덩이 부분의 덮개가 있는 특수 제작된 또는 일회용 대장내시경 바지로 갈아입도록 해요. 대장내시경 바지는 엉덩이 부분의 덮개를 열고 닫을 수 있어서 검사 시 바지를 내릴 필요가 없어서 환자의 프라이버시를 보호하고 검사 진행을 용이하게 도와줘요.

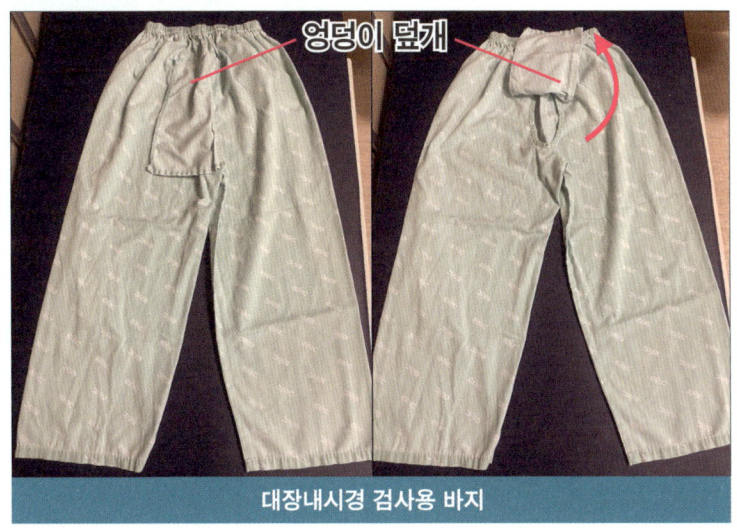

대장내시경 검사용 바지

3 내시경 검사와 간호 관리

Case 위내시경 검사 과정 및 간호 관리

속이 쓰린 증상이 지속되어 위내시경 예정인 25세 여자 환자. 위내시경은 처음 받아 본다고 하면서 위내시경 검사의 진행 과정을 궁금해한다. 어떻게 설명해야 할까?

 환자가 내시경 검사실에 들어온 후 내시경 검사가 어떻게 진행되는지 궁금해요.

 먼저, 위내시경 검사는 어떤 순서로 진행되는지 알아볼게요. 환자를 내시경 장비(내시경 Scope, 시스템, 모니터)와 침대가 적정 배치된 검사실로 안내한 후에 침대에 눕도록 설명해요. 침대에 누울 때는 머리를 시술자 쪽으로 향하여 좌측와위(Left lateral position)을 취하고 오른쪽 다리를 앞쪽으로 구부리며 왼쪽 다리는 쭉 펴서 배와 몸의 긴장을 완화해 줘요.

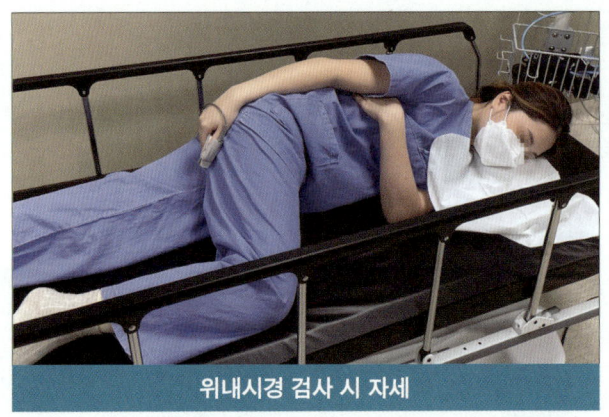

위내시경 검사 시 자세

진정 위내시경 검사 시, 주사제는 언제 투여되나요?

주사제(진정 약제, 진경제)는 검사 시작 직전에 투여해요. 진정 약제는 환자 기본 정보 및 상태를 미리 확인하고 마우스피스를 먼저 물게 한 후 투여하도록 해요. 마우스피스를 물지 않고 진정제를 투여하면 환자가 입을 벌리지 않을 수도 있어서 마우스피스를 먼저 물고 진정제를 투여하는 것이 아주 중요해요.

그런데 마우스피스는 뭔가요?

마우스피스는 검사할 때 환자의 치아 및 턱관절 보호와 내시경 기기 손상을 방지하기 위해서 환자 입에 물리는 내시경 소모품이에요. 내시경 관이 통과할 수 있는 관 모양(관통홀)으로 ①지지부(치아), ②날개부(고리를 연결), ③가압부(혀)로 구성되어 있어요.

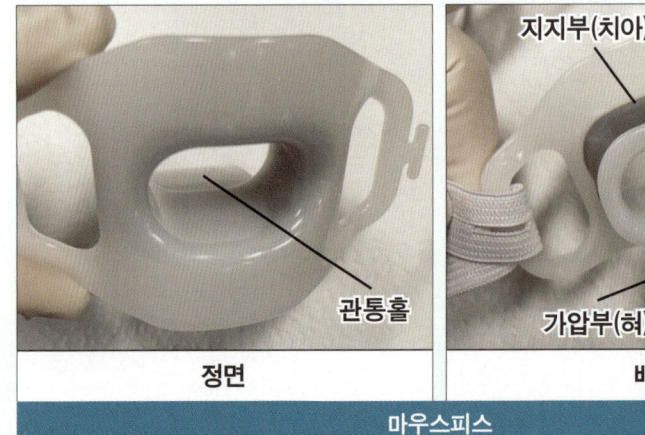

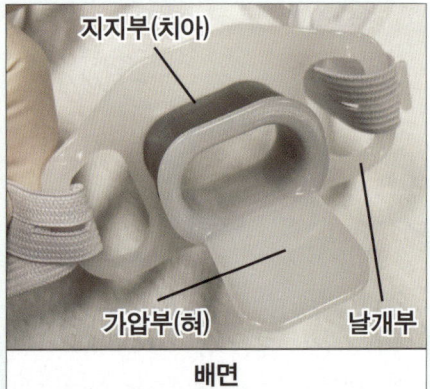

마우스피스

사진으로 봐서는 마우스피스가 딱딱해 보여요. 오히려 치아가 상할 수도 있지 않을까요?

마우스피스는 실리콘으로 플라스틱처럼 딱딱하지 않아서 괜찮아요. 적용할 때는 환자가 치아로 마우스피스를 살짝 물면 마우스피스가 혀를 눌러 내시경 Scope를 건드리지 않도록 고정해요.

위내시경 검사가 시작되기 직전에 간호사가 환자에게 설명할 내용 있나요?

위내시경 Scope가 환자의 목을 통과하면 환자는 Scope가 목을 찌르는 불편감을 호소하고 호흡이 어려울 수 있어요. 환자가 긴장감을 풀고 원활한 검사를 진행할 수 있도록 간호사는 이러한 사항을 미리 설명하고 검사 시 입으로 숨을 쉴 수 있게(Mouth breathing) 격려하도록 해요.

검사가 시작되면 시술자와 같이 내시경 화면을 보면서 Scope가 인두에서 식도로 넘어가면 환자의 고개를 배꼽을 보도록 숙여 타액 배출이 용이하게 하고 기도 흡인(Aspiration)이 되지 않도록 해요. 내시경 검사의 진행에 맞추어 영상이 잘 찍혀서 내시경 사진이 제대로 시스템으로 전송되는지를 수시로 확인해요.

시술을 직접 하는 것이 아니더라도 환자 상태와 검사가 잘 이루어지는지 확인할 필요가 있군요.

네, 맞아요. 간호사는 환자가 검사에 잘 협조할 수 있도록 곁에서 안심시키는 것을 지속하면서 환자의 의식 정도, 호흡, 산소포화도, 맥박수를 항상 시술자와 함께 모니터링하면서, 이상 시 즉시 시술자에게 보고해야 해요. 또한 시술자의 협력자로서 사전에 검사 내용을 숙지하고 검사 및 시술 진행이 원활하도록 도와야 해요.

위내시경 검사가 끝나면 어떤 것을 해야 하나요?

검사가 종료되어 Scope가 환자에게서 제거되면 담당 간호사는 환자의 마우스피스를 빼고 기도 흡인 방지를 위해서 입안의 타액을 모두 뱉도록 해요. 진정 상태의 환자는 고개가 바닥으로 향하도록 옆으로 돌려서 타액이 입에서 자연스럽게 흘러내리도록 해요. 인두 마취로 인해 목에 이물감이 지속될 수 있으나 자연적으로 회복됨을 환자에게 알려줘서 환자가 느끼는 불편감을 이해시켜 주도록 해요. 진정내시경은 검사 종료 후에 회복실로 이동하지만, 비진정내시경은 환자를 접수 데스크로 바로 안내해요.

진정 위내시경 검사 후라면 회복실로 이동해서도 아직 환자가 잠들어 있겠네요. 회복실에서는 어떤 회복 간호를 어떻게 하나요?

검사 또는 처치가 완료되면 낙상 예방을 위해 양쪽 침대 난간(Side rail)을 올리고 환자를 바로 누운 자세(Supine position)로 침대 채 회복실로 이동해요. 회복실에서 충분한 안정을 취할 수 있게 이불을 덮어주고 진정 규정에 따라 20~30분간 활력징후를 모니터링하면서 상태를 관찰해요.

⚠ 잠깐 내시경실에서의 낙상 예방 활동

진정내시경 환자는 검사 시 진정제가 사용되었기 때문에 낙상 고위험군이에요. 그래서 회복실 침대에서 안정을 취할 때는 ①침대 난간을 올린 후 ②바퀴를 고정하고 ③침상 높이를 최대한 낮추며 ④주변의 장애물을 제거하여 낙상을 예방해야 해요. 필요시 회복실에 보호자가 동반하도록 해야 하죠.

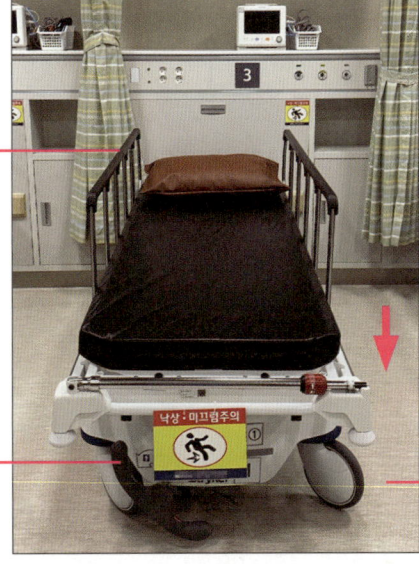

① 난간을 올린다.
② Lock을 걸어 바퀴를 고정시킨다.
③ 침대의 높이를 최대한 낮춘다.
④ 침대 주변의 장애물을 제거한다.

 환자 검사 후 안내는 어떻게 하나요?

 추가적인 검사 및 시술에 따른 금식 시간과 주의 사항을 환자에게 알려주고 다음 진료 일정을 예약해 줘요. 필요시 검사 당일에 담당 의사와 면담을 진행하기도 해요.

> · 위내시경 후 안내 내용 예시(병원, 환자 상태에 따라 다를 수 있음)
>   ① 조직검사 유무
>   ② 조직검사 한 경우: 검사 후 2시간 금식, 한 끼는 죽 권장
>   ③ 조직검사 없이 내시경으로 관찰만 한 경우: 30분 금식, 한 끼는 죽 권장
>   ④ 2~3일간 인후통이 있을 수 있음
>   ⑤ 항혈전제를 중단하고 온 경우, 복용 시점 안내(조직검사 미시행 시 당일 식사 때 복용, 조직검사 시행 시 담당 의사와 상의 후 복용 시점 안내)
>   ⑥ 검사 결과를 보는 날짜(날짜에 맞추어 외래 재진 예약)
>   ⑦ 추가 수납 유무

Case 대장내시경 검사 과정 및 간호 관리

대변에 혈액이 섞여 나오는 것이 관찰되어 내원한 67세 남자 환자. 대장내시경 예정으로 대장내시경 전후 과정이 어떻게 되는지 궁금해한다. 어떻게 설명해야 할까?

대장내시경 검사는 위내시경과 다르게 Scope가 환자의 입이 아닌 항문으로 들어가는데 환자가 내시경 검사실 침대에 어떤 자세를 취하도록 안내해야 할까요?

전처치 후 검사실로 이동하여 머리는 시술자 반대편으로 향하고 좌측와위(Left lateral position) 자세를 취한 후 양쪽 무릎을 구부려 가슴 쪽으로 웅크리도록 해요.

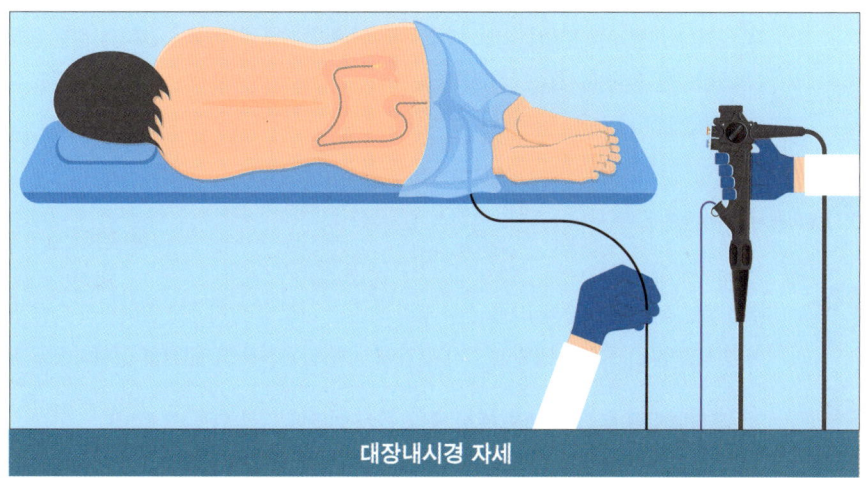

대장내시경 자세

대장내시경 검사 시작 전에 간호사가 준비해야 할 게 뭐가 있나요?

먼저 윤활제(젤리)를 묻힌 거즈를 준비해요. 젤리는 검사 직전에 시술자의 손가락에 발라서 직장 항문 수지 검사(Digital Rectal Exam, DRE)를 하고 Scope 삽입부에 발라서 Scope의 진입을 용이하게 하는 윤활제 역할을 해요.

✓ TIP 대장내시경 삽입 전 직장 항문 수지 검사를 하는 이유

대장내시경을 항문을 통해서 진입할 때 직장 항문은 잘 보이지 않아서 대장내시경으로 놓칠 수 있는 부위예요. 그래서 항문 수지 검사를 우선적으로 시행하여 병변이 있는지를 손으로 만져본 후에 대장내시경 검사를 시행한답니다.

대장내시경 검사를 할 때 간호사는 어떤 간호를 하나요?

 간호사는 검사 중 시스템의 작동 상태와 환자를 모니터링하고, 검사가 원활히 진행될 수 있도록 조율해요. 그리고 대장내시경 검사의 용이한 진행을 위해서 필요시 체위 변경과 복부 압박을 시행하기도 해요.

 선생님, 대장내시경 검사가 끝나고 환자가 복부 팽만감 및 복부 통증을 심하게 호소하는 경우를 종종 본 적이 있어요. 그럴 때는 어떻게 하나요?

 대부분 검사를 위한 공기 주입으로 발생한 복부 불편감일 때가 많아요. 적당한 움직임을 통한 가스 배출로 증상이 완화될 수 있음을 환자에게 설명하고 통증에 대한 처치로 복부에 온찜질을 하거나 진통제를 투여하기도 해요. 하지만 통증이 지속되거나 견디기 힘든 통증이라면 의사와 상의한 후에 혹시나 모를 천공 등의 합병증 확인을 위해 복부 X-ray를 찍고 이상 없음이 확인되면 귀가시켜요.

 대장내시경 검사 후의 안내는 어떻게 되나요?

 추가적인 검사 및 시술에 따른 금식 시간과 주의 사항을 환자에게 알려주고 다음 진료 일정을 예약해요. 필요시 검사 당일에 검사 결과에 대해 담당 의사와 면담을 진행하기도 해요.

- 대장내시경 후 안내 내용 예시(병원, 환자 상태에 따라 다를 수 있음)
  ①조직검사 또는 용종 절제 유무 확인
  ②식이 시작 시기
    - 대장 용종 절제술을 시행한 경우: 4시간 금식, 당일 죽 권장
    - 조직검사를 시행한 경우: 2시간 금식, 한 끼 죽 권장
    - 조직검사 없이 내시경으로 관찰만 한 경우: 금식 없이 한 끼 죽 권장
  ③대장 용종 절제술 후 주의 사항 안내: 2주간 복압이 올라갈 수 있는 행위 금지
  ④항혈전제를 중단하고 온 경우의 복용 시점 안내(조직검사 미시행 시 당일 식사 때 복용, 조직검사 시행 시 담당 의사와 상의 후 복용 시점 안내)
  ⑤결과를 보는 날짜(날짜에 맞추 외래 재진 예약)
  ⑥추가 수납 유무
  ⑦항문을 통한 혈변 시 응급실 내원에 관해 설명

Case 구불결장내시경 검사

궤양성 대장염을 진단받은 50세 여자 환자. 치료 경과를 관찰하기 위해 구불결장내시경 검사를 받을 예정이다. 구불결장내시경 검사에 대한 진행 과정을 궁금해한다. 어떻게 설명해야 할까?

구불결장내시경 검사 과정에 대해서도 궁금해요.

대장내시경 검사와 같이 하의를 대장내시경 검사용 바지로 갈아입도록 설명해요. 구불결장내시경 검사는 항문 쪽에서 대장의 1/3만을 관찰하기 때문에 장 정결제를 복용하지 않고 관장을 시행한 후 검사를 진행해요. 검사와 간호 관리 내용은 대장내시경 검사와 비슷해요.

검사 전처치를 위한 관장 방법에 대해서 알고 싶어요.

처치실에서 환자를 좌측와위(Left lateral position) 자세로 눕히고 항문을 통해 관장액을 주입해요(관장액 주입구에 젤리를 묻힘: 윤활제 역할). 관장액을 주입하면 배변감이 들지만, 10분 이상(10~15분이 효과적임) 배변을 참아야 효과적인 관장(Enema)이 돼요. 정확한 검사를 위해 관장액 주입 시 배변감을 참고 10분 후 화장실에 다녀올 필요성을 환자에게 충분히 설명하여 협조를 구하도록 해요. 배변 후 환자의 배변 상태와 잔변감을 확인하고 검사 시작 여부를 결정해요.

✓ TIP 관장 시 좌측와위 자세를 취하는 이유

관장할 때 환자는 좌측을 아래로 향하여 눕고 오른쪽 다리를 구부려 좌측와위를 취하게 해요. 이 자세는 구불결장과 하행결장으로 용액이 중력에 의해 잘 흘러가도록 하고, 오른쪽 다리를 구부리게 하는 것은 항문이 충분히 노출될 수 있도록 하기 위함이에요.

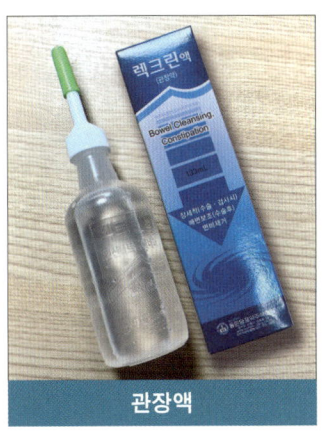
관장액

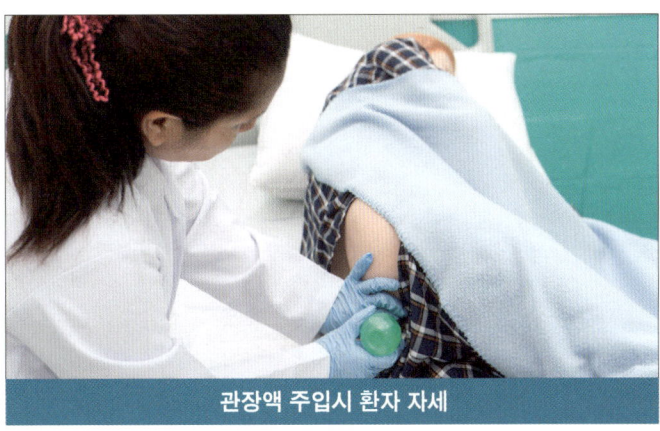
관장액 주입시 환자 자세

PART 2
케이스로 보는 진단 내시경

1. **위내경 검사** •44
   (속이 쓰려서 왔어요)

2. **대장내시경 검사** •61
   (변이 잘 안 나와요)

3. **구불결장내시경 검사** •73
   (잔변감과 혈변이 있어요)

4. **소장 내시경과 캡슐 내시경 검사** •78
   (소장출혈이 있던 환자가 다시 혈변을 봐요)

5. **내시경 역행 담췌관 조영술 검사** •88
   (얼굴이 노랗고 소변이 갈색이에요)

6. **내시경 초음파 검사** •100
   (위에 풍선 모양의 종양이 있대요)

7. **기관지내시경 검사** •107
   (가래에 피가 섞여 나와요)

1 위내시경 검사
(속이 쓰려서 왔어요)

Case

소화가 안 되고 속이 쓰리면서 음식을 삼키기 어려워서 병원에 내원한 80세 여자 환자. 어떤 검사를 해야 할까?

선생님, 케이스와 같은 증상이 있을 때는 어떤 검사를 해야 할까요?

보통 위내시경 검사를 해요. 하지만 위내시경 검사 결과에 특별한 이상이 없다면 다른 추가 검사(식도 조영술, 식도 내압 검사, 컴퓨터단층촬영 등)를 고려할 수 있어요.

그런데 이 환자가 왜 위내시경 검사를 해야 하는지 궁금해요.

그러면 위내시경 적응증에 대해 알아볼게요. 고령의 환자일 때는 주로 속쓰림, 소화불량, 연하곤란 등 위장관 증상이 있다면 소화성 궤양 및 위암 등을 감별하기 위해 위내시경을 시행하게 돼요. 이 환자는 해당 증상들이 나타나고 있으니 위내시경 검사의 시행을 고려할 수 있는 거죠.

Case

2년 전에 위궤양을 진단받은 50세 남자 환자. 2주 전부터 명치가 쓰리고 아팠으나 치료하지 않고 지내다가 금일 발열을 동반한 복부 전체의 통증을 호소하며 병원에 내원하였다. 어떻게 해야 할까?

이런 케이스도 위내시경 검사를 먼저 해야 하나요?

이럴 땐 위천공으로 인한 복막염을 의심할 수 있어요. 위천공이 의심된다면 공기를 주입해서 위를 팽창시켜서 관찰하는 위내시경 검사는 환자의 증상과 질환을 더 악화할 수 있어요. 따라서 위내시경보다는 다른 영상 검사로 정확한 진단을 먼저 하는 것이 적절해요.

그러면 위천공이 의심될 때만 위내시경을 하지 못하나요?

활력징후(혈압, 맥박, 호흡, 산소포화도)가 불안정하거나 의식장애가 있는 경우에도 위내시경 검사는 오히려 환자에게 위험할 수 있어요. 이럴 때는 무리하게 위내시경을 진행하지 말고 환자 상태가 안정될 때까지 기다리거나 내시경 이외에 다른 검사 또는 치료 방법을 선택하는 것도 고려해야 해요.

이 환자는 위내시경 말고 어떤 검사를 해야 할까요?

X-ray 촬영을 통해서 위천공 여부를 확인할 수 있어요. 신장 기능이 정상이고 조영제 부작용이 없다면 조영제를 이용한 복부 컴퓨터단층촬영을 통해서 비침습적인 방법으로 위장 질환을 감별하기도 해요. 또한, 방사선이 투과되지 않는 약물인 조영제(가스트로그라핀)를 마신 후 식도, 위, 십이지장의 표면에 조영제가 코팅된 모습을 방사선 투시 조영기로 관찰하면서 구조적 또는 기능적인 이상을 진단하는 상부위장관조영술(Upper GastroIntestinal series, UGI) 검사로 위내시경을 대신하기도 한답니다.

➕ 한 걸음 더 위내시경의 적응증과 금기증

적응증	금기증
①상복부 통증	①검사에 동의하지 않는 경우, 또는 인후나 식도협착으로 내시경 통과가 힘든 경우
②식도 역류 증상	②상대적 금기는 활력징후가 불안정한 경우
③연하곤란 및 연하통	③위장관 천공이 의심되는 경우
④소화불량	④위장관 폐쇄 또는 위장관 수술 직후
⑤오심 및 구토 증상	⑤중증질환 환자, 호흡기질환, 전신상태 불량
⑥위암의 선별검사	⑥의식장애가 있거나, 의사소통이 안 되는 경우
⑦추적이 필요한 병변의 내시경 관찰 시	
⑧상부 위장관 출혈	
⑨기타 상부 위장관 질환이 의심되는 경우	
⑩가족성 선종성 용종증	

의식장애가 있거나 협조가 안 되는 상황인데 위내시경 검사가 꼭 필요하다면 어떻게 할까요?

환자 상태와 합병증 및 필요성 여부를 잘 고려해서 검사가 필요하다고 판단되면 진정제를 투여하여 환자를 안정시킨 후 위내시경을 시행하기도 해요.

환자가 기존에 복용하는 약이 있다면 위내시경 검사 전 금식일 때 복용해도 되는지 궁금해요.

대부분 환자들이 내시경을 위해 금식을 해야 하기 때문에 평소 복용 중인 혈압약이나 당뇨약 복용 여부에 대해서 많이 물어보곤 해요. 혈압약은 보통 검사 당일에 혈압이 너무 높아지면 검사 진행이 어렵기 때문에 당일 아침 일찍 소량의 물로 혈압약을 복용하도록 해요. 하지만 당뇨약은 금식 상태에서 복용하면 저혈당이 발생할 수 있기 때문에 당뇨약은 검사 당일 복용하지 않도록 설명해요.

항혈전제나 항응고제를 복용하는 환자의 경우 검사 중 필요에 따라 조직검사 또는 시술하게 되었을 때 지혈이 잘 되지 않아요. 그래서 환자가 항혈전제나 항응고제를 복용 중이라면 반드시 검사 전에 의사와 항혈전제나 항응고제의 복용 중단 가능 여부를 상의할 것을 꼭 안내야 한답니다. 특히, 심뇌혈관 환자들은 약을 중단할 경우 심뇌혈관 질환이 재발할 수도 있어 환자가 임의로 약을 중단하면 안되는 것을 꼭 설명해 주도록 해요.

✓ TIP 내시경 검사 대기 환자가 식은땀을 흘리고 어지러움을 호소한다면?

위장관 출혈 환자가 아니라면 금식에 의한 저혈당 증상일 수 있어요. 특히 당뇨 환자는 저혈당 여부를 반드시 확인해야 해요. 식은땀을 흘리고 어지러움을 호소하는 증상을 보인다면 바로 혈당을 측정하고 저혈당이면 사탕을 입에 녹여 먹도록 안내해요. 그리고 즉시 의사에게 보고하여 처방에 따라 필요시 포도당 수액을 정맥주사하기도 해요. 사탕, 포도당 투여 후에는 혈당이 올랐는지 혈당을 다시 측정하도록 하고, 물론 저혈압, 부정맥 등의 감별을 위해서 활력징후를 측정하는 것도 잊지 마세요.

 진단 위내시경 검사를 확실히 이해하려면 제가 알아야 미리 알아둬야 할 것은 무엇이 있을까요?

 위내시경은 상부 위장관(식도, 위, 십이지장)의 병변을 찾기 위해 시행해요. 위내시경으로 관찰되는 부위는 위장관 벽의 점막 부분이죠. 비정상 점막이 무엇인지 알기 위해서는 정상 점막은 어떻게 생겼는지를 먼저 아는 것이 가장 중요합니다. 아는 만큼 보이기 때문이지요.

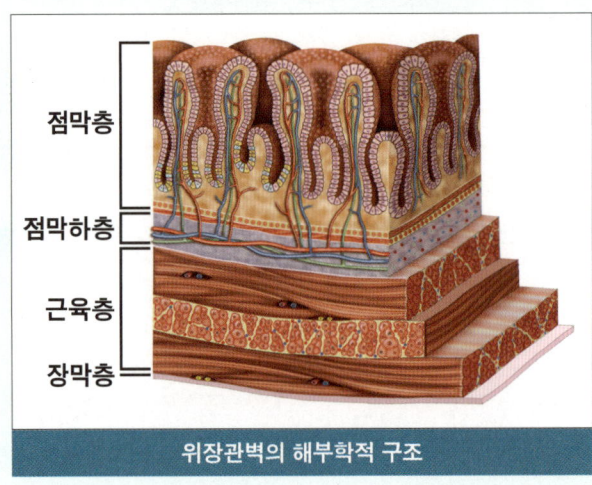

위장관벽의 해부학적 구조

위내시경으로 봤을 때 정상적인 내부 점막의 실제 모습이 궁금해요.

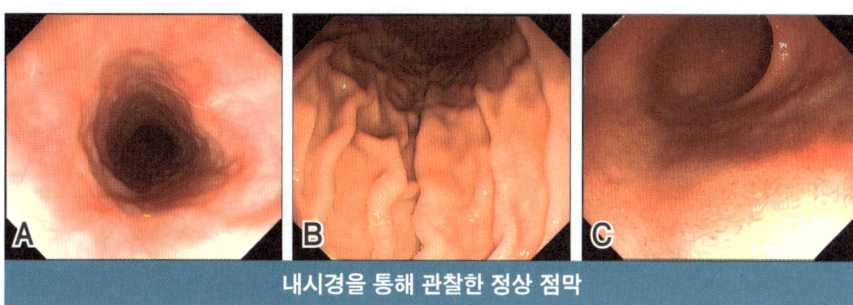

내시경을 통해 관찰한 정상 점막

A: 식도 정상 점막(중부 식도): 매끈한 점막과 긴 통로가 관찰됨
B: 위 정상 점막(체부): 매끈한 점막과 주름이 관찰됨
C: 십이지장 정상 점막(구부): 융모가 관찰됨

내시경 검사를 할 때 내시경 화면을 보면서 위의 어디 부분인지는 어떻게 알 수 있을까요?

다음 위 사진을 보면서 직접 확인해보도록 해요.

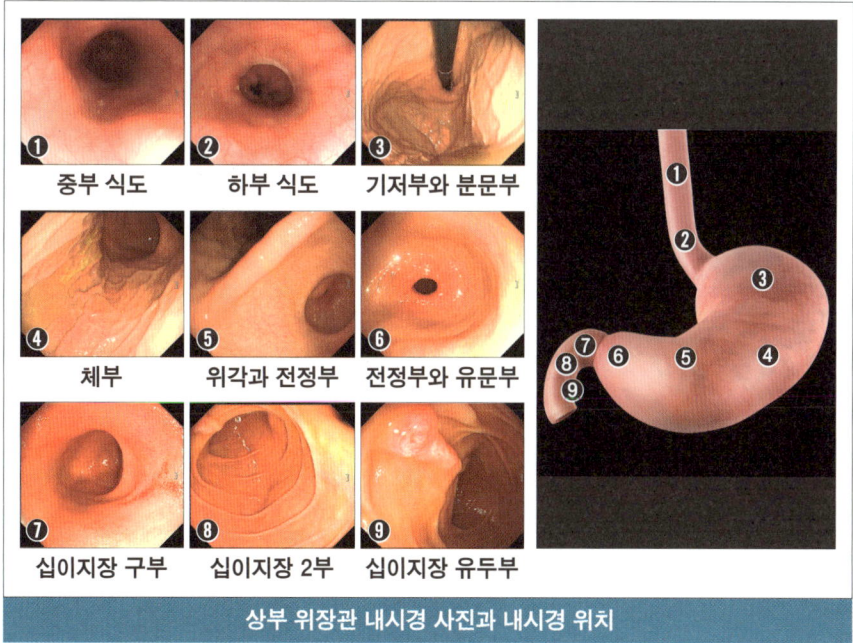

① 중부 식도 ② 하부 식도 ③ 기저부와 분문부
④ 체부 ⑤ 위각과 전정부 ⑥ 전정부와 유문부
⑦ 십이지장 구부 ⑧ 십이지장 2부 ⑨ 십이지장 유두부

상부 위장관 내시경 사진과 내시경 위치

✓ TIP 내시경 길이로 식도 위치 구분하는 법

더 전문적인 진료를 위해서 상급 병원에 진료 의뢰를 하거나 추적 내시경을 통해서 이전 식도 병변을 비교하기 위해서는 식도 병변의 위치를 정확히 파악해야 해요. 그래야 제대로된 정보를 얻을 수 있죠. 식도 병변의 위치를 파악하는 방법으로 상절치(윗이빨로부터 거리)를 기준으로 내시경 Scope에 표시된 눈금으로 길이를 측정하여 상부, 중부, 하부 식도를 구분하고 식도 병변의 위치를 가늠할 수 있어요.

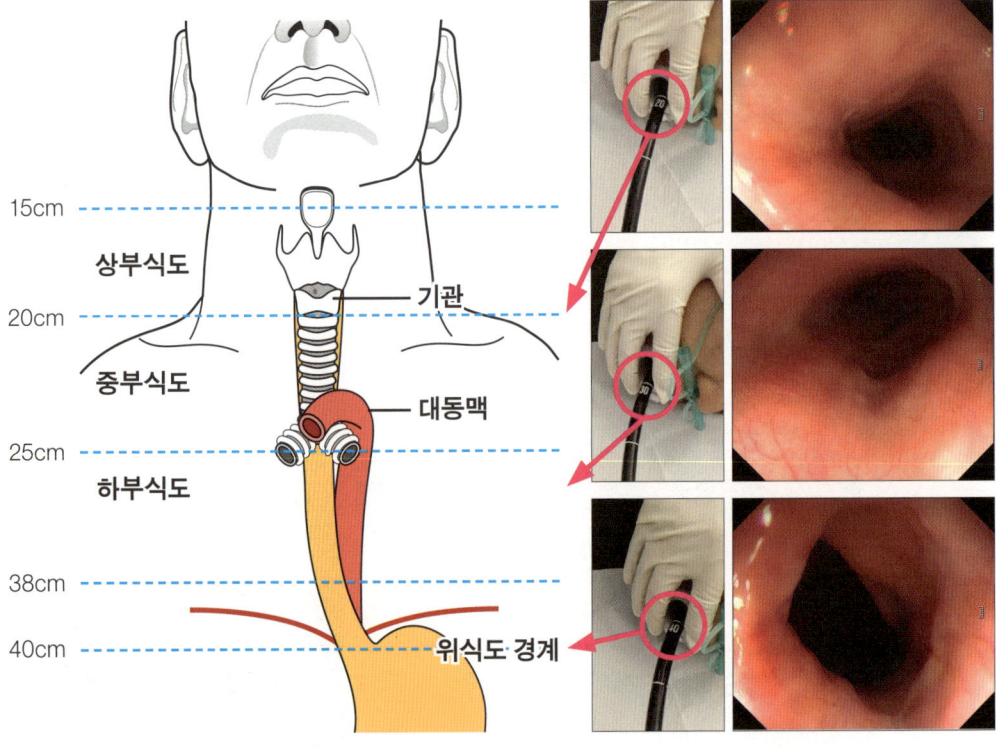

Case

위산이 역류되고 가슴이 타는 듯한 통증을 호소하여 내원한 37세 여자 환자. 진단을 위해 위내시경을 시행하였으며, 다음은 이 환자가 시행한 위내시경 사진이다. 어떤 상태인 걸까?

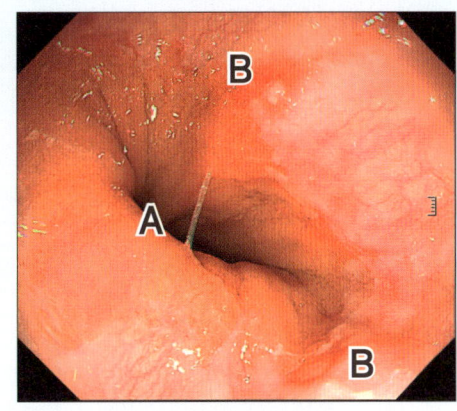

 선생님. 식도 아랫 부분에서 보이는 검은 부분(A)은 뭔가요?

 EG(EsophagoGastric) junction으로 식도에서 위로 들어가는 입구예요. 위와 식도와 만나는 부분이라고 하여 위-식도 접합부라고도 하죠.

EG junction 주변에 빨갛게 보이는 병변(B)은 미란이에요. 미란의 모양(삼각형, 선형, 내강을 둘러싼 모양 등)은 다를 수 있지만, EG junction 주변에 미란이 있으면 역류성 식도염(Reflux esophagitis)이 있다고 해요.

이 환자의 증상과 위내시경 사진으로 보아 역류성 식도염임을 알 수 있겠네요.

 역류성 식도염은 어떤 질환인가요?

 역류성 식도염은 위 전정부에서 분비되는 위산이나 위의 내용물이 식도 내로 유입되어 하부 식도에 염증을 유발하여 식도 점막의 변화를 가져오는 질환이에요. 하지만 식도 점막에 변화와 상관없이 위식도 역류 증상이 있는 경우에는 위식도 역류 질환(GastroEsophageal Reflux Disease, GERD)이라고 정의해요.

➕ 한 걸음 더 위식도 역류 질환에서 내시경 검사 외 추가 검사가 필요한 경우

1. 24시간 보행성 식도산도-임피던스 검사

위산분비억제제 치료에 반응하지 않거나 항역류 수술을 계획하는 경우 시행하며, 비정상적인 위산 역류 유무 및 역류와 증상과의 상관관계를 평가하는 데 유용해요.

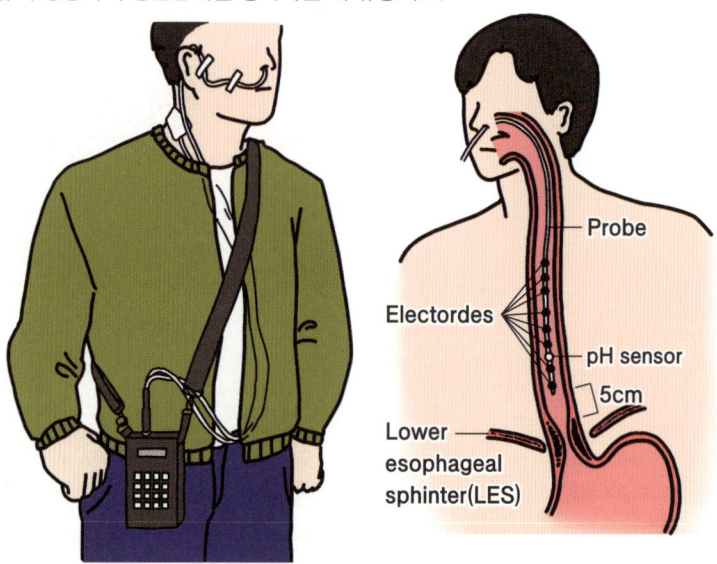

2. 식도내압검사

치료가 잘 되지 않는 위식도 역류 질환 환자에서 식도내압검사는 다른 식도 운동 질환을 감별해야 할 필요가 있거나 항역류 수술을 해야 할 경우 수술 전 검사로 시행해요.

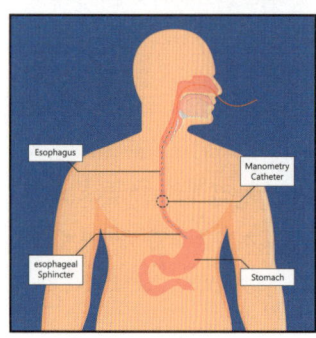 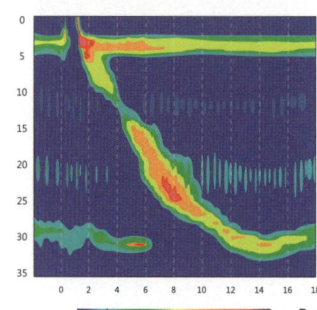 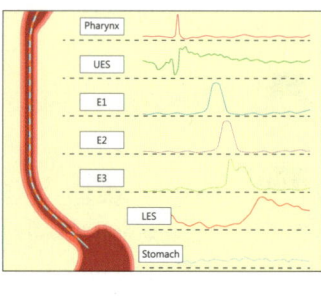

Case

속이 쓰리듯이 아프다고 송곳으로 찌르는 느낌을 호소하며 내원한 47세 남자 환자. 다음은 이 환자가 시행한 위내시경 사진이다. 어떤 상태인 걸까?

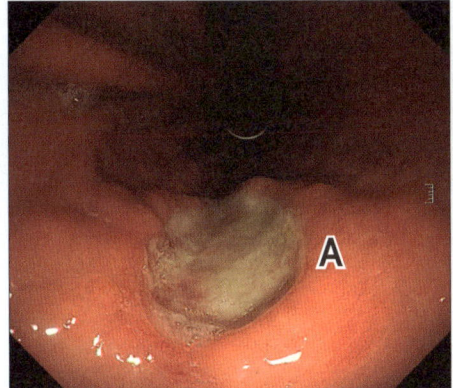 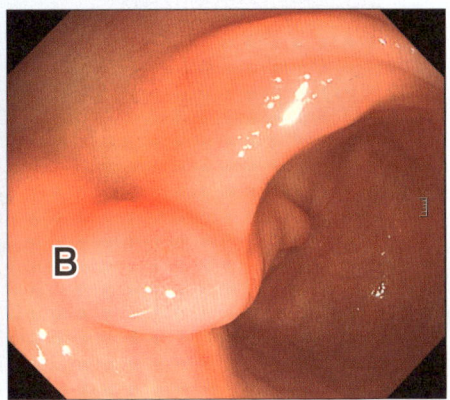

 이 환자의 위내시경 사진을 보니 울긋불긋한 부분이 있기도 하고 뭔가 파인 부분도 보여서 정상적인 위 점막의 모습은 아닌 것 같아요.

 맞아요. 내시경에서 미란과 궤양이 관찰되네요.

 사진에서 어느 부분이 미란이고 궤양인가요? 궤양과 미란은 어떻게 다른지 알고 싶어요.

 이 환자의 위내시경 사진에서 A는 궤양, B는 미란이에요. 위미란이란 위점막 표면에 미세한 손상을 입은 상태를 말해요. 따라서 점막에만 국한된 손상이면 미란으로 반흔(흉터) 없이 회복되죠. 하지만 위궤양은 위점막에 생긴 손상이 점막하층, 근육층까지 손상된 상태로 반흔이 남기도 해요. 위암이 위궤양으로 보이기도 해서 양성 위궤양과 위암을 꼭 감별해야 해요.

 양성 위궤양과 위암 감별은 어떻게 할 수 있는지 궁금해요.

 눈으로 보기에 위암(악성 위궤양)과 양성 위궤양을 구분하기 어려워요. 그래서 진단 초기에 조직검사를 시행해야 해요. 양성 위궤양이라면 약물 치료 후 6~8주 후에 추적 위내시경을 해요. 추적 위내시경 검사를 할 때 필요 시 궤양 부분에서 조직검사를 다시 할 수도 있어요.

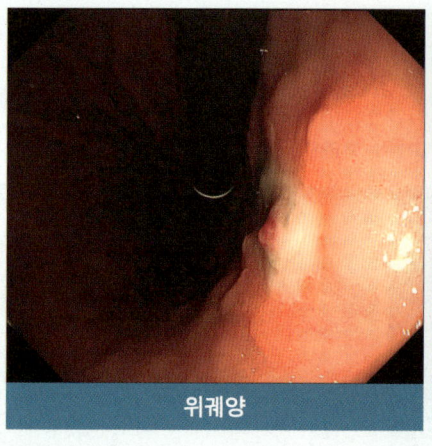
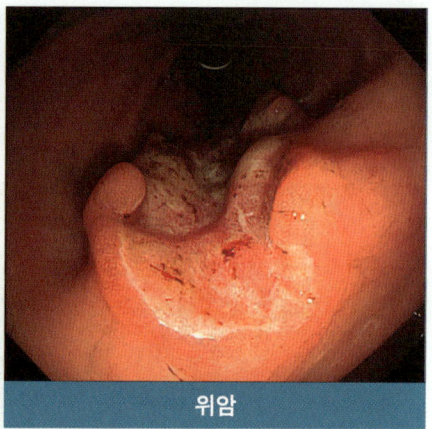

| 위궤양 | 위암 |

조직검사요? 조직검사는 어떨 때 하는 건가요?

앞서 말했듯이 눈으로 보기에 판단하기 어렵고, 일반적으로 정상조직과 다르게 보이거나 암 조직으로 의심되는 이상 조직이 발견되는 경우 정확한 진단을 위해 시행해요. 대부분 위궤양과 단일 미란(단독 미란만 있는 경우는 선종이나 암의 가능성도 있음) 및 악성이 의심되는 위 용종일 때도 조직검사를 시행해요.

조직검사를 했다고 하면 내가 암에 걸린 것은 아닐까 너무 걱정될 것 같아요.

조직검사는 암 뿐만이 아니라 염증 성향(호산구성 식도염, 위축성 위염, 장상피 화생 등)과 균 감염 여부(헬리코박터균) 등을 파악하기 위해서도 시행해요. 정확한 검사를 위해서 조직검사를 하는 것이니 조직검사를 한다고 해서 암일지도 모른다고 걱정할 필요는 없답니다.

그러므로 조직검사 후에는 환자에게 조직검사 이유에 대해 설명 후, 정확한 결과를 위해서 검사를 진행한 것이니 결과가 나오기 전까지 지나치게 걱정하지 말라고 안심시켜주는 것도 중요한 부분이랍니다.

선생님, 그러면 조직검사 과정은 어떻게 되나요?

위내시경 검사 중에 이상소견이 발견되면 조직검사를 시행하기 위해 검체를 채취해요. 채취한 조직 검체는 포르말린통에 넣어 병리과로 의뢰가 되어 병리진단을 내리게 되죠.

조직검사 결과는 언제 알 수 있죠?

 조직이 병리과에 의뢰되면 병원마다 결과가 나올 때까지 약간의 차이는 있겠지만, 보통 3~7일 정도 걸려요. 때로는 정확한 진단을 위해 특수 염색이 추가적으로 들어가는 경우는 시간이 더 소요될 수 있어요.

 조직검사 시행 전에 확인해야 할 것이 있다면 알려주세요.

 조직을 채취하는 과정에서 출혈이 발생할 수 있어요. 검사 전 미리 환자의 아스피린이나 항응고제 복용 여부 및 중단 여부를 확인해야 해요. 투약 중단을 했다면 언제부터, 얼마의 기간동안 중단했는지까지 자세히 물어봐야 해요.

 위내시경 조직검사를 위해서 항혈소판제와 항응고제는 꼭 검사 전 복용을 중단해야 하나요?

 항혈소판제와 항응고제는 심장질환과 뇌혈관질환 환자에게 많이 사용하므로 중단 시 질환 재발 등의 위험이 있어서 약제 중단을 쉽게 결정하기 어려워요.

2020년 발표된 국내 임상진료지침에 따르면 내시경으로 시행하는 조직검사는 저위험 내시경 시술로 항혈소판제(아스피린, 클로피도그렐, 티클로피딘, 실로스타졸, 디피리다몰, 리마프로스트)와 항응고제(와파린, 다비가트란, 아피사반, 리바로사반) 복용을 중단할 필요는 꼭 없다고 해요. 그렇지만 자세한 사항은 반드시 검사 전 의사와 상담하도록 해요.

 조직검사를 어떻게 하는 지도 알고 싶어요.

 바이옵시 포셉(Biopsy forcep)을 포셉 밸브(겸자공)로 삽입하여 조직검사를 해요. 간호사는 검사에 맞는 바이옵시 포셉을 닫은 상태로 시술자(의사)에 건내면 시술자가 겸자 채널 안으로 포셉을 삽입하여 원하는 부위에 포셉으로 조직을 채취해요. 채취한 조직은 바이옵시 포셉을 닫은 상태로 Scope 밖으로 꺼내서 포르말린 용액 안에 넣어서 보관해요. 포르말린은 내시경실에서 정말 많이 쓰는 유해화학물질로 폐암 등을 유발시켜요. 그렇기에 최소한의 접촉이 가장 중요하며, 필요시에만 재빨리 뚜껑을 여닫는 것과 검사실 내에 흘리지 않는 것이 중요해요. 우리 몸도 중요하니까요!

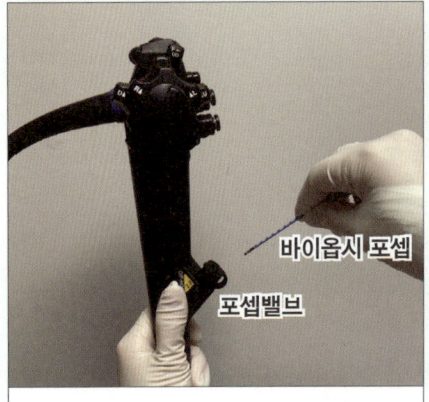

① 포셉밸브 입구에 바이옵시 포셉을 삽입

바이옵시 포셉
포셉밸브

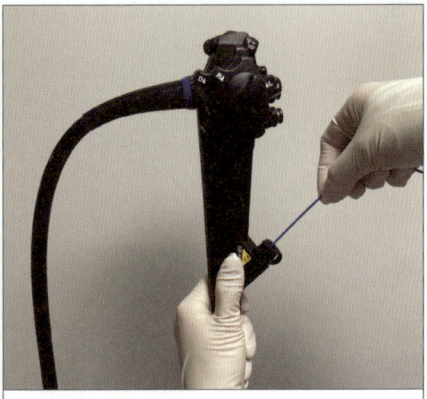

② 바이옵시 포셉을 천천히 밀어 넣음

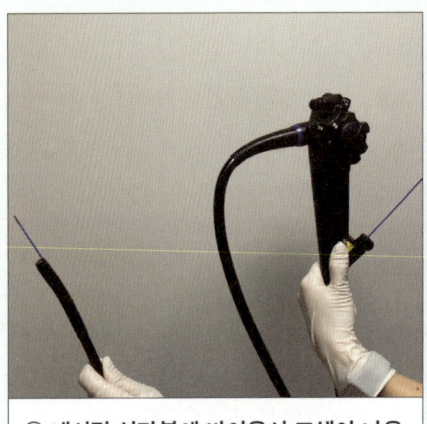

③ 내시경 선단부에 바이옵시 포셉이 나옴

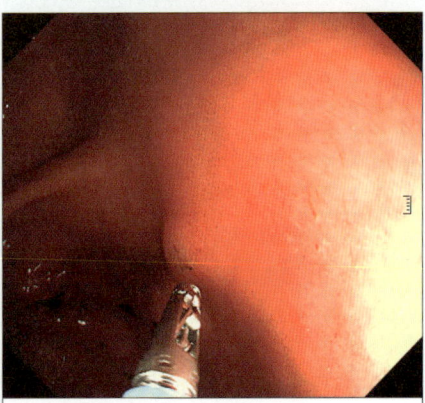

④ 바이옵시 포셉이 선단부에 나온 내시경

조직검사 시 포셉 밸브와 바이옵시 포셉

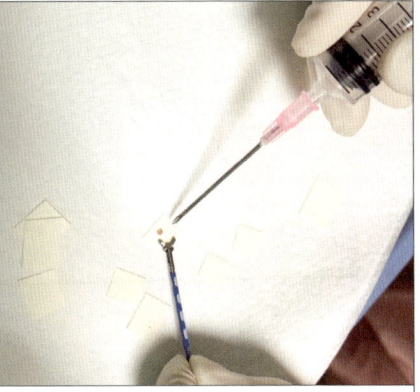

① 바이옵시 포셉으로 채취한 조직을 Needle로 분리

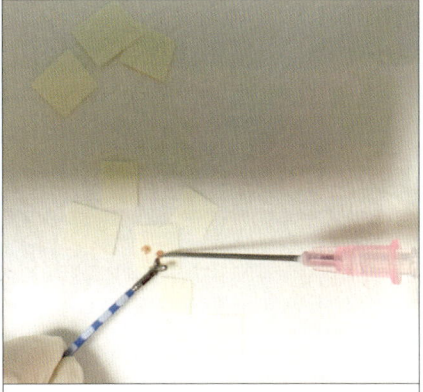

② 같은 검체통에 넣는 추가 조직이 있는 경우 ①과 동일

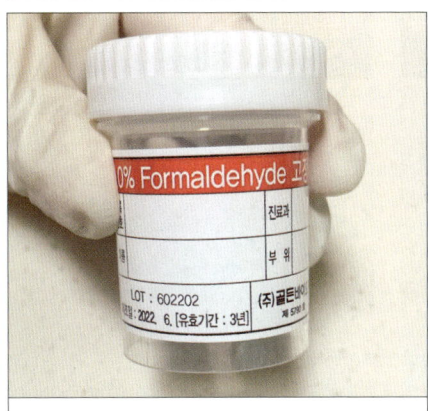

③ 포르말린이 담긴 검체통을 준비

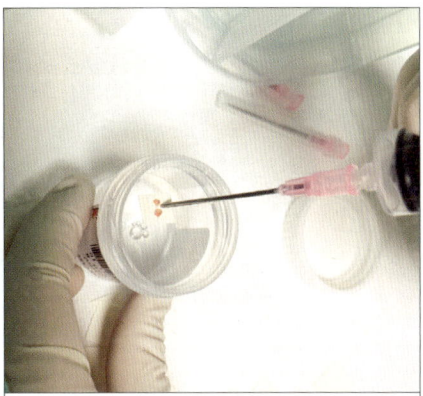

④ 검체통의 뚜껑을 열고 채취한 조직을 검체통에 넣기

바이옵시 포셉으로 채취한 조직을 검체통에 넣는 과정

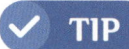 **TIP** 조직검사 시 기구 조작 노하우

①시술자의 지시에 따라 바이옵시 포셉의 오픈/ 클로즈를 시행해요.
   : 손잡이를 카테터 쪽으로 밀면 오픈, 반대 방향으로 당기면 클로즈
   : 검사 전 오픈/클로즈가 잘되는지 미리 확인 필요

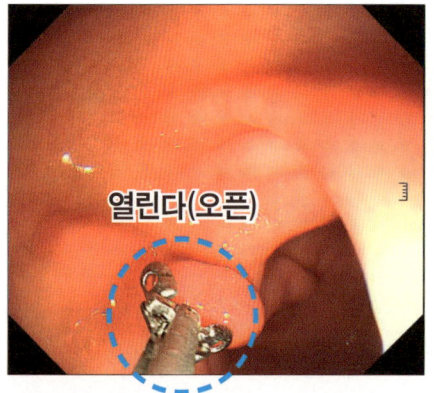 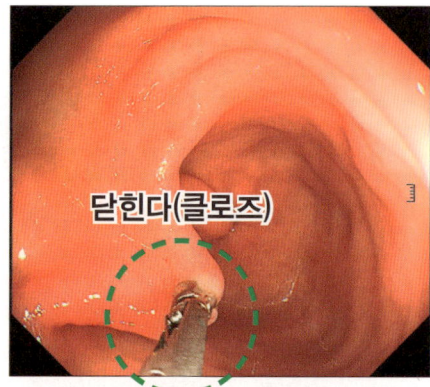

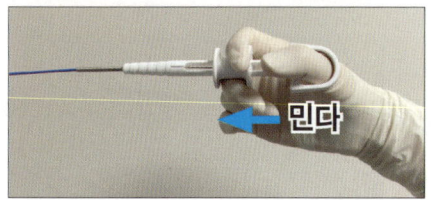 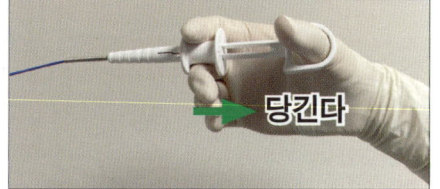

②바이옵시 포셉은 오른손으로 핸들(손잡이)을 잡고 왼손으로 카테터를 잡아요.

③조직을 잡을 때는 천천히 지긋이(꼬집듯이) 잡도록 해요.
   : 조직을 포셉으로 빠르게 잡으려고 하면 조직이 튕겨 나갈 수 있고, 미끄러지면서 조직이 거의 잡히지 않음

④조직을 채취한 후 바이옵시 포셉을 포셉 밸브(겸자공)에서 제거할 때는 카테터를 거즈로 가리면서 제거해야 주변으로 분비물(이물질)이 튀지 않아요.

 바이옵시 포셉은 조직검사를 할 때만 사용되는 건지 궁금해요.

 상피하종양(SubEpithelial Tumor, SET) 같은 병변을 바이옵시 포셉으로 눌러서 단단함 여부(Cushion sign)를 확인해요. 또는 점막 아래에서 알맹이처럼 움직이는지 여부(Rolling sign) 여부를 확인할 때도 사용될 수 있어요. 흥미롭게도 헬리코박터균 감염 여부도 조직검사로 확인할 수 있답니다.

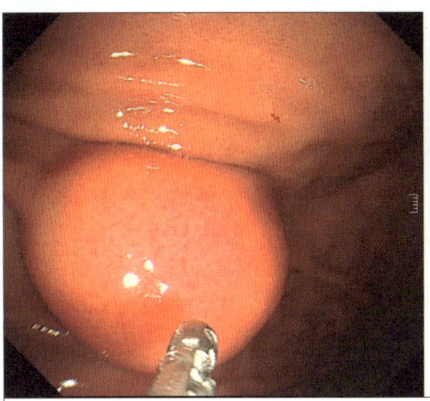 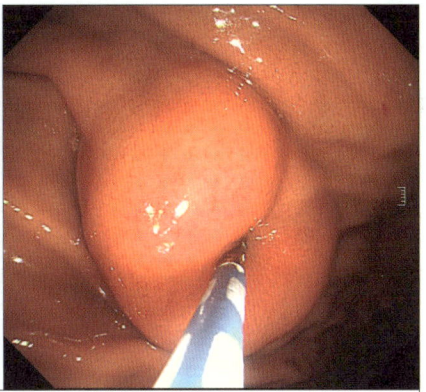

융기 병변을 닫힌 바이옵시 포셉으로 눌렀을 때 눌러짐 = Cushion sign 양성

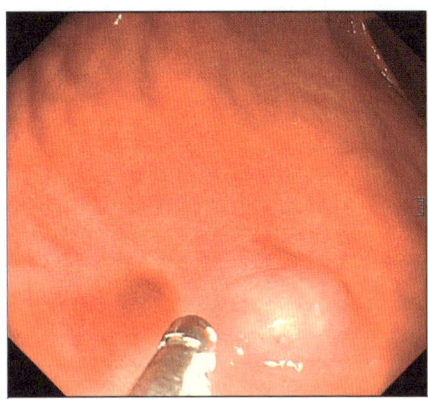 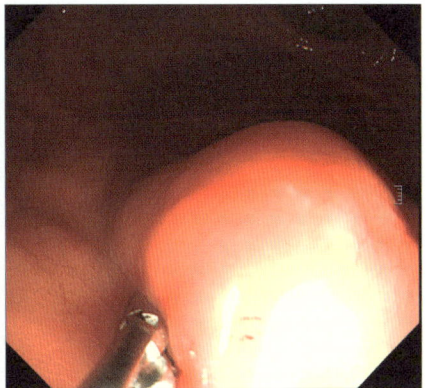

융기 병변을 한 쪽에서 반대 방향으로 밀었을 때 움직임 = Rolling sign 양성

바이옵시 포셉의 다른 용도: Cushion sign과 Rolling sign

헬리코박터균이요? 많이 들어보긴 했는데, 정확히 어떤 균인가요?

헬리코박터균은 위에 서식하면서 위염, 소화성 궤양, 위암 등을 유발하는 균이에요. 위는 소화를 위해서 위산을 분비하는데, 이 위산은 외부 세균을 방어하는 기능이 있어서 위에는 세균이 살 수 없게 하는 역할을 해요. 그런데 헬리코박터균은 위산을 중화시켜서 위에서 서식할 수 있는 거랍니다. 그래서 헬리코박터 균에 감염되면 위에 지속적인 손상을 야기시켜서 위염과 소화성 궤양이 발생할 수 있고 장기적으로 위암도 발생할 수 있어요.

그렇군요. 헬리코박터균을 진단하려면 내시경으로만 확인이 가능하나요?

 헬리코박터균 진단은 내시경으로 채취한 조직을 이용하는 침습적 방법과 호흡, 대변, 혈액 등의 방법으로 검사하는 비침습적 방법이 있어요. 침습적 방법으로는 신속요소분해효소검사(Rapid Urease Test, RUT), 조직검사, 조직을 통한 세균배양검사 등이 있고 비침습적 방법으로는 요소호기검사(Urease Breath Test, UBT), 분변항원검사(Stool antigen test), 혈청학적 검사(Blood antibody test)가 있어요. 국내는 신속요소검사(RUT)와 요소호기검사(UBT)를 가장 많이 이용해요.

 다양한 방법으로 헬리코박터균을 진단할 수 있네요. 그러면 내시경으로 검사하는 방법인 신속 요소효소검사(RUT) 검사로는 어떻게 헬리코박터균을 진단할 수 있나요?

 헬리코박터균은 요소 분해 효소(Urease)를 분비하여 위산을 방어해요. 그렇기 때문에 Urease 존재 여부로 헬리코박터균 진단이 가능해요. 내시경으로 위 조직이나 점막을 채취하여 RUT kit의 배지에 넣어요. 헬리코박터균이 있으면 Urease에 의해서 배지가 중성화되어 색깔이 변하고 이로써 균 양성 여부를 확인할 수 있답니다(붉은색=양성, 노란색=음성).

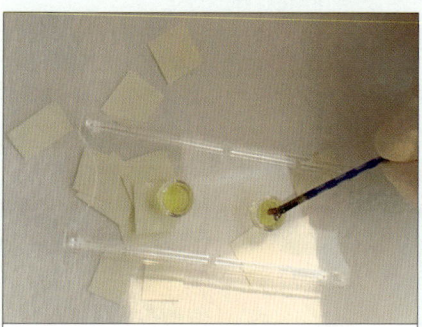
① 내시경을 통한 바이옵시 포셉으로 채취한 위 점막 조직을 Kit에 넣기

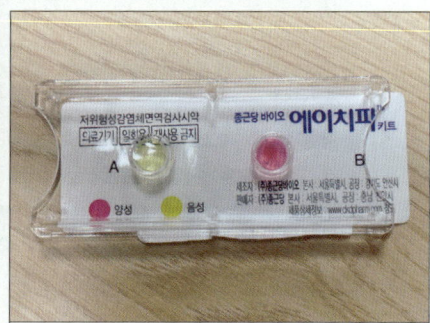
② 색깔이 빨간색으로 바뀌면 양성으로 헬리코박터 균감염으로 진단

RUT 검사 과정

잠깐 CLO test®

많은 병원에서 신속요소분해효소 검사 Kit로 CLO test®를 사용해요. 그래서인지 많은 사람이 신속요소분해효소 검사라는 용어 대신에 CLO test라고 부르기도 해요.

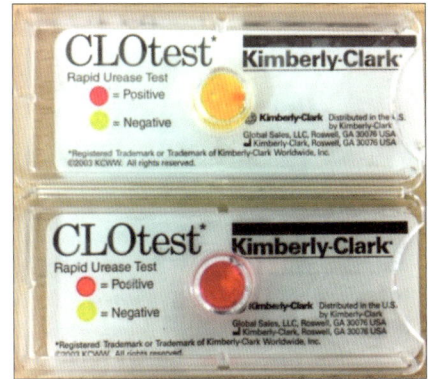

그러면 비침습적인 방법인 요소 호기 검사(UBT)는 어떤 방법으로 하는 검사인가요?

헬리코박터균은 요소 분해효소(Urease)를 통해서 요소(Urea)를 암모니아(NH_3)로 분해하여 위산을 중성화시켜요. 요소 호기 검사는 이러한 균의 특성을 이용하여 요소 성분의 약 ($^{13/14}$C-urea)을 복용하고 얼마나 요소가 분해되었는지를 호흡으로 측정하여 헬리코박터균의 유무를 판단하는 검사예요. 헬리코박터균이 있다면 요소가 더 많이 분해되어 호흡으로 측정되는 수치가 증가하겠죠? 그래서 요소호기검사로 위내시경 검사 없이 호흡만으로 빠르고 (30분 이내) 높은 정확도로 헬리코박터균 존재를 확인할 수 있어요.

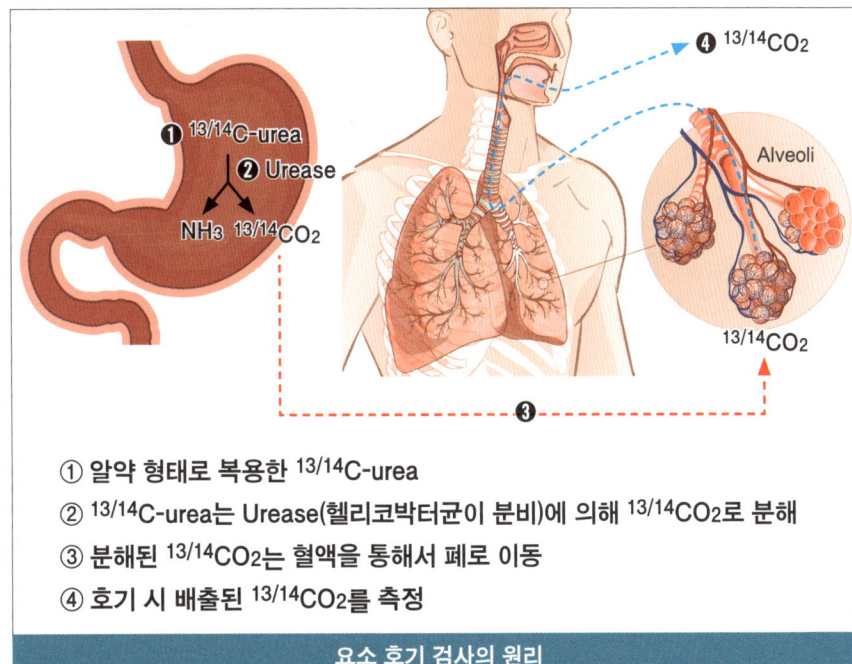

① 알약 형태로 복용한 $^{13/14}$C-urea
② $^{13/14}$C-urea는 Urease(헬리코박터균이 분비)에 의해 $^{13/14}CO_2$로 분해
③ 분해된 $^{13/14}CO_2$는 혈액을 통해서 폐로 이동
④ 호기 시 배출된 $^{13/14}CO_2$를 측정

요소 호기 검사의 원리

➕ 한 걸음 더   UBT 검사 방법(POCone®)

1. 검사 준비물

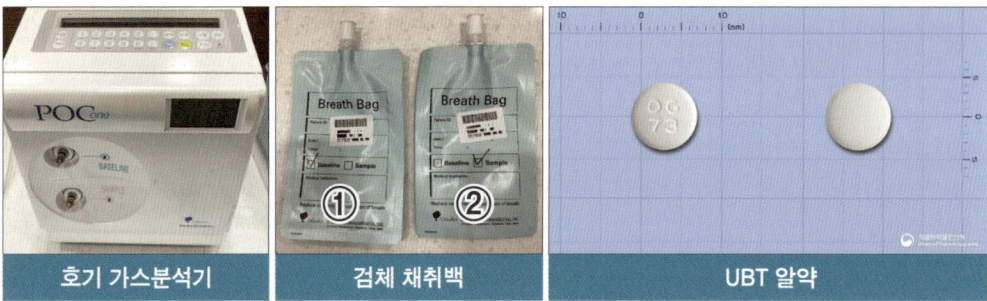

| 호기 가스분석기 | 검체 채취백 | UBT 알약 |

2. 검사 방법

①환자 확인 및 금식(물, 껌, 사탕, 담배, 커피 등 포함하여 4~8시간) 확인 후 UBT 검사를 진행한다.

②환자에게 검사방법 설명 후 UBT 알약 복용 전에 검체 채취백(①)을 풍선 불듯이 불게 하여 호기를 채취한다.

③UBT 알약(^{13}C-urea) 1포를 물 100mL과 함께 복용한다.

④UBT 알약 복용 20분 후에 검체 채취백(②)을 불게 하여 호기를 채취한다.

2. 판정 기준

두 개의 검체 채취백(①과 ②)을 기계에 넣은 후 비교 측정하여 차이가 2.5‰이상의 경우 *H.Pylori* 양성으로 판정한다.

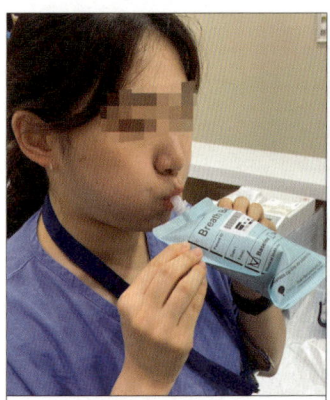
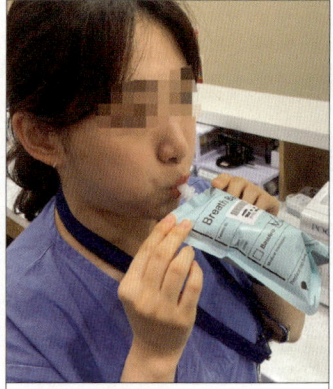
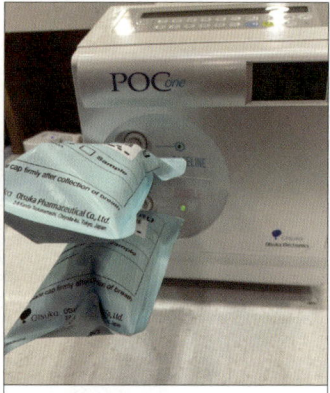

① 금식 상태에서 검체 채취백에 숨을 깊게 내쉰다

② UBT 과립 알약을 먹고 20분 후 검체 체취백에 숨을 깊게 내쉰다

③ 두 검체 체취백을 호기 가스 분석기에 놓은 후 결과를 분석한다

UBT 검사 과정

2 대장내시경 검사
(변이 잘 안 나와요)

Case

몇 주간 변비가 있어서 병원에 내원한 70세 남자 환자. 진찰 시 좌하복부에 뭔가가 만져지는 듯하다. 대장내시경 검사가 처방되었고 대장내시경 검사 전 먼저 복부 X-ray 촬영을 했으며, 검사상 장폐색은 관찰되지 않았다. 이 환자는 대장내시경 검사 전 왜 X-ray 촬영을 했을까?

이 환자는 변비가 있어서 내원했어요. 이럴 때는 어떤 검사를 할 수 있을까요?

환자가 고령이고 배에 뭔가 만져지는 상황에서 변비가 있다고 하니 대장암과 같은 병변이 있는지 확인하기 위해서 대장내시경 검사를 시행할 수 있어요. 단, 장을 비울 수 있는지 여부를 확인하기 위해서 복부 X-ray 영상으로 장폐색(Ileus) 여부를 꼭 확인해야 해요.

장폐색(Ileus)이란 위장관이 부분적 또는 완전히 막혀서 음식물 등이 통과되지 못하는 상태를 말해요. 따라서 장폐색이 있는 상태에서 장 정결제를 복용하면 심한 구토와 복통이 발생하고 심하면 장천공이 생길 수 있어요.

대장내시경은 어떨 때 하는 검사인지 알려주세요.

대장내시경은 대장암 가족력이 있거나 대변 잠혈반응 검사에서 양성인 경우, 원인 모를 체중 감소와 변비, 가느다란 변 등으로 대장암 여부 확인이 필요할 때 검사를 시행해요. 그 외 염증성 장질환 또는 대장의 출혈이 의심될 때 등 각종 대장 질환을 진단하기 위해서 검사를 시행할 수 있답니다.

대장내시경으로 진단할 수 있는 질환에는 무엇이 있는지도 궁금해요.

대장암 또는 용종, 크론병(Crohn's disease), 궤양성대장염(Ulcerative Colitis, UC), 장결핵, 대장 게실, 기타 장염 등을 진단할 수 있고 필요시 진단과 함께 치료도 병행할 수 있어요.

Case

2년 전 좌측 하복부 통증 및 발열로 게실염 진단받고 치료받았던 50세 여자 환자. 내원 당일 이전과 같은 부위에 같은 양상으로 통증을 호소하여 병원에 내원했다. 어떻게 해야 할까?

 선생님, 이런 케이스도 대장내시경 검사의 적응증이 될 수 있나요?

 상기 환자는 급성 게실염이 의심되네요. 급성 게실염의 경우 공기를 주입하여 검사하는 대장내시경을 시행하면 천공과 같은 합병증의 위험성이 높아서 초기 진단에 대장내시경 검사를 권하지 않아요.

 대장내시경을 시행하지 못하면 대신 어떤 검사를 시행하나요?

 대장내시경으로 인한 합병증의 위험성이 높은 경우(독성 거대결장, 중증급성 게실염, 장천공 의증 등)에는 꼭 필요한 상황이 아니고는 대장내시경을 우선적으로 시행하지 않아요. 대신에 신장 기능이 정상이고 조영제 부작용이 없다면 조영제를 이용한 복부 컴퓨터단층촬영을 통해서 비침습적인 방법으로 대장 질환을 감별하기도 해요. 복부 컴퓨터단층촬영은 대장내시경과 달리 대장 내부를 자세히 관찰하지는 못하지만, 대장뿐만 아니라 대장 주위 조직도 관찰할 수 있다는 장점이 있어요.

➕ 한 걸음 더 대장내시경의 적응증과 금기증

적응증	금기증
①40~50대 이후 대장암 선별검사(조기 대장암 발견)	①중증 급성 게실염
②출혈을 의심하게 되는 검은색 대변(장관으로부터의 출혈)	②장천공 의심 및 복막염
③원인 불명의 배변 습관 변화(설사 및 변비)	③장폐색
④체중감소를 동반한 혈변	④항문의 급성 염증성 질환
⑤대장 게실이나 악성 질환의 감별	⑤최근 3주 이내의 심근경색
⑥복통 및 소화장애	⑥중증질환 환자, 호흡기질환, 전신상태 불량
⑦대장 용종 의심 시	⑦의식장애가 있거나, 의사소통이 안 되는 경우 등
⑧하부위장관조영술이나 복부 컴퓨터단층촬영에서 이상 소견	
⑨ 염증성 장질환의 진단 및 정기적 추적검사	

대장내시경 검사 전 주의 사항이 있나요?

 정확한 검사를 위해서는 대장내시경 검사 전에 장을 완전히 비워야 해요. 이를 장 정결이라고 하는데 미리 처방된 장 정결제(물약 또는 알약)을 전날 또는 당일 새벽에 복용해요. 간혹 대장에 소화가 안 되는 노폐물이 남아 있을 수 있으니 3~4일 전부터 씨가 있는 과일(수박, 참외, 포도, 키위 등)이나 현미밥 또는 잡곡밥은 먹지 않도록 환자에게 설명해야 해요. 이 주의 사항을 잘 지켜, 장 정결이 잘되어야만 환자가 양질의 검사를 받을 수 있기 때문이죠.

 검사 전 평소에 먹던 약은 어떻게 해야 하나요?

 혈압약, 당뇨약, 항혈전제나 항응고제 복용 원칙은 위내시경 검사와 동일해요. 혈압약은 물 소량과 복용할 수 있도록 하고, 당뇨약는 검사 당일에는 복용하지 않도록 해야 해요. 항혈전제나 항응고제 복용은 출혈 위험성이 있기 때문에 의사와 복용 여부에 대해 상의가 필요해요.

 그렇군요. 물약으로 된 장 정결제는 복용하는 것부터 힘들다는 얘기를 많이 들었어요. 장 정결제는 약인가요?

 장 정결제는 작용 기전에 따라서 삼투성 하제, 자극성 하제, 염류성 하제로 나뉘는데 삼투성 하제가 가장 많이 쓰여요. 삼투성 하제로 주로 사용하는 PolyEthylen Glycol(PEG) 제제는 비흡수성 등장성이므로 혈장량과 전해질에 대한 영향이 적어서 심장질환, 신장질환, 간질환 환자에게 우선적으로 사용해요. PEG 제제는 고용량(4L)과 저용량(2L)으로 구성되어 있었는데, 최근에는 1L까지 복용 용량을 줄인 제품도 볼 수 있어요. 정제형 제제(오라팡®)의 알약인 장 정결제도 있어서 복용할 때의 불편함을 줄이고 기포제거제(시메치콘)가 함유되어서 다른 장 정결제처럼 모두 복용한 후에 기포제거제(가소콜®)를 따로 복용할 필요가 없어요.

 장 정결제는 어떻게 복용하나요?

 장 정결제 복용법은 검사 당일 모두 복용하는 하루 요법(Same-day regimen)과 전날 저녁과 검사 당일 새벽에 나누어 복용하는 분할 요법(Split-dose regimen)이 있어요. 검사 전 분할 복용을 원칙으로 하고 있고, 이는 장 정결도를 향상시키고 용종 발견율도 상승시킨다고 알려져 있어요. 검사 6시간 전에는 복용을 시작하고 대장내시경 검사 3~4시간 전에는 복용을 모두 완료하도록 권장해요.

대장내시경 검사 시 대장의 모습은 어떤지 궁금해요.

 대장은 항문으로부터 ①직장 → ②구불결장 → ③하행결장 → ④비장 만곡 → ⑤횡행결장 → ⑥간 만곡 → ⑦상행결장 → ⑧맹장 순으로 들어가요. 다음 사진을 보면서 각 대장 부위별 모습을 확인해보도록 해요.

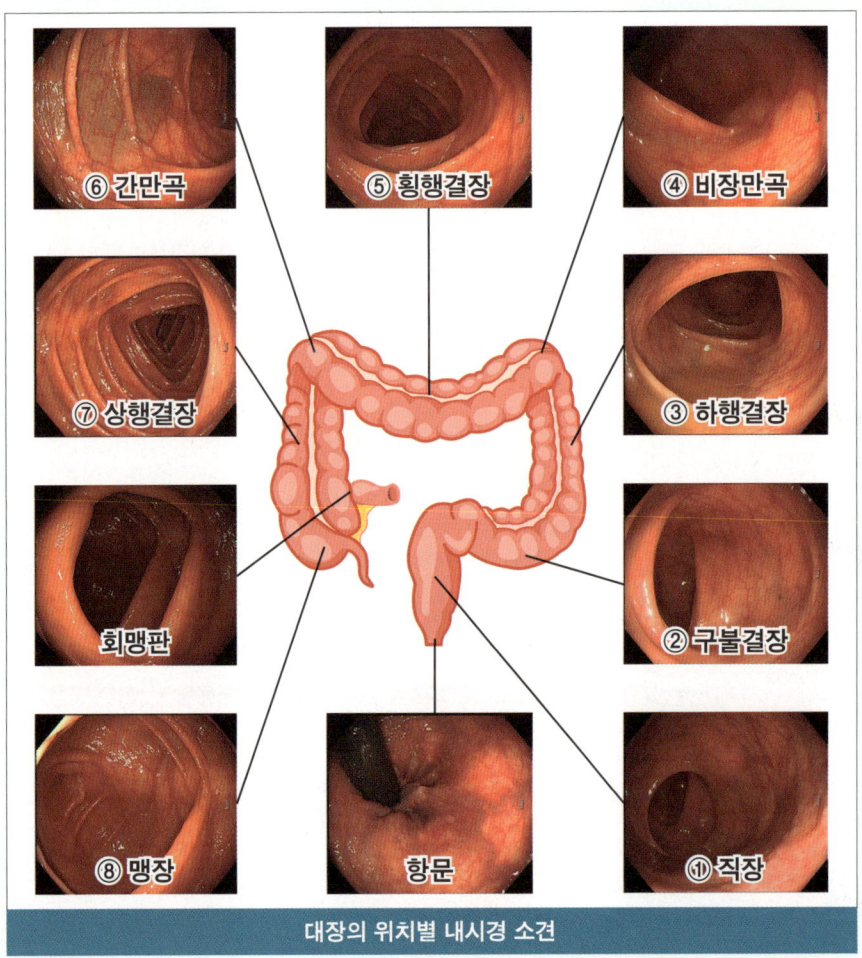

대장의 위치별 내시경 소견

 그런데 내시경 화면만 보고는 다 비슷해 보여서 대장의 위치를 알기가 쉽지 않을 것 같아요.

 맞아요. 실제 내시경을 통한 대장의 사진만으로는 위치를 구분하기가 어려워서 여러 가지 특징을 고려해요. 다음 특징들로 어떻게 대장의 위치를 알 수 있는지 하나씩 알아보도록 해요.

①항문으로부터의 Scope 진입 거리
②내강의 모양(반월주름, 원통형, 삼각형 등)
③주변 장기의 투시 반점(비장 만곡, 간 만곡)
④액체의 고임

항문으로부터의 Scope 진입 거리로 어떻게 대장의 위치를 알 수 있나요?

 Scope가 꼬이지 않고 맹장까지 진입한다면 Scope의 진입 거리에 따른 대장의 위치는 다음과 같아요.

① 항문 및 직장(Anus and rectum): AV out 20cm
② 구불결장(Sigmoid colon): AV out 20~30cm
③ 하행결장(Descending colon): AV out 30~40cm
④ 비장 만곡(Splenic flexure): AV out 50cm
⑤ 횡행결장(Transverse colon): AV out 50~60cm
⑥ 간 만곡(Hepatic flexure): AV out 60cm
⑦ 상행결장(Ascending colon): AV out 60~70(여성), 80(남성)cm
⑧ 회맹판(Ileocecal area), 맹장(Cecum): AV out 70(여성), 80(남성)cm

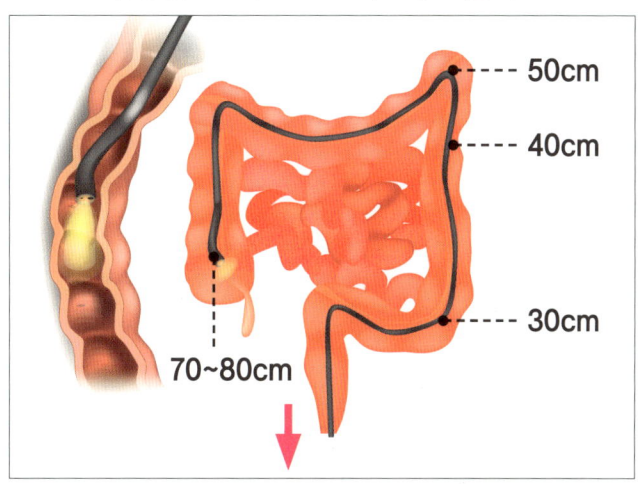

 "AV out"은 무엇을 말하는 걸까요?

 AV(Anal Verge, 항문연)는 항문과 주위 피부의 경계를 얘기해요. AV out은 항문연에서 대장 내시경 Scope가 대장 내부로 얼마나(몇 cm) 진입했는지를 뜻해요. 보통 용종을 절제한 위치나 대장암이 의심되는 위치를 항문에서부터의 길이를 기준으로 검사 결과를 기록해요. 그래서 검사 결과 기록지를 보면 AV 몇 cm이란 내용을 종종 볼 수 있을 거예요.

■ 의무기록 예시

· 대장내시경 결과 기록지

AV out 30cm,

항문연을 기준으로 대장내시경 Scope가 30cm 정도 진입한 위치인

SC에 0.6cm Sized polyp이 관찰되어

구불결장에서 0.6cm 크기의 용종이 관찰되어

Saline injection 후 Snare 이용하여

생리식염수를 점막하층에 주입한 후 올가미를 이용하여

Polypectomy를 시행함.

용종 절제를 시행함.

대장의 위치를 알 수 있는 다른 특징에 대해서도 알려주세요.

각 특징에 대해 알아보도록 해요.

①직장: 항문연(Anal Verge, AV)으로부터 약 15~18cm정도로, 우측에 2개, 좌측에 1개, 총 3개의 휴스턴 밸브(Valves of Houston)가 있어요.

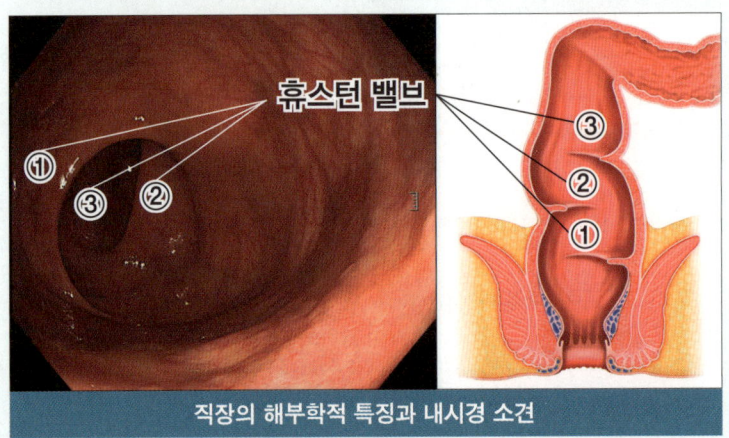

직장의 해부학적 특징과 내시경 소견

②구불결장: 내강은 비교적 좁고 두께가 두껍고 굴곡을 이루며 원형에 가까워요.

③하행결장: 관강이 원통형이고 팽대주름(Fold)의 높이가 낮고 밋밋한 구조를 보이며 직선적으로 뻗어있어요. 구불결장을 통과하면 액체가 고여 있는 대장 내강이 보여요.

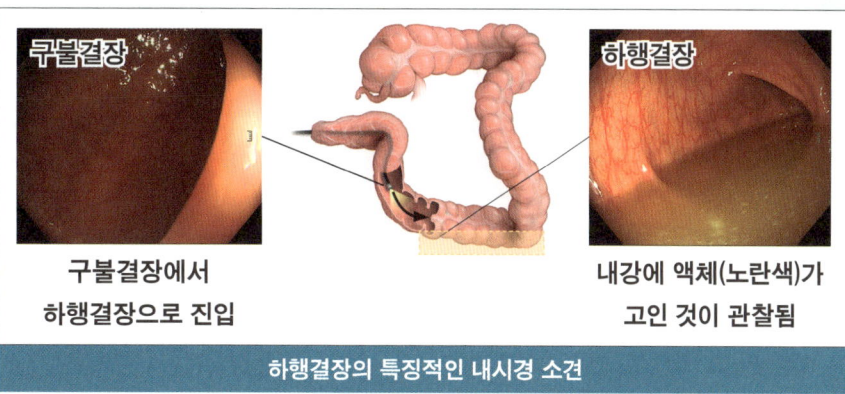

하행결장의 특징적인 내시경 소견

④비장 만곡: 비장이 비쳐서 푸른빛을 띠어요.

⑤횡행결장: 비장만곡 지나면 횡행결장이고, 윤상근(Annular muscle)이 대장띠(Taenia coli)보다 얇아 관내강(Lumen)이 삼각형으로 관찰되는 것이 특징이에요.

⑥간 만곡: 간이 비쳐서 푸른빛을 띠어요.

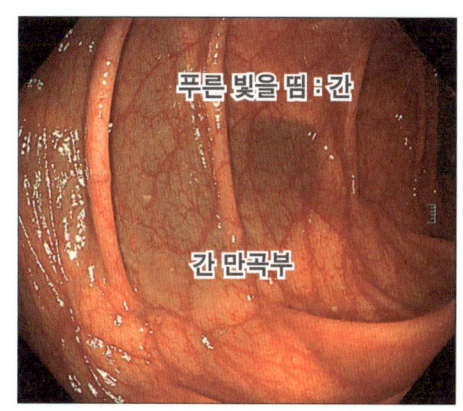

⑦상행결장: 간 만곡을 지나면 상행결장이고, 하행결장보다 팽대주름이 더 두껍고 관내강이 넓어요.

⑧회맹판(맹장): 충수돌기 개구부가 보이고 좌측에 구순형(입술 모양)의 회맹판이 관찰돼요.

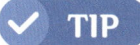 TIP   대장내시경 검사 시 대장의 관찰 순서

대장내시경 검사는 맹장의 충수돌기 입구를 확인한 후 공기를 주입하고 Scope를 빼면서 대장을 관찰해요. 따라서 진입한 역순으로 맹장 및 말단 회장 → 상행결장 → 횡행결장 → 하행결장 → 구불결장(S자형 결장) → 직장 → 항문 순으로 관찰하는 것이니 알아두도록 해요.

그런데 대장내시경으로 대장을 관찰할 때 왜 Scope를 진입하면서가 아니라 빼면서 하나요?

대장은 공기를 넣어 장을 충분히 팽창시켜서 관찰해야 하는데 공기가 대장에 많이 들어가 있으면 Scope 진입이 매우 어려워요. 그래서 대장 끝부분까지 Scope를 진입시킨 후에 공기를 주입하고 Scope를 빼면서 대장을 관찰하는 거예요.

대장내시경은 위내시경보다 검사 시간이 길더라고요. 더 오래 걸리는 이유는 무엇인가요?

시술을 제외하고 대장내시경 진입 시간은 시술자와 수검자의 대장 길이와 모양에 따라 다를 수 있어요. 특히 다음 경우에는 대장내시경 진입 시간이 더 오래 걸릴 수 있어요.

①시술자가 내시경 시행 경험이 많지 않은 경우
②마르거나 뚱뚱한 체형의 검사자
③정상 체형이지만 장이 과도하게 접혀 있거나 늘어져 있는 경우
④과거 복부 수술로 장이 유착된 경우
⑤약간의 공기 주입이나 Scope 진입에도 통증을 심하게 호소하는 경우 등

그러면 대장 관찰 시간(Withdrawal time)도 수검자에 따라 다르겠네요.

전문가와 학회는 병변을 놓치지 않기 위해서 Scope를 맹장부터 항문까지 회수하는 데 평균 6분 이상 관찰할 것을 권고해요. 정상적인 대장을 관찰만 한다면 검사 총 소요 시간은 6분 정도이지만, 조직검사나 시술(용종 절제, 지혈 등)을 하게 되면 시간이 좀 더 길어질 수 있어요.

대장내시경 검사 시 Scope의 진입이 어려워서 환자가 통증을 호소하면 어떻게 하나요?

검사 도중 통증이 발생하면 환자는 자기도 모르게 배에 힘을 주게 돼요. 그런데 배에 힘이 들어가면 내시경 Scope의 진입이 더 어렵고 통증도 악화될 수 있어요. 그래서 간호사는 환자 옆에서 복부의 힘을 빼도록 격려하고 심호흡을 시켜서 환자를 안정시켜야 해요.

대장내시경의 원활한 진입을 위해 간호사가 환자 안정 외에 도움을 줄 수 있는 게 또 있을까요?

대장내시경 Scope의 진입이 어려울 때는 체위 변경이나 복부 압박법을 시행하기도 해요.

체위를 변경하는 것만으로도 도움이 되나요? 체위 변경으로 내시경 Scope의 진입이 어떻게 원활해질 수 있는지 궁금해요.

대장의 특정 부분에 Scope의 진입이 어려울 때 체위 변경을 하게 되면 공기와 액체의 이동, 외부 장기 압박, 대장의 처짐, 내시경 자체의 무게 등으로 인해 Scope의 진입이 원활해질 수 있어요. 때로는 한 번의 체위 변경이 아니라 좌측와위, 앙와위(등을 바닥에 대고 똑바로 누움), 우측와위 또는 드물게 복와위(배를 바닥에 대로 엎드려 누움) 등으로 다양하게 바꾸기도 해요.

✓ TIP 대장내시경 Scope가 통과하는 대장 위치별 체위 변경 방법

대장내시경 Scope의 진행 방향을 고려해서 중력 작용 방향으로 체위 변경을 하는 것이 좋아요. 일반적으로 다음과 같이 체위 변경을 하면 Scope의 진입에 도움이 될 수 있어요.

· 항문에 삽입 시작 시 → 좌측와위
· 구불결장-하행결장 이행부와 비장 만곡 통과 시 → 우측와위
· 횡행결장 통과 시 → 앙와위
· 간 만곡부 통과 시 → 좌측와위

 체위 변경을 할 때는 환자가 검사대에서 떨어지지 않도록 주의하고, 환자의 자세를 바꾸는 과정에서 대장 내부에 삽입되어 있는 내시경 Scope가 항문 쪽으로 빠지지 않도록 조심해야 해요.

 그러면 복부 압박은 왜 하나요?

 구불결장과 횡행결장은 다른 결장과 달리 후복강에 고정되어 있지 않아서 Scope 진입 시 잘 움직이고 늘어나며 Scope가 꼬이면서 고리(루프)가 형성될 수 있어요. 이를 줄이기 위해 구불결장 또는 횡행결장 부위를 복부 압박하고 결장을 고정하여 Scope가 원활하게 진입할 수 있도록 도와주는 거예요.

✓ TIP 대장내시경 시 복부 압박법

구불결장에 Scope가 꼬이면서 생긴 루프는 좌하복부에서 좌대퇴부 방향으로 압박하여 눌러줘요. 횡행결장에 생긴 루프는 배꼽 부분에서 명치 쪽으로 밀어서 올려줘요. 복부에서 내시경 기계가 만져지는 부위가 가장 효과적 압박점이에요. 단, Scope가 꼬이면서 생긴 루프가 있을 때 복부 압박은 내시경 삽입에 방해가 될 수도 있어요.

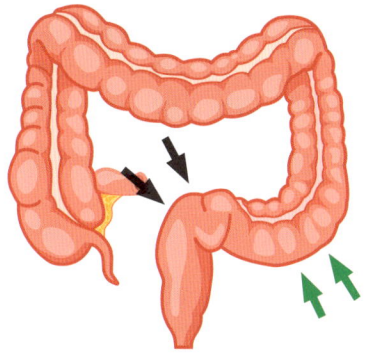 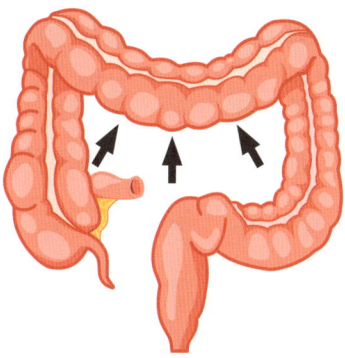

Case

가는 대변과 체중감소 및 혈변을 주 호소로 내원한 55세 남자 환자. 대장내시경 처방을 받고 검사를 진행하였다. 다음은 이 환자가 시행한 대장내시경 사진이다. 어떤 상태일까?

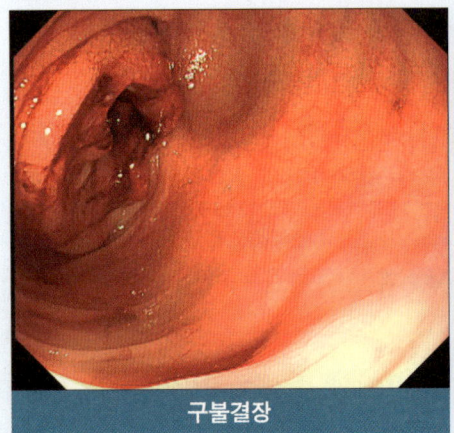
구불결장

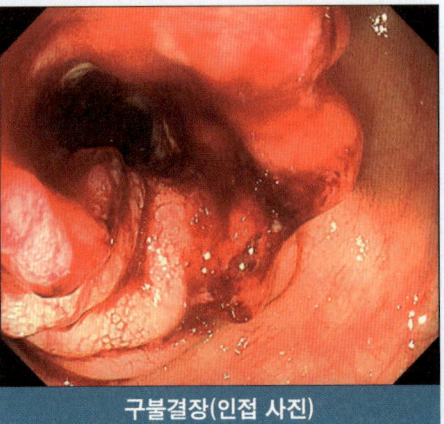
구불결장(인접 사진)

 선생님! 내시경 사진 속에 대장 내부를 거의 막을 것 같은 덩어리가 보여요.

 암이 의심되는 상황이네요. 정확한 진단을 위해서는 조직검사가 꼭 필요해요.

 대장내시경의 조직검사는 어떻게 하나요?

 위내시경의 조직검사 방법과 동일해요. 바이옵시 포셉을 포셉 밸브에 넣어 필요한 부분에 대해 조직검사를 해요.

 바이옵시 포셉은 위내시경 검사 때와 같은 건가요?

 모양은 비슷하나 대장내시경의 길이가 더 길기 때문에 대장 바이옵시 포셉의 길이가 더 길어요(보통 위내시경 1,600mm, 대장내시경 2,300mm). 그리고 바이옵시 포셉을 벌렸을 때 위 바이옵시 포셉은 5~6mm, 대장 바이옵시 포셉은 7~8mm로 길이에서도 차이가 나요. 바이옵시 포셉으로 병변의 크기를 간접적으로 측정할 수도 있으니 포셉을 벌렸을 때의 길이를 미리 알아두면 유용하겠죠?

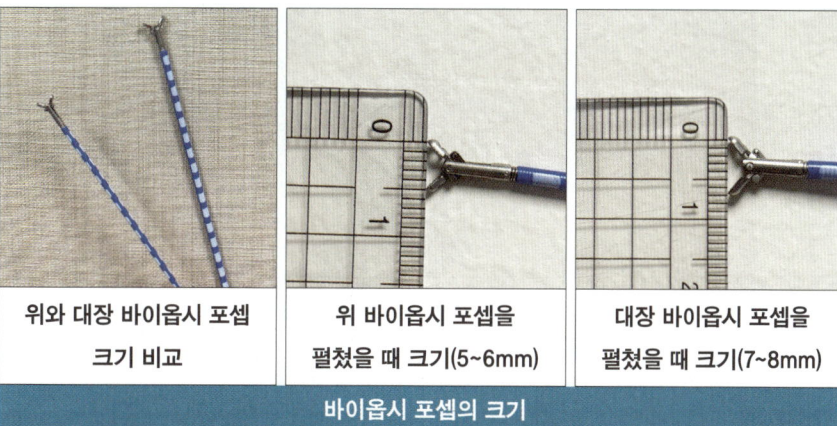

바이옵시 포셉의 크기

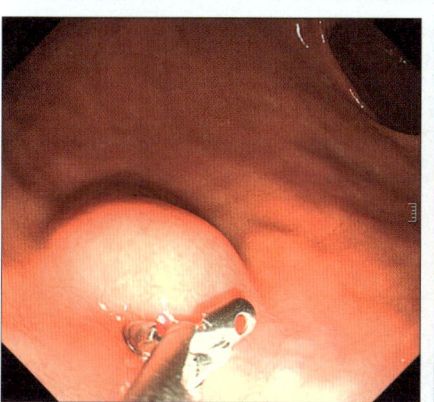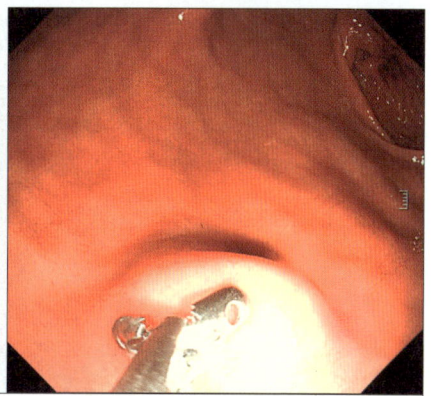

완전히 펼친 바이옵시 포셉(위내시경)으로 점막하 종양 크기 측정 시 대략 1cm정도로 판단

바이옵시 포셉으로 병변 크기 재기

대장내시경 검사에서 위내시경 바이옵시 포셉을 사용하게 되면 어떻게 되나요?

그런 경우에 바이옵시 포셉의 길이가 짧아서 조직까지 포셉이 닿지 않을 수 있어요. 그러면 위내시경 바이옵시 포셉을 빼고 다시 대장내시경용 포셉으로 교체하느라 검사 시간이 지체되겠죠? 저 또한 대장내시경 조직검사를 해야 할 때 위내시경의 바이옵시 포셉을 사용해서 당황했던 적이 있어요. 신규 간호사 때 많이 할 수 있는 실수이니 주의하도록 해요.

대장내시경에서 조직검사는 암이 의심될 때만 하는 건가요?

암 외에도 대장의 염증 및 자가면역질환, 세균, 바이러스 결핵균 등의 감염병 진단이나 작은 용종(5mm 이하)을 제거할 때도 바이옵시 포셉을 이용하여 조직검사를 시행해요.

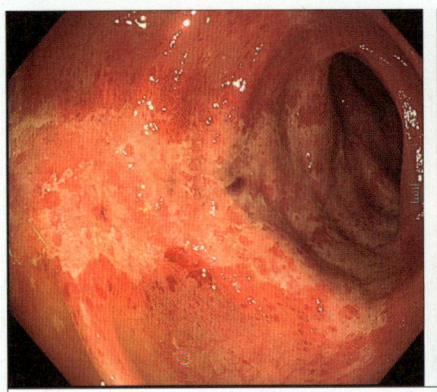
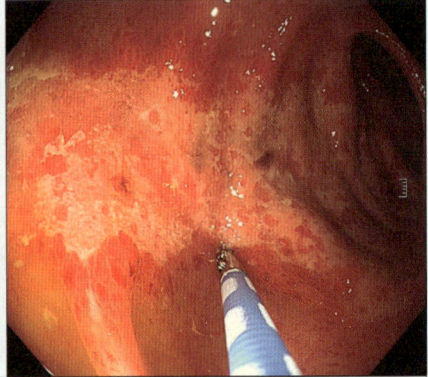

하행결장의 염증성 병변에서 조직검사 시행

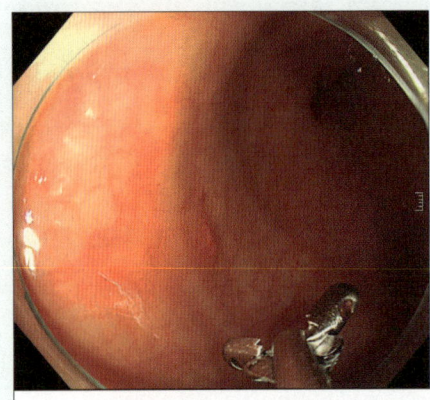
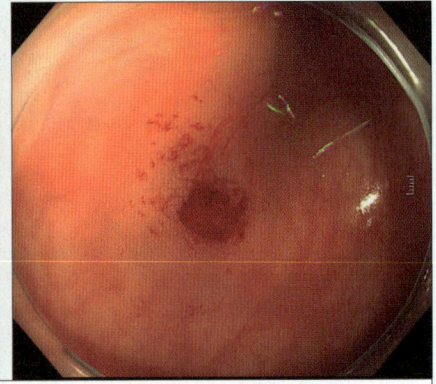

구불결장의 작은 용종을 바이옵시 포셉으로 조직검사 시행 및 제거

대장에서 조직검사를 시행하는 경우

 대장내시경 조직검사 후에 주의 사항이 있나요?

 대장내시경을 시행한 후에 드물게 장천공, 출혈, 복통 등의 합병증이 생길 수가 있어요. 조직 검사 시행 후 출혈이 있으면 혈변을 보고, 심하게 어지러우며, 맥박이 빨라지거나 식은땀이 나고, 심한 복부 통증이 있을 수 있죠. 이런 증상이 있을 때는 바로 응급실로 올 수 있도록 안내해야 해요.

 내시경 후에 천공, 출혈이 있을 수 있다니 검사 후 주의 사항 등을 자세히 안내해야겠네요.

 네, 맞아요. 대장내시경뿐만 아니라 모든 검사 후 주의 사항에 대한 안내 설명은 환자 또는 보호자에게 정확히 해줘야 해요.

3. 구불결장내시경 검사
(잔변감과 혈변이 있어요)

> **Case**

변을 봐도 시원하지 않은 잔변감과 혈변으로 소화기내과 외래에 내원한 60세 남자 환자. 대장내시경이 처방되었는데 환자는 무조건 당일에 검사를 받기를 원하는 상황이다. 이런 경우 어떻게 해야 할까?

이 환자는 어떤 검사를 할 수 있을까요?

이런 상황이라면 구불결장내시경 검사를 먼저 시행해 볼 수 있어요. 장을 비우고 대장내시경으로 장 전체를 관찰하면 좋겠지만, 미리 장 정결이 되지 않은 상태로 당일 대장내시경 검사는 어려워요. 환자는 잔변감과 혈변으로 직장에 병변이 있는 것으로 의심되므로 구불결장내시경 검사를 우선 해보도록 하고 필요시 대장내시경을 추가로 시행하기도 해요.

대장내시경과 구불결장내시경 검사는 무슨 차이가 있는지 궁금해요.

그림을 보면서 설명해 줄게요. 대장내시경은 연두색으로 표시된 대장 끝까지 내시경 Scope를 진입시켜 관찰하지만, 구불결장내시경은 파란색 부위까지 Scope를 진입시켜 관찰해요.

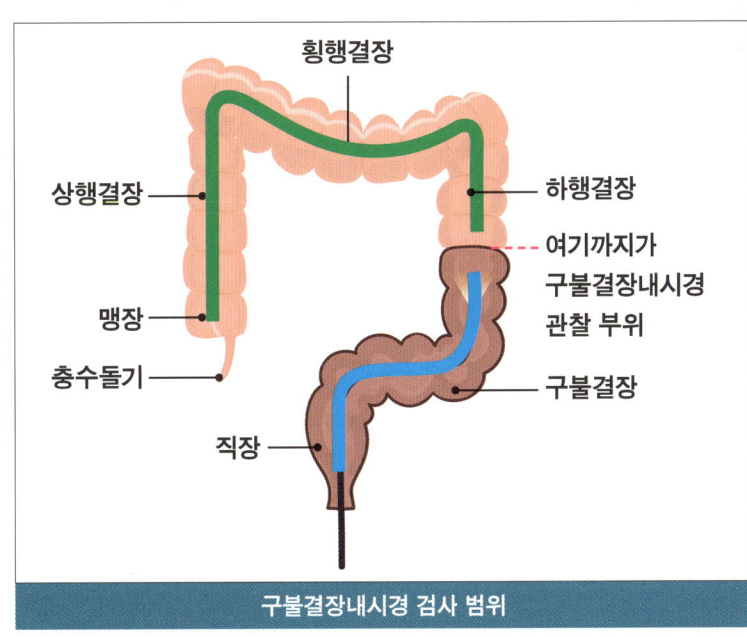

구불결장내시경 검사 전에 준비 사항이 있나요?

 구불결장내시경은 대장내시경과 달리 장 정결이 필요하지 않아요. 응급으로 시행하는 구불결장내시경 검사는 금식과 상관없이 진행하기도 하지만, 미리 예약하고 시행하는 구불결장내시경 검사는 8시간 정도 금식을 하도록 환자에게 설명하기도 해요.

그리고 검사를 위해 병원에 내원하여 검사 전에 관장을 시행해서 대변을 보게 한 후 검사를 하게 돼요. 모든 내시경 검사와 마찬가지로 시야 확보를 위해 공기를 넣음으로써 관찰할 수 있는 시야를 좋게 하여 검사를 시행하고 필요시 조직생검 및 용종 제거를 시행할 수 있어요. 검사 소요 시간은 보통 10~20분이에요.

 구불결장내시경 검사는 대장내시경 검사를 할 수 없을 때 하는 건가요?

 다음은 구불결장내시경 검사의 적응증이에요. 어떤 때에 구불결장내시경 검사를 하는지 알아보도록 해요.

①장염이 심한 경우(불분명한 원인의 장기간 설사)

②출혈이 있거나 변에 혈액이 묻어나는 경우, 선홍색의 항문 출혈이 있는 경우, 항문 이외의 곳(직장, 구불결장)에서 발생한 출혈을 확인하려는 경우

③대장내시경이 필요하지만 고령, 전신 상태 불량 등으로 장 정결제 복용이 어렵거나 대장내시경이 위험할 수 있다고 판단되는 경우

④변비이거나 변의 굵기가 가늘어진 경우, 하복부 통증이 있어 암이 의심되는 경우

⑤대장내시경 검사를 꺼려하는 경우

⑥직장, 구불결장의 부분에서 용종 및 종양 제거 후 추적검사를 시행하는 경우

⑦염증성 대장염의 병변의 진단 및 재발 확인 등을 위해 추적검사를 시행하는 경우

 여러 상황에서 구불결장내시경을 할 수 있군요. 그러면 왜 구불결장내시경 검사가 대장암 또는 염증성 장질환이 의심될 때 우선 해볼 수 있는 검사인지도 알고 싶어요.

 구불결장내시경 검사는 대장의 1/3 정도만 관찰할 수 있지만, 대장암 또는 전암성 병변은 70~80%가 전체 대장 중 주로 직장이나 구불결장 부위에서 발견돼요. 또한 궤양성 대장염과 같은 염증성 장질환의 절반 이상이 대장 하부의 1/3 부위에서 관찰된다고 해요. 따라서 검사 준비 진행이 빠른 구불결장내시경 검사로 질병의 조기 진단이 가능하답니다.

구불결장내시경 검사 후의 주의 사항이 있나요?

 검사 후 약간의 출혈이 있을 수 있으므로 환자에게 미리 설명하여 당황하지 않도록 해야 해요. 보통은 곧 지혈되지만, 출혈이 지속되면 병원에 내원하도록 안내해야 하죠. 구불결장내시경 검사 시행으로 큰 합병증은 거의 발생되지 않지만, 천공, 복부팽만, 비정상적인 통증, 점액 혹은 농성 분비물이 있을 수 있으니 잘 관찰해야 해요.

Case

몇 주 동안 피와 점액이 섞인 무른 변과 피고름 같은 대변을 본 것을 주 호소로 병원에 내원한 25세 여자 환자. 어떤 질환이 의심되며 어떤 검사를 해야 할까?

 나이가 젊은 환자예요. 대변 양상이 정상적이지 않아 보여요. 어떤 검사를 할 수 있을까요?

 궤양성 대장염(Ulcerative Colitis, UC) 또는 크론병(Crohn's Disease, CD)과 같이 만성 염증성 장질환 여부를 확인해야 할 것 같아요. 이러한 경우도 구불결장내시경 검사를 우선적으로 해볼 수 있어요. 특히 궤양성대장염은 대개 직장에서 시작하여 대장 상부로 연속적으로 침범하므로 구불결장내시경 검사는 초기 진단에 도움이 많이 돼요.

 궤양성 대장염과 크론병에 대해 많이 들어봤어요. 복통과 설사, 혈변 등 증상이 비슷하던데 어떻게 구분하죠?

 맞아요. 염증성 장질환은 임상 소견, 피검사, 내시경 소견, 조직검사 등을 종합적으로 판단하여 진단을 내려야 해서 진단과 구분이 쉽지 않아요. 하지만 내시경 검사에서 보이는 육안적인 염증 상태 모양과 발생되는 호발 부위에 따라서 궤양성 대장염과 크론병을 구분할 수 있어요.

 내시경으로 봤을 때 궤양성 대장염은 어떻게 생겼는지 궁금해요.

 궤양성 대장염은 대장의 점막 또는 점막하층에 만성적인 염증과 궤양이 반복해서 생기는 질환이에요. 직장에서 시작되어 점차 대장 안쪽으로 진행하며 대장에만 국한되어 발생되는 것이 특징이에요. 그래서 다음의 내시경 사진을 보면 염증이 연속적으로 분포를 보이고 있죠. 감염성 장염과 헷갈리지만, 궤양성 대장염은 자주 재발하고 만성적으로 진행해요.

· 궤양성 대장염의 내시경 소견
 : 직장에서 구불결장까지 연속적으로 발적과 부종의 염증이 관찰됨

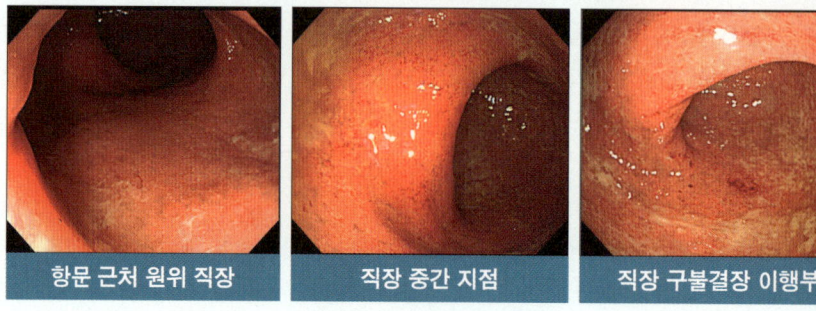

항문 근처 원위 직장 | 직장 중간 지점 | 직장 구불결장 이행부

그러면 내시경으로 봤을 때, 크론병은 궤양성 대장염과 다르게 보이나요?

크론병은 염증이 장의 점막에 국한되지 않고 점막층, 점막하층, 근육층 등 전 층을 침범하여 병변이 군데군데 발생하는 경우도 많아요. 그래서 종주 궤양(Longitudinal ulcer), 조약돌 점막 모양(Cobblestone appearance), 건너뛰기 병변(Skipped lesion), 치루 등의 병변이 특징적으로 관찰될 수 있어요.

· 크론병의 내시경 소견
 : 직장은 구불결장에 비해서 상대적으로 정상 점막이 관찰되고 구불결장과 하행결장까지 이어지는 종주 궤양과 조약돌 점막 모양의 병변이 보임

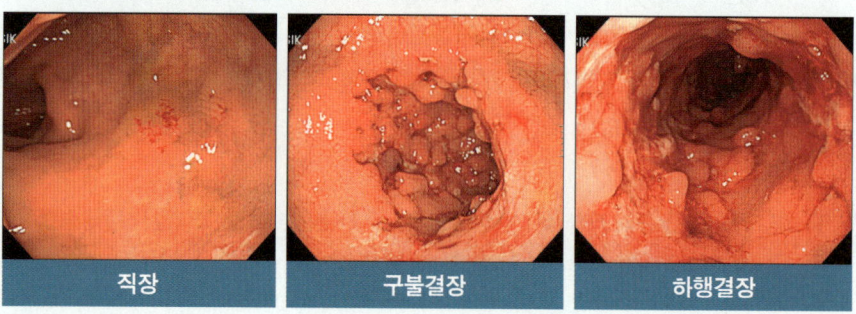

직장 | 구불결장 | 하행결장

➕ 한 걸음 더 궤양성 대장염과 크론병

궤양성 대장염은 직장에서 시작하여 대장에만 염증이 발생하는 것이 특징이에요. 하지만 크론병은 입에서 항문에 이르기까지 소화관 전체에서 발생하고 염증 부위가 여러 군데에서 떨어져 발생할 수 있어요. 그래서 대장에서 크론병을 발견하면 위 침범 여부를 확인하기 위해서 위내시경을 시행하기도 해요. 또한 크론병은 소장과 대장이 만나는 말단 회장 부위에서 발생하는 경우가 흔해서 대장내시경을 통한 조직검사를 통해서 결핵, 베쳇트 장염, 감염성 장염 등의 감별이 필요해요.

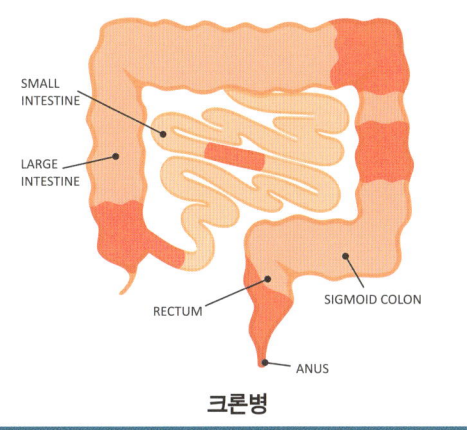
크론병

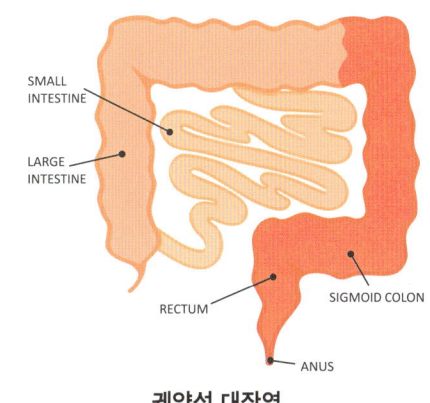
궤양성 대장염

질환별 호발 부위

구분	크론병(Crohn's disease)	궤양성 대장염(Ulcerative colitis)
발생 부위	· 장관벽 전체의 염증 및 궤양 · 소화기관(입부터 항문까지) 어디에서나 발생 가능하며 염증이 연속적이지 않고 위장관 전체에 흩어져 생길 수 있음(Skipped lesion) · 회장 말단부가 가장 흔한 침범 부위임	· 대장 점막과 점막하층에 국한된 염증과 궤양 · 주로 대장에 발생하는데, 보통 직장에서 시작하여 대장 안쪽으로 지속적인 병변(Continuous, Not skipped lesion)이 보임
발생률 (국내)	· 대부분 20~30대의 젊은 환자 · 남성 환자가 여성 환자보다 2~3배 많음	· 다양한 연령층에서 발병하고 보통 20~50세에서 많이 발생 · 남자 환자와 여성 환자 비율이 거의 동일
임상증상	· 복통, 설사, 구역·구토, 발열, 혈변 등 · 설사와 복통 및 체중감소가 가장 흔한 초기 증상	· 복통, 설사, 구역·구토, 발열, 혈변 등 · 설사와 혈변이 가장 빈번한 증상
합병증	· 환자 30%에게서 항문 주위 병변(치루, 치혈 및 농양 등)이 발생 · 협착, 폐색, 누관 형성 및 농양 등이 발생함 · 대장암 발생 위험 증가	· 환자 3%에게서 장 천공 또는 독성 거대 결장 등이 발생함 · 크론병과 합병증이 비슷하지만, 협착은 드물고 누공은 생길 수 있음 · 대장암 발생 위험 증가

4 소장 내시경과 캡슐 내시경 검사
(소장출혈이 있던 환자가 다시 혈변을 봐요)

Case 소장 내시경

1년 전에 검은 변을 봐서 소장 내시경 검사를 통해 근위 공장(Jejuneum)에 모세혈관이 확장된 것을 발견하여 전기 소작술을 시행한 병력이 있는 72세 여자 환자. 이후 큰 문제 없이 지내다가 내원 3일 전부터 검은 대변을 지속적으로 봐서 소화기내과에 내원하였다. 위내시경과 대장내시경 및 복부 컴퓨터단층촬영에서는 이상소견이 보이지 않았다. 어떤 검사를 해야 할까?

선생님, 케이스와 같은 환자에게는 어떤 검사를 할 수 있을까요?

상부 위장관과 대장에서 출혈 병소가 발견되지 않았고 이전에 소장 질환이 있었기 때문에 소장 질환을 의심할 수 있겠네요. 이런 경우 소장 내시경 검사(Small bowel enteroscopy)를 시행해요.

소장 내시경 검사는 위내시경과 동일하게 Scope를 입으로 삽입하나요?

소장 내시경은 위내시경 Scope의 직경(9~10mm)과 비슷하지만 대장내시경 Scope의 길이(2,000mm)보다 더 길어요. 그래서 소장 내시경은 입으로도 삽입하여 소장을 관찰할 수 있지만, 항문으로 삽입해서 소장을 관찰할 수도 있어요.

어떨 때 입으로 삽입하고, 어떨 때는 항문으로 삽입해서 검사하는 건지 궁금해요.

복부 컴퓨터단층촬영이나 혈관 조영검사 등을 통해서 문제 되는 소장의 부위가 구강과 항문 중에서 어느 쪽에 더 가까운지를 확인한 후에 구강 또는 항문 중에 어느 쪽으로 내시경을 삽입할지를 결정하는 경우가 많아요.

그런데 소장 내시경의 길이는 2,000mm 정도라고 하셨는데, 소장 내시경 Scope로 긴 소장을 다 관찰할 수가 있나요?

 좋은 질문이군요. 소장은 음식물을 소화하고 흡수하는 곳으로 십이지장, 공장, 회장까지 이르는 기관이에요. 구불구불하며 펼쳤을 때 6~7m 길이로 길고 많이 구부러져 있어요. 대장과 위 사이에 깊숙이 위치해 있어 Scope 삽입이 쉽지는 않지만, 가늘고 유연한 긴 튜브를 넣어 풍선을 사용해 관찰할 소장의 부위를 접어가면서 진행하게 돼요.

➕ 한 걸음 더   소장 내시경으로 소장 전체를 확인했다는 간접적 표시 방법

소장 내시경을 대장을 통해서 소장으로 들어갈 수 있을 만큼 들어간 후 Clip으로 표시해요. 그리고 입으로 다시 소장 내시경을 들어가 Clip으로 표시해 놓은 부분까지 진입하여 확인한다면 소화기 전부를 확인했다고 볼 수 있죠.

✔ TIP   소장 내시경 검사 시 필요한 기구(준비 사항)

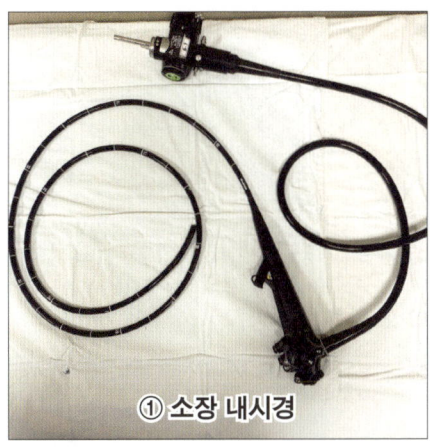

① 소장 내시경

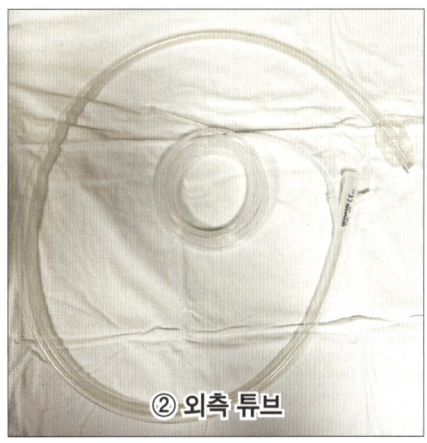

② 외측 튜브

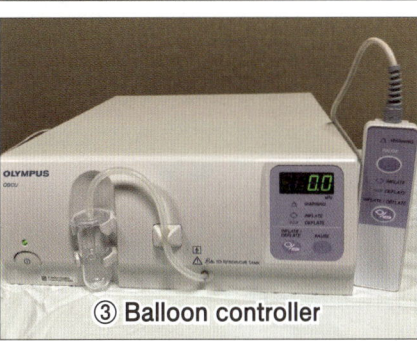

③ Balloon controller

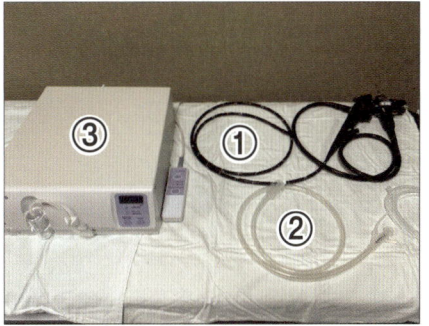

소장 내시경은 길고 유연해서 Scope를 다루기 쉽지 않을 것 같아요.

 맞아요. 소장은 구강과 항문에서 멀리 떨어져 있고 길이가 길고 많이 구부러져 있어서 소장 내시경의 진입이 어려워요. 그래서 소장을 고정할 수 있는 외측 튜브라는 특수 장치가 추가적으로 필요해요.

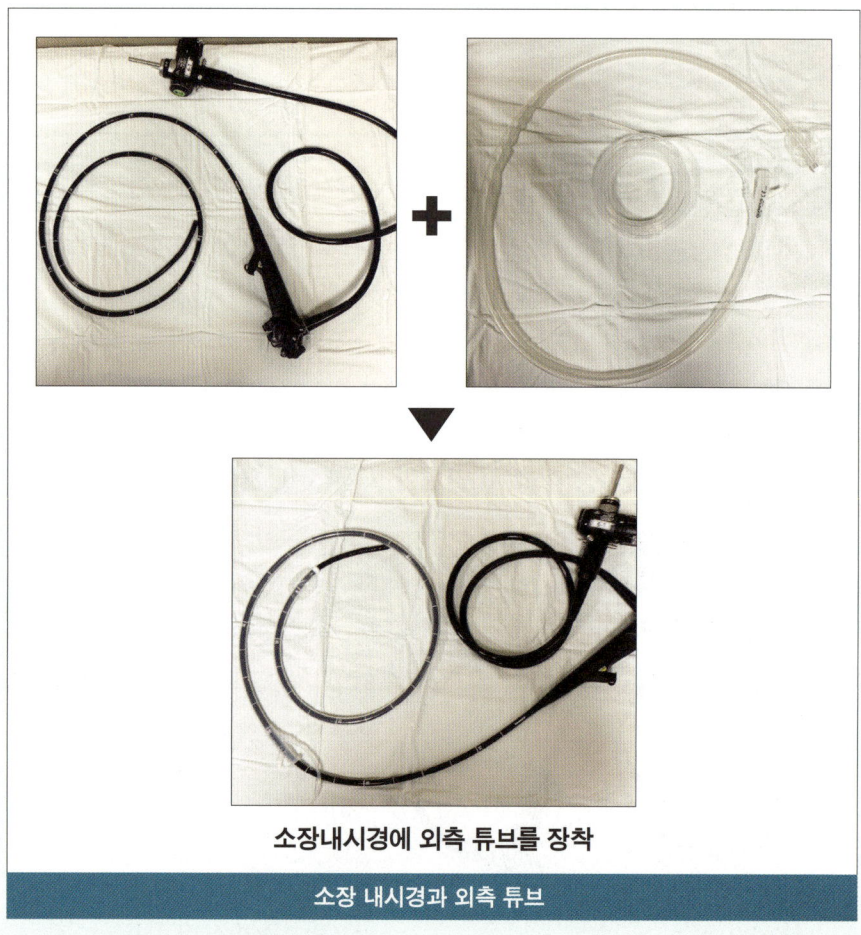

소장내시경에 외측 튜브를 장착

소장 내시경과 외측 튜브

 소장 내시경을 하지 못하는 경우도 있나요?

 소장 내시경의 금기증은 일반 위내시경이나 대장내시경의 금기증과 같아요. 그래서 환자가 검사를 동의하지 않거나 임상 상태가 매우 위중하거나 의식이 없어서 전혀 협조가 되지 않을 때 등에는 소장 내시경을 하지 않아요.

 그러면 소장 내시경은 보통 어떤 때에 시행하게 되나요?

원인 미상의 위장관 출혈일 때 소장 내시경 검사를 가장 많이 시행해요. 그 외 원인불명의 만성 복통이나 설사, 용종증이 의심되는 환자, 크론병, 소장의 협착이나 폐쇄, 방사선 검사나 캡슐 내시경에서의 이상소견, 소장 종양 등 대부분 소장 질환이 의심되는 경우에 소장 내시경 검사의 적응증이 될 수 있죠.

 소장 내시경으로 긴 소장을 관찰할 수 있어 소장 질환을 발견할 수 있겠네요.

 맞아요. 공기의 주입, 세척 등을 통해 병변을 자세히 관찰할 수 있어요. 그리고 통상적인 일반 내시경처럼 조작이 가능하고, 소장 내시경의 포셉 밸브를 통해서 대부분의 치료내시경에 사용되는 부속기구의 삽입이 가능해요. 대부분의 지혈술, 풍선확장술, 용종 절제술, 이물질제거 등 내시경 치료가 가능하다는 장점이 있어요.

 소장 내시경으로는 다양한 치료도 가능하군요. 반대로 소장 내시경 검사의 단점도 궁금해요.

 소장은 길이가 길고 고정이 되어 있지 않아서 일반적인 내시경에 비해 시술 시간이 길어서 환자는 고통을 더 호소하게 돼요. 앞서 말했듯이 소장 내시경은 외측 튜브(Overtube)를 내시경에 장착하여 삽입한 후 장착된 튜브의 풍선을 확장하여서 소장을 고정한 후에 소장을 접어가면서 내시경을 삽입하는 과정을 반복해요. 그래서 입을 통한 검사 시 구역, 인후두 불편감이 발생할 수 있고 항문을 통한 검사 시에도 불쾌감을 호소할 수 있어요. 또한 시술 시간이 긴 만큼 시술 중 공기의 과다 주입으로 복부팽만감, 폐쇄성 장마비의 악화를 초래할 수 있어요. 드물긴 하지만 외측 튜브를 밀어 넣는 과정에서 소장에 구멍이 나는 천공의 위험성도 주의해야 한답니다.

 풍선을 사용한다고요? 구체적으로 어떻게 검사가 진행되는지 알고 싶어요.

 다음 그림과 같이 풍선을 부풀려서 소장을 고정한 후 내시경을 당겨서 소장을 접어가면서 소장 안쪽으로 서서히 진행하면서 검사를 해요.

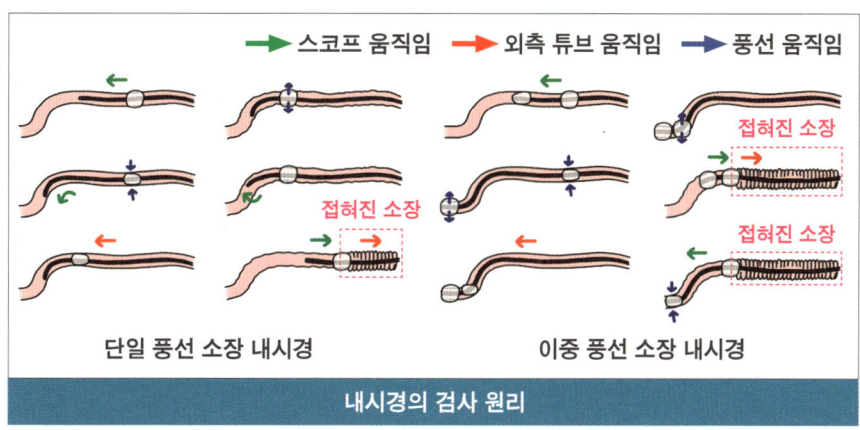

➕ 한 걸음 더   소장 내시경의 기본 작동 원리 및 시술 방법

➡️ 스코프 움직임   ➡️ 외측 튜브 움직임   ➡️ 풍선 움직임

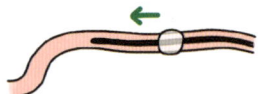 ① Scope를 외측 튜브에 삽입 후 1차적으로 진행 가능한 곳까지 삽입한다. 이후 풍선을 부풀린다.

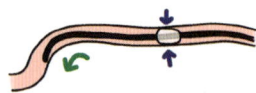 ② Scope를 적정 시점까지 진행 후 고리모양으로 선단을 최대한 구부린다. 이후 풍선을 수축시킨다.

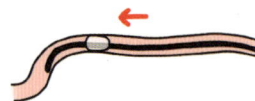 ③ 외측 튜브를 앞으로 진행시킨다.

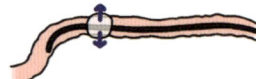 ④ 외측 튜브의 풍선을 고정시켜 위치를 고정한다.

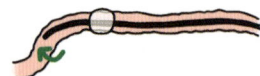 ⑤ Scope 선단의 고리 모양을 반듯이 편다.

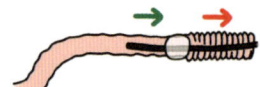 ⑥ Scope와 외측 튜브를 동시에 당긴다.

 소장 내시경은 소장 질환의 진단 및 치료에만 이용되나요?

 단축형 풍선 소장 내시경은 일반 소장 내시경(2,000mm)보다 길이(1,500mm)가 짧아요. 하지만 겸자 채널이 3.2mm로 일반 소장 내시경(2.2~2.8mm)보다 더 커서 담도 배액관이나 금속 스텐트까지 통과 가능하여 담도 배액관이나 스텐트 삽입술이 가능해요. 위장관 수술을 받은 환자는 십이지장 팽대부(Ampulla of vater)의 위치가 원래 위치보다 멀리 위치하는 경우가 있어서 그런 경우에도 길이가 긴 소장 내시경이 유용하게 이용될 수 있어요.

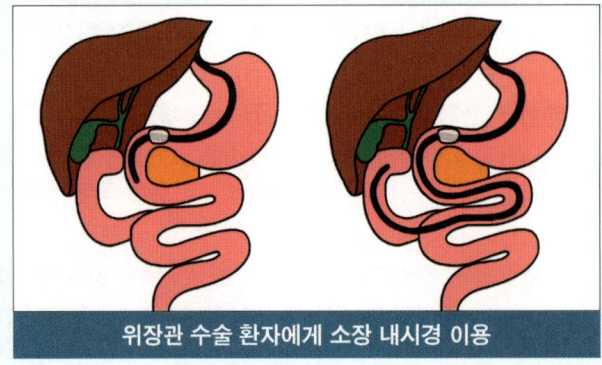

위장관 수술 환자에게 소장 내시경 이용

소장 내시경 검사도 일반 내시경 검사실에서 하나요?

 일반 내시경실에서 검사를 진행하기도 하지만, 원활하고 안전한 진입 과정을 확인하기 위해서 방사선 기계가 구비되어 있는 공간에서 검사를 시행하기도 해요. X-ray로 내시경의 위치를 확인하면서 검사를 진행하기도 하기 때문이죠.

➕ 한 걸음 더   X-ray로 소장 내시경의 위치 확인 가능

외측 튜브 선단부에 Radiopaque(방사선 비투과성: X-ray 등과 같은 방사선 물질의 통과를 막는 성질로 필름에는 하얗거나 밝게 보이는 부분) 표시가 되어 있어 X-ray하에서 효과적으로 위치 확인이 가능해요. 그래서 깊은 소장까지도 정확히 삽입할 수 있도록 확신을 줘요. 이 외측 튜브의 사용은 내시경을 삽입하는 길이의 단축에도 도움이 되지만, 이렇게 위치를 확인할 수가 있어 안전하고 편리하답니다.

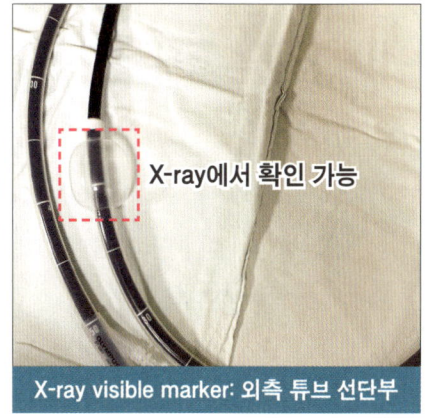

 소장 내시경 검사 전, 환자 준비는 어떻게 되나요?

 일반적인 내시경 검사 전의 준비와 동일해요. 소장 내시경을 입으로 삽입한다면 위내시경 검사 전과 동일하게 금식하고, 항문으로 삽입할 때는 대장내시경 검사 전과 같이 장 정결제를 복용하여 장을 비우고 검사를 시행해야 하죠. 과거력 및 항응고제 및 항혈전제 복용에 대해 확인하고, 검사 전 의사와 상담해서 필요시 복용 및 중단을 하도록 해요.

 소장 내시경 검사 시간은 길다고 하셨는데, 보통 얼마나 걸리나요?

 검사 소요 시간은 평균 123분 정도라는 연구가 있어요. 일반적으로 위·대장내시경보다 검사 시간이 더 길고 불편할 수 있다는 점을 환자 및 보호자에게 미리 설명하도록 해요. 모든 검사 전 시술에 대한 설명 및 동의서 작성은 기본이며 환자에게 정맥주사 라인 확보도 기본적인 준비 전 사항이랍니다.

소장 내시경 검사 중의 간호 관리와 검사 후의 간호 관리에 대해 알고 싶어요.

 소장 내시경는 고난이도 시술이고 일반적인 내시경 검사에 비해서 시술 시간이 길기 때문에 검사 중에 환자 모니터링(활력징후, 환자 상태)을 지속해야 해요. 내시경을 삽입하는 방법 외에 검사 및 치료는 일반 내시경과 비슷해요. 또한 튜브를 삽입하면 구토가 일어나 구토 물질이 폐로 흡인될 수도 있으니 유의해야 하고, 소장이 유착된 상태에서 무리하게 튜브가 진입하게 되면 천공이 발생할 수 있으니 환자 상태를 잘 살피는 것이 중요해요. 검사 후에 귀가 시 환자에게 안내하는 사항은 위·대장내시경 검사와 일반적으로 비슷해요.

Case 캡슐 내시경

1주 전부터 혈변이 발생한 34세 여자 환자. 타 병원에서 위내시경과 대장내시경을 받았고 적혈구 스캔과 복부 혈관조영술을 시행하였다. 검사에서 특별한 출혈 병변을 발견하지 못한 채 증상이 지속되어 본원의 소화기내과에 내원하였다. 어떻게 할까?

 이 환자도 원인 모를 위장관 출혈이 있어요. 그러면 소장 내시경을 해야 하는 상황인가요?

 소장 내시경으로 소장 질환을 찾아보는 것도 좋지만, 진단 목적으로만 소장을 검사한다면 캡슐 내시경(Capsule Endoscopy, CE) 검사를 시행할 수도 있어요.

 캡슐 내시경은 어떤 검사인가요? 생소한 내시경 방법인 것 같아요.

 내시경 기기를 무선화한 것으로 소형 카메라를 장착한 알약처럼 생긴 작은 캡슐을 환자가 입으로 삼켜 캡슐이 위에서부터 소장을 거쳐 대장 아래로 이동하면서 위장관 내부를 관찰하며 검사하는 방법이에요. 체외에서 무선 영상 장치에 영상을 수신하여 컴퓨터로 전송하여 위장관(대부분 소장) 병변 유무를 확인해요.

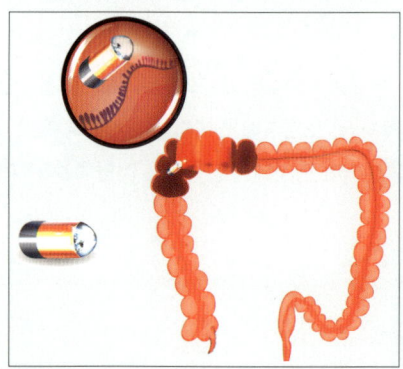 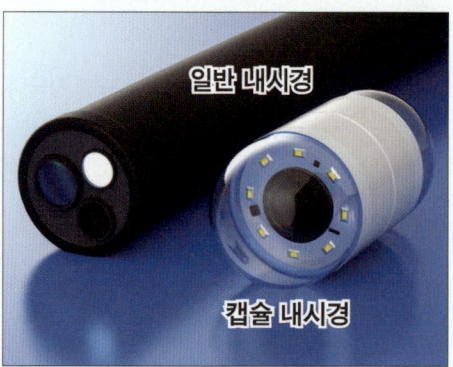

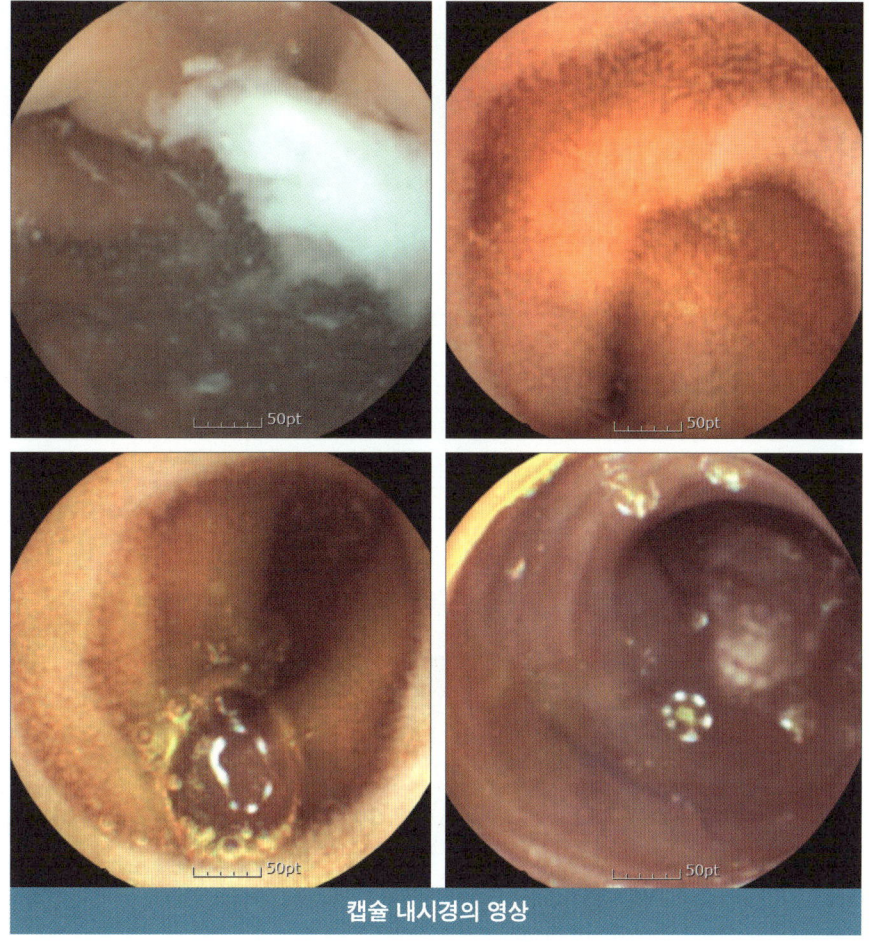

캡슐 내시경의 영상

캡슐 내시경은 알약처럼 생긴 캡슐을 삼키기만 하면 되니 환자는 검사하는 과정에서 크게 힘들지 않을 것 같아요.

맞아요. 캡슐 내시경은 일반 내시경 검사 시 공기 주입으로 인한 복통 및 복부 팽만감과 같은 불편함 없이 환자에게 소장의 내부 영상을 얻을 수 있는 유용한 검사예요. 하지만 무작위로 촬영된 영상을 분석하여 진단해야 하며 병변을 찾았을 때 즉시 조직검사나 치료 내시경과 같은 시술을 할 수가 없어요. 또한 병변의 위치를 정확히 표시할 수 없다는 제한점이 있어요.

그러면 캡슐 내시경은 어떤 경우에 검사를 시행하나요?

임상적으로 소장 질환이 의심되는 경우에 이용해요. 캡슐 내시경 검사는 위장관 출혈 환자에게서 일반적인 진단법으로 원인을 찾지 못한 경우에 가장 흔히 시행돼요. 그 외에 용종증, 흡수 장애, 염증성 장질환, 소장의 종양성 병변 등의 진단에 이용되기도 해요.

모든 환자가 캡슐 내시경을 할 수 있지는 않을 것 같아요. 캡슐 내시경의 금기증은 어떻게 되는지 궁금해요.

 소화관 폐쇄, 협착, 누공 등이 진단되거나 의심되는 경우와 연하곤란으로 캡슐을 삼키지 못하는 경우에는 시행하지 않아요. 그 외 임신 중이거나 심박동기 또는 제세동기 등 몸속에 전자기기를 삽입한 경우, Zenker 게실, 장의 가성 폐쇄 등도 금기에 해당돼요.

➕ 한 걸음 더 Zenker 게실

Zenker 게실(Zenker's diverticulum)은 식도 내압 상승으로 발생한 식도 게실이에요. 윤상이두근(Cricopharyngeal muscle) 상방에 위치하고 주머니(Pouch)가 뒤쪽으로 향하여 캡슐을 삼켰을 때, 게실로 넘어갈 수 있기 때문에 캡슐 내시경은 금기예요.

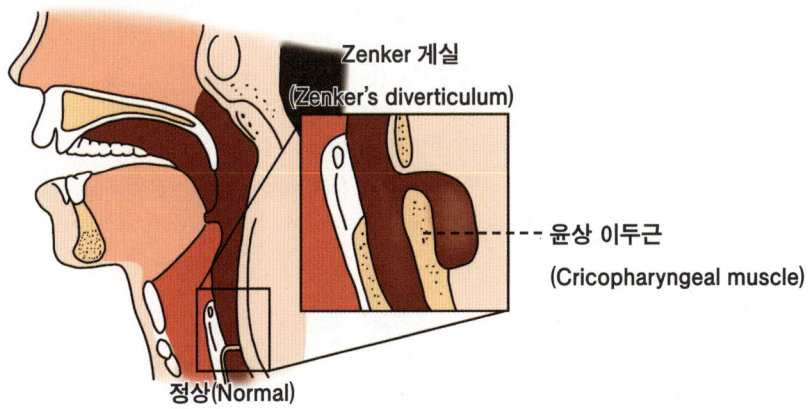

 캡슐 내시경 검사 전, 환자 준비는 어떻게 하나요?

 캡슐 내시경의 금기증 여부와 예정된 MRI 검사는 없는지 확인해요. 캡슐 내시경은 세척이나 흡인 기능이 없지만, 위장관 내부를 잘 관찰할 수 있도록 적절한 전처치가 필요해요. 검사 3일 전부터 철분제 복용을 중단하고 소화가 잘되지 않는 음식은 먹지 않도록 해요. 그리고 일반적으로 12시간 금식을 권고하고 있어요. 또한 장운동을 억제하는 진경제, 마약계열은 피하도록 설명해요. 장 정결의 필요성은 논란이 있기는 하지만, 장 정결 용액을 복용할 경우에는 검사 전날에 2~4L를 마시게 하고 검사 당일에 기포제거제(가소콜®)를 복용하도록 해요.

예정된 MRI 검사가 없는지는 왜 확인해야 하나요?

 검사 중에 컴퓨터, 라디오, 휴대폰 사용은 해도 되지만, 강력한 자기장이 있는 MRI 검사실이나 라디오 송신탑 등의 장소나 사용 주파수가 비슷한 HAM 라디오 사용은 피해야 해요. 자기장의 영향을 받아서 장천공의 위험이 있기 때문이죠.

 그렇군요. 캡슐 내시경은 어떻게 진행되는지도 궁금해요.

 먼저 컴퓨터에 환자 정보를 입력하고 휴대용 저장장치를 컴퓨터에 연결하여 초기화하고, 복부에 이미지 저장장치 및 센서 벨트(캡슐의 신호를 감지)를 장착해요. 캡슐을 소량의 물과 함께 삼키고 삼킨 시간을 기록하면서 검사가 시작돼요. 검사 2시간부터는 음료 섭취가 가능하고 검사 4시간부터는 간단한 식사가 가능해요. 대개 12시간 후에 검사가 종료되고 환자는 장착한 이미지 저장장치 및 센서 벨트를 분리하고 검사는 마무리돼요.

 검사를 하는 중에도 식사가 가능하군요. 몸 안에 들어간 캡슐은 어떻게 되나요?

 캡슐 내시경은 보통 24~72시간 이내에 대변에 섞여 몸 밖으로 배출돼요. 캡슐은 1회용으로 다시 사용하지 않아요. 만약 캡슐 배출이 확인되지 않는다면 X-ray 검사를 통해 확인할 수 있어요. 2주 이상 위장관에 남아 있으면 캡슐 잔류(Capsule retention)라고 하는데 이런 경우는 1~2%가 보고되었고, 간혹 수술적 제거가 필요하기도 해요.

5 내시경 역행 담췌관 조영술 검사
(얼굴이 노랗고 소변이 갈색이에요)

Case

간헐적인 명치 통증과 소화불량을 호소하는 65세 남자 환자. 얼마 전 위내시경을 시행했으나 위염 외에 특이소견 보이지 않았다고 한다. 3일 전부터는 소변이 갈색으로 변하고 얼굴이 노래져서 타 병원에 방문하여 시행한 피검사에서 간수치가 이상이 있고 복부 컴퓨터단층촬영에서 총담관과 간내 담도가 확장되었음이 확인되어 본원 소화기내과에 의뢰되었다. 어떤 검사가 필요할까?

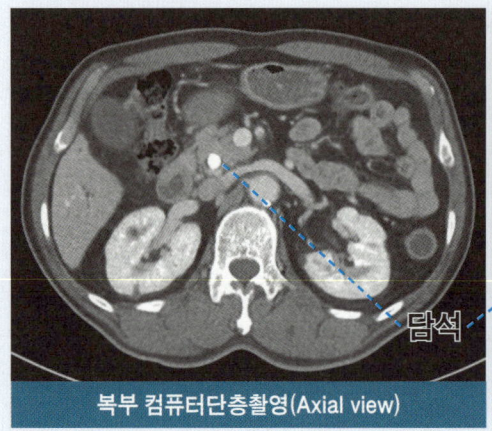

복부 컴퓨터단층촬영(Axial view)   복부 컴퓨터단층촬영(Coronal view)

 선생님, 이 환자에게는 어떤 검사를 할 수 있을까요?

 총담관 간내 담도가 확장되어 있는 걸 보니 담도가 협착되었거나 담도 어느 부분이 돌이나 암과 같은 덩어리로 막혀서 담즙 배설이 되지 않아 확장된 것으로 의심이 돼요. 이럴 때는 내시경 역행 담췌관 조영술(Endoscopic Retrograde CholangioPancreatography, ERCP) 검사를 해요. 하지만 담도 확장은 보이지만 담석이나 암이 명확하게 보이지 않을 경우에는 자기공명 담췌관조영술(Magnetic Resonance CholangioPancreatography, MRCP)로 병변을 한 번 더 확인한 후 내시경 역행 담췌관 조영술을 시행해요.

담도가 확장된 것은 영상 검사로 어떻게 확인되나요?

총담관 직경을 잰 길이가 12.04mm라고 적혀 있어요. 총담관의 평균 직경은 4.1mm이고 보편적으로 7mm 이상 늘어난 경우를 담관 확장으로 정의하고 있어요. 그래서 이 환자는 복부 컴퓨터단층촬영 소견으로 담도가 확장되었다고 할 수 있죠.

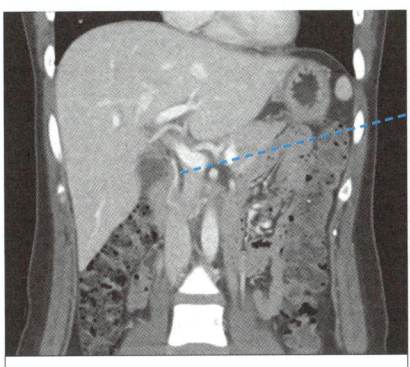
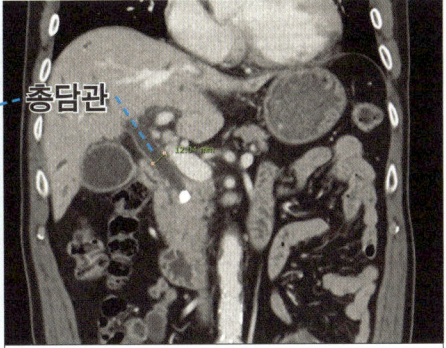

정상 총담관 | 확장된 총담관(12.04mm)

복부 컴퓨터단층촬영(Coronal view)

내시경 역행 담췌관 조영술은 조영술 검사인가요? 내시경 검사인가요?

내시경을 이용하여 담관과 췌관에 조영제를 주입하고 X-ray를 이용해 담관과 췌관의 형태를 확인하는 검사예요. 내시경 역행 담췌관 조영술을 하면서 조직검사나 솔질세포검사(Brush cytology) 등으로 병리학적 검사도 할 수 있어요. 검사의 목적으로도 사용하지만 담석 제거나 담도 배액 등 주로 치료적인 목적으로 많이 사용해요.

이름도 길고 어렵네요. 어떻게 하는 검사인지 궁금해요.

내시경으로 위를 통해 십이지장까지 삽입하여 십이지장 유두부(Ampulla Of Vater, AOV), 곧 담관과 췌관의 입구라는 작은 구멍을 통해 도관을 삽입하여 담관과 췌관을 확인할 수 있어요. 담관과 췌관에 도관을 삽입하여 조영제를 주입한 후 연속해서 X-ray로 촬영하여 담췌관의 구조적 이상을 관찰하죠. 담즙과 췌장액이 나오는 출구를 통해서 들어가기 때문에 역행이라는 명칭이 붙었어요.

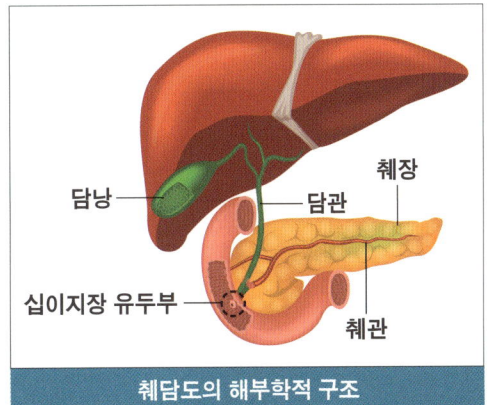

췌담도의 해부학적 구조

그렇군요. 내시경 역행 담췌관 조영술은 언제 하는 검사인가요?

내시경 역행 담췌관 조영술은 진단과 치료를 동시에 할 수 있어요. 따라서 진단과 치료 목적으로 다음과 같은 경우에 검사를 시행해요. 진단 목적과 치료 목적의 적응증에 대해 알아보도록 해요.

진단 목적의 적응증	치료 목적의 적응증
①담관이 막혀 황달이 발생했을 때 ②복부 초음파나 CT에서 담관에 문제가 있을 때 ③담관 손상이 의심될 때 ④췌장 종양이 의심될 때 ⑤만성 췌장염의 진단 및 평가 시 ⑥유두부(Ampulla Of Vater, AOV)의 종양 및 협착이 의심될 때	①담관 결석의 제거 ②담관염의 치료를 위한 담액의 배액 ③담관암이나 췌장암, 전이암에 의한 담관 폐쇄의 치료 ④담관 수술 후의 합병증 치료 ⑤담석으로 인한 췌장염 치료 ⑥췌관의 결석 제거 ⑦췌장염이나 합병증에 의한 낭종이나 농양의 배액술

내시경 역행 담췌관 조영술 검사를 못 하기도 하나요?

위내시경 금기증과 비슷해요. 검사에 동의하지 않거나 인후나 식도 또는 위-십이지장 협착으로 내시경 통과가 힘들 때, 환자 상태 또는 활력징후가 상대적으로 불안정할 때 그리고 천공이 의심될 때는 검사가 어려워요. 내시경 역행 담췌관 조영술 검사는 내시경 검사 중에도 고위험검사(시술)로 구분되기 때문에 각별히 더 주의해야 해요.

- **ERCP 시행이 어려운 상황**
  ①심폐 기능이 불안정한 경우: 부정맥과 저산소혈증을 야기
  ②식도에 큰 게실이 있는 경우: 내시경 진입 시 천공 유발 가능
  ③상부 소화관 협착으로 내시경이 통과되지 않을 때
  ④혈액응고 장애 또는 출혈 가능성이 높을 때
  ⑤요오드(Iodine) 과민증이나 조영제 알레르기
  ⑥전신 상태 불량 또는 중증 감염증이 있으나 응급 검사가 필요하지 않을 때
  ⑦위 절제술

➕ 한 걸음 더   위 절제술 환자의 ERCP

위 절제술을 받은 환자 중에 수술 방법에 따라서 담도 삽관의 방향이 반대로 바뀌거나 수술 문합 부위가 심한 예각을 이루어서 측시경으로 ERCP 진행이 어려워요. 그렇기 때문에 위 절제술로 췌담도의 해부학적 변형이 발생한 환자인 경우에는 투명캡을 장착한 직시경 또는 소장 내시경을 이행하는 검사를 시행하기도 해요.

내시경 역행 담췌관 조영술 검사가 위·대장내시경과 다른 점은 무엇인가요?

내시경 역행 담췌관 조영술 검사는 렌즈가 선단부 옆에 달린 십이지장경(측시경)을 이용해요. 십이지장경을 십이지장 구부까지 진입시켜 담관과 췌관에 조영제를 주입하고 X-ray를 찍어 이를 판독하는 투시 조영술을 이용한다는 점이 가장 큰 특징이에요. 또한 X-ray 투시 장비 시스템을 갖춘 시술실에서 시행한다는 점도 달라요.

ERCP 시술실은 어떻게 생겼는지 궁금해요.

일반적인 내시경 검사실과 같은 구성으로 되어 있지만, 가장 중요한 장비로 X-ray 투시 장비 시스템이 있고 내시경 시스템은 위·대장내시경과 동일해요. 그 외 전기 소작기(ERBE사), 환자감시장치, 검사 시에 필요한 물품과 기구를 손쉽게 이용할 수 있는 선반이나 테이블, 투시 조영 및 내시경 모니터와 방사선 차단막이 있어요.

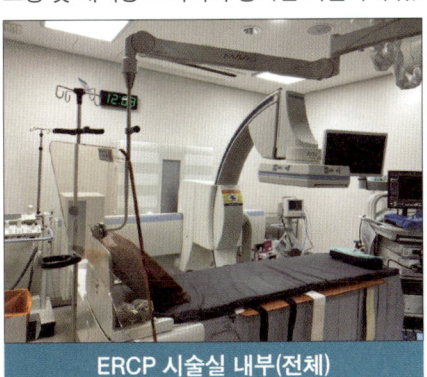
ERCP 시술실 내부(전체)

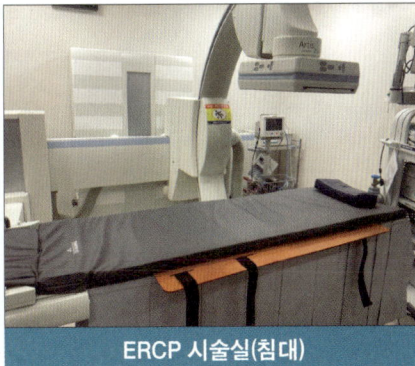
ERCP 시술실(침대)

방사선이요? 그러면 ERCP를 할 때 보호장비를 하고 있어야겠군요.

 방사선 기술을 병용하는 침습적 검사법으로 ERCP에 참여하는 의사, 간호사 및 보조자는 방사선에 필연적으로 노출돼요. 그렇기 때문에 방사선 피폭량을 최소화하기 위해서 방호가운(납가운)과 갑상선보호대, 방사선 방호안경(납고글)을 착용하도록 권고하고 있어요. 방사선 보호구를 착용하고 시술에 참여하는 경우에 피폭량은 매우 경미하므로 안심해도 돼요. 그래도 보호구 착용이 얼마나 중요한지 알겠죠?

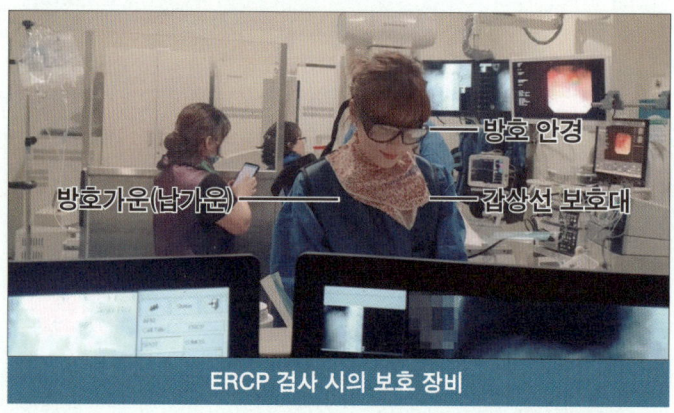

ERCP 검사 시의 보호 장비

 방호가운(납가운)을 입고 시술을 하려면 무겁겠네요. 선생님은 어떠셨어요?

 최근에는 납 재질의 가운과 동일한 방사선 차폐율을 가진 무납 방사선 차폐복이 보편화되었어요. 무게가 가볍고 부드러운 재질로 만들어져서 생각보다 무겁지는 않아요. 납재질의 방사선 차폐복보다 오래 사용할 수 있고 보관도 쉽도록 되어 있어요.

❗ 잠깐   방호가운(납가운) 보관 및 관리 방법

방사선 방호가운은 검사실 문밖 옆에 비치하여 검사 전 미리 입고 들어갈 수 있도록 해야 해요. 방호가운(납가운)은 접히거나 구겨지면 균열이 발생하여 방호 효과가 떨어질 수 있으므로 전용 보관 옷걸이에 접히지 않게 수직으로 보관해야 하고 1년에 한 번씩 상태 점검이 필요해요.

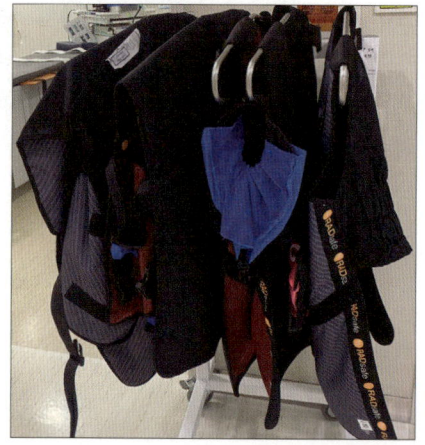

선생님, 외래 환자가 내시경 역행 담췌관 조영술 검사를 받는 것은 본 적이 없는 것 같아요.

 ERCP 검사는 일반적으로 증상이 심한 환자나 위중한 환자를 대상으로 검사를 많이 시행해요. 그래서 검사 또는 시술 후 여러 가지 합병증이나 부작용이 발생할 수 있기 때문에 검사 및 시술을 하게 되면 대부분 검사 전에 입원하여 정밀검사를 받는 것이 원칙이에요. 하지만 경우에 따라 입원하지 않고 병원에 내원하여 외래로 검사하고 충분히 환자 상태를 관찰한 후에 귀가시킬 수도 있어요.

 내시경 역행 담췌관 조영술의 합병증이나 부작용에는 어떤 것이 있나요?

 담췌관을 역행하여 검사하고 조영제를 주입하기 때문에 이로 인해 시술 후에 췌장염 또는 담관염이 발생할 수 있어요. 검사 또는 시술 중에 발생하는 저산소증과 저혈압, 출혈, 천공도 주의해야 해요. 그러므로 간호사는 검사 중에 환자를 모니터링하는 것이 굉장히 중요하답니다.

 ERCP는 일반 내시경과 달리 위험성이 많고 어려운 검사네요.

 맞아요. 내시경실에서 이루어지는 고위험 검사(시술) 중 하나로 앞서 말한 것과 같은 합병증도 있고, 일반적인 내시경보다 검사 과정도 어려운 부분이 있죠. 하지만 장점도 많이 있답니다.

 신규 간호사인 제가 보기에는 고위험 검사(시술)는 어렵기만 한 것 같은데 어떠한 장점이 있는지 궁금해요.

 내시경 역행 담췌관 조영술은 검사하면서 진단 및 시술이 가능해요. 그래서 수술 없이 내시경으로 담도나 담관에 있는 담석을 제거할 수 있어요. 마취가 필요 없어서 전신마취의 위험성을 피할 수 있고, 고령의 환자에게도 시술이 가능해요. 그리고 통증이 적고 회복이 빠르며 수술을 하지 않기 때문에 배에 절개 구멍 같은 수술 자국 흉터가 생길 걱정도 없죠. 위험성이 따르는 검사(시술)이기는 하지만 수술과 비교한다면 장점도 많이 있답니다.

 내시경 역행 담췌관 조영술 검사 시작 전에 간호사가 준비해야 할 것은 무엇인가요?

 기본적으로 진정 위내시경 검사 전과 동일하게 주사제(진정제 및 진통제, 진경제), 환자감시장치, 산소공급장치 등 준비 과정은 비슷해요. 하지만 검사받는 환자의 자세는 복와위로 가슴을 바닥으로 엎드리는 자세에서 머리는 우측 방향을 취하도록 해요. 또한 환자의 머리 쪽, 시술자의 오른편에서 시술대를 위치하게 하고 기구를 쉽게 다룰 수 있게 해요. 물론 검사에 필요한 부속기구를 미리 준비해 놔야 하죠. 이때 부속기구는 최대한 청결하게 멸균 상태로 준비해요.

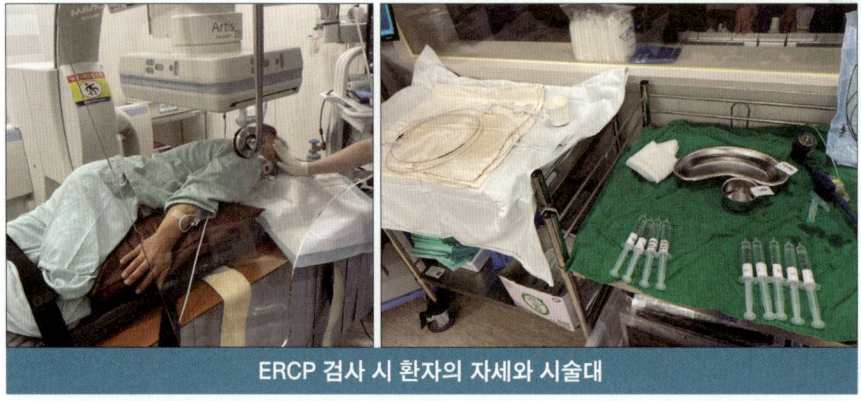

ERCP 검사 시 환자의 자세와 시술대

ERCP는 조영제를 주입해서 하는 검사라고 하셨는데, 조영제는 어떻게 주입하는지 궁금해요.

십이지장경을 유두부까지 삽입하면 내시경의 포셉 밸브에 도관을 삽입하여 담관과 췌관에 도관을 넣고 조영제를 주입해요. 이때 사용되는 조영제는 일반적인 정맥 주사용 혹은 요도 조영술용 등장성, 수용성 조영제예요. 병원마다 차이가 있을 수 있지만, 보통 상품화된 조영제를 증류수나 생리식염수로 희석해서 50~70%의 희석액을 사용해요.

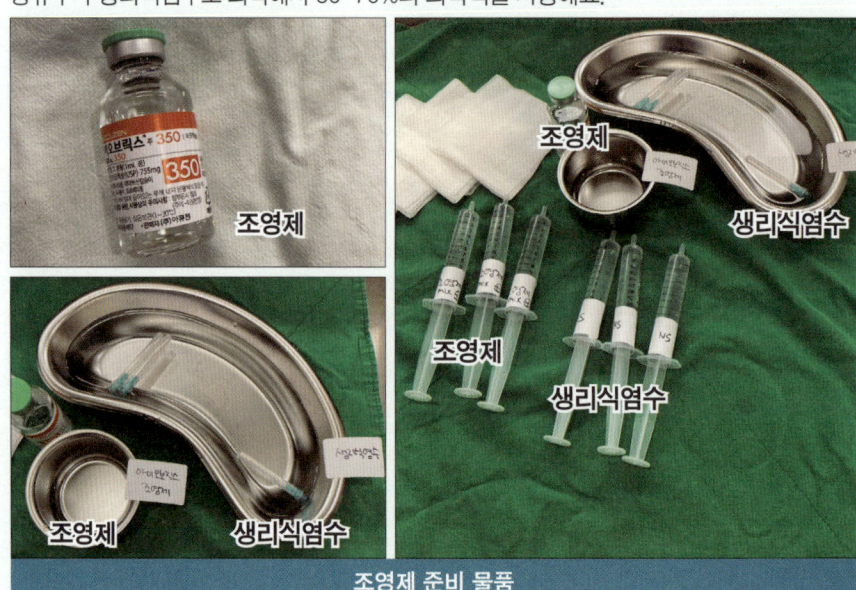

조영제 준비 물품

도관이요? 도관을 포함해서 ERCP에 사용되는 부속기구가 궁금해요.

 그러면 도관을 포함해서 ERCP 시 사용되는 부속기구(Accessory) 종류에 대해 알아보도록 해요. ERCP에는 대표적으로 도관(Catheter, Cannula), 유도선(Guide-wire), 괄약근 절개도(Papillotome, Sphincterotome), 바스켓(Basket), 풍선도관(Balloon) 등 여러 가지 기구가 사용돼요.

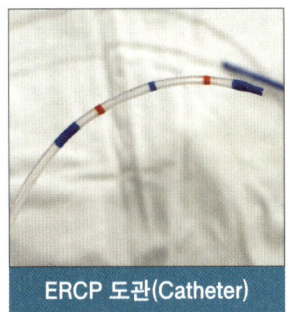
ERCP 도관(Catheter)

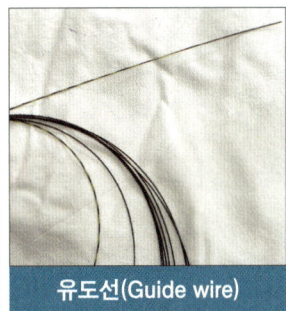
유도선(Guide wire)

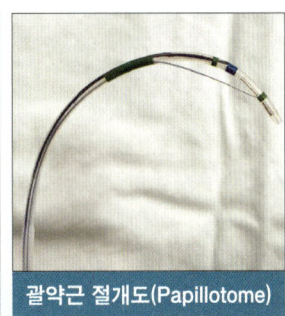
괄약근 절개도(Papillotome)

① ERCP 도관(Catheter)

도관은 담관 또는 췌관을 조영하여 관찰하는 데 주로 이용해요. 방법은 유도선을 삽입한 도관을 유두부 입구까지 진입시킨 후에 유도선을 담관 또는 췌관으로 진입시켜요. 그리고 도관이 유도선을 따라서 담관 또는 췌관에 진입하면 조영제를 주입해요. 일반적인 도관은 직경이 1.6~1.7mm이고 내부에 유도선이 통과되도록 되어 있어요. 말단부에는 방사선 투시 하에서 위치를 확인할 수 있도록 방사선 비투과성 마크가 있어요.

② 유도선(Guide-wire)

도관이나 절개도로 담관이나 췌관을 삽관한 후에 다른 종류의 기구로 교환할 때 사용해요. 또한 어려운 담관·췌관의 삽관을 돕거나 담관·췌관이 협착된 부위의 통과를 돕기 위해 사용하죠. 종류별로 직경은 각각 0.018, 0.025, 0.035, 0.038inch이고 유도선 앞 부분이 일자인 Straight형과 각도가 살짝 굽어진 Angle형이 있어요.

구분		특징
일자형 (Straight)		주로 많이 사용
곡선형 (Angle)		루프(Loop)를 형성하여 좁아진 협착 부위의 통과에 용이하고 진입 방향의 선택이 가능

③유두부 절개도(Papillotome)

유두 괄약근 절개술 시 사용돼요. 유도선이 삽입된 상태에서 사용하면 각도를 유지하면서 삽관술이 좀 더 용이하도록 하며 유도선의 진입과 동시에 조영제를 주입할 수 있어요. 모양에 따라서 당김형(Pull type), 밀기형(Push type), 침형(Needle type) 등이 있답니다.

구분	특징
당김형 (Pull type)	일반적으로 가장 많이 사용
밀기형 (Push type)	수술 등으로 정상 해부학적 구조와 반대 위치로 변한 경우에 사용
침형 (Needle type)	유두부 입구 진입에 실패한 경우, 유두부를 직접 절개(Pre-cut)하여 담관 입구를 노출시키기 위해 사용

선생님, ERCP 검사 중에 간호사는 무엇을 해야 할까요? 어떤 역할을 하는지 알려주세요.

①환자 감시

ERCP 검사 중에 환자의 의식 상태 및 활력징후를 계속해서 관찰해요. 만약 검사 중 환자가 많이 힘들어하는 모습이 보인다거나 활력징후에 변화가 있으면 시술자에게 즉시 얘기를 해줘야 해요.

②환자 간호

ERCP 검사는 보통 진정 상태에서 시행하기 때문에 적절한 진정 약물을 시술자 지시하에 투여해요. 다른 내시경 검사에 비해 검사 시간이 길기 때문에 비강캐뉼라(Nasal prong)를 통해 산소를 공급해요. 그리고 환자를 안심시키고 검사에 협조할 수 있도록 해야 해요.

③ 투약 간호

검사 중 환자의 의식 상태를 시술자에게 수시로 전달하면서 시술자의 지시하에 추가 진정 약물을 투여해요. 투여할 때는 시술자가 확인할 수 있게 반드시 주사 약물과 용량을 다시 한번 구두로 복창한 후에 투여해야 해요.

④ 부속기구(Accessory) 준비

ERCP에 사용되는 부속기구(Accessory)의 특성과 취급 방법을 정확히 숙지하고 있어야 해요. 시술자와 보조를 맞춰 내시경 모니터와 방사선 투시 모니터를 관찰하면서 각종 부속기구(Accessory)를 신속하고 정확하게 삽입/제거하고, 시술자 지시하에 조영제를 주입하죠. 또한 시술 중 삽관이 어렵거나 도관이나 유도선을 바꿔야 하는 상황에 대비하여 시술에 필요한 모든 부속기구(Accessory)는 미리 시술대에 준비해 놓고 상황에 따라서 시술자가 알맞게 사용할 수 있도록 전달해 준답니다.

✓ TIP ERCP 후 간호기록 작성 예시

시간	내용
13:30	이송요원 동반하에 스트레처카를 이용하여 ERCP 검사실로 도착함
13:35	보호자 동반 여부 및 틀니 제거, 귀금속 제거 확인함
13:37	V/S: 120/70-68-20-98% 측정됨. Dr. 손OO 확인함
13:40	X-ray 촬영 후 산소 2L/min 주입하에 ERCP 시작함. By Dr. 손OO (전반적인 시술 내용 작성: Catheter(도관) 이용하여 Cannulation(삽입) 시행함. 담도 내 조영제 주입하여 확인 후 Papillotome(절개도) 이용하여 EST(Endoscopy SphincTerotomy: 내시경적 괄약근 절개술) 시행함. By Dr. 손OO
13:50	ERCP 시술 종료함. By Dr. 손OO X-ray 촬영함. V/S: 110/75-84-18-96% 측정되며 환자 상태 양호함
14:10	이송요원 동반하에 스트레처카를 이용하여 병실로 이송함

한 걸음 더 ERCP 검사 전/후 간호 관리

검사 전	검사 후
- 금식(보통 검사 전 8시간 금식 필요) - 환자와 보호자에게 검사의 목적 및 필요성, 합병증에 대해 설명하고 동의서를 받음 - 환자의 혈액검사 결과 및 영상의학적 자료를 확인 (Pre-ERCP lab: CBC, Electrolyte, BUN/Cr, LFT, PT/aPTT, Amylase, Lipase, EKG, X-ray) - 정맥주사 라인 확보 - 조영제 등으로 과민 반응이 있을 수 있으므로 알레르기가 있는지 사전에 검사 - 귀금속 등 방사선 비투과 물질을 제거 - 여성의 경우는 브래지어 제거 필수 - 산소 공급 장치 준비 - 응급 상황을 대비하여 E-cart도 함께 준비 - 모니터링을 위한 장치를 환자에게 준비: 검사 전 V/S Check 필수! 산소 주입(비강캐뉼라) - 검사 전 인후두 점막의 국소 마취를 위해서 리도카인 분무, 진경제와 진정제 주사 - 환자는 검사 시 입에 마우스피스를 하고 복와위를 취한 후 고개는 우측	- 환자 상태 확인(의식 및 활력징후) - 검사 직후 X-ray 촬영으로 천공 유무 확인 - 검사 후 환자 상태 및 활력징후를 관찰하여 이상이 없다면 스트레처카(환자운반카)로 옮긴 후 병실로 이동 - 병실로 이동하여 시술 후 복통 및 발열, 출혈 체크 - 검사 4시간 후 출혈 및 췌장염 등의 확인을 위해서 (CBC, LFT, Amylase, Lipase 등) 혈액검사 시행 - 검사 후 6시간 이상 금식(물 복용 및 식사 처방은 반드시 담당 의료진의 지시를 따름) - 토혈, 하혈, 심한 복통, 발열, 호흡곤란, 흑색변이 발생하면 의료진에게 보고

ERCP 검사 후 환자와 보호자에게 설명해야 할 사항은 무엇인가요?

검사 중 공기 주입으로 검사 후 복부 팽만감 및 불편감이 있을 수 있지만, 시간이 지나면 자연스럽게 소실된다고 설명해요. 그리고 심한 복통이나 발열, 토혈, 하혈 및 흑색변이 있으면 바로 의료진에게 알리도록 하고, 연하통, 객혈, 호흡곤란 등을 관찰하고 가래를 심하게 뱉지 않아야 한다고도 안내해야 하죠.

혹시 담관·췌관 진단을 위해서 할 수 있는 다른 검사 방법은 없나요?

초기 진단 목적으로는 복부 컴퓨터단층촬영, 자기공명영상(Magnetic Resonance Imaging, MRI) 검사 및 내시경 초음파(Endoscopic UltraSonography, EUS) 등의 검사를 우선적으로 시행해요. 최근에는 내시경 역행 담췌관 조영술이 조직학적 진단이 필요한 경우와 치료 목적으로 주로 시행되고 있답니다.

Case

3개월 전 타 병원에서 양성 담관 협착으로 인한 담관 확장을 진단받은 70세 여자 환자. 진단 후 추적 관찰한 복부 초음파에서 담관 확장이 악화되어 본원 소화기내과로 의뢰되었다. 복부 컴퓨터단층촬영과 자기공명영상에서 담관벽 비후와 종괴가 관찰되었다. 어떻게 해야 할까?

선생님, 이런 케이스도 내시경 역행 담췌관 조영술(ERCP)을 하나요?

담관벽 비후와 종괴에 의한 담관 협착으로 담관 확장이 의심되네요. 종괴가 악성인지, 암 또는 다른 원인 때문인지를 규명하기 위해서 내시경 역행 담췌관 조영술을 통한 조직검사(생검) 및 세포솔질(세포진검사) 검사가 필요하겠네요.

조직검사(생검)와 세포솔질(세포진검사) 검사는 어떻게 하는 건가요?

조직검사는 방사선 투시하에 필요한 부분에 바이옵시 포셉을 이용하여 조직을 채취하고 세포솔질(세포진검사)은 브러시(Brush)라는 솔로 병변의 세포를 채취해요. 이렇게 채취한 조직은 검체통(포르말린통)에 넣고 세포는 슬라이드에 묻혀 바로 고정액(알코올)에 담그고 정확한 진단을 위해서 병리과에 의뢰해요. 이때 조직을 넣은 검체통이나 세포가 묻은 슬라이드를 넣은 알코올 통에 반드시 환자 이름, 생년월일, 병원등록번호가 기재된 환자 라벨 바코드를 붙여서 병리과에 검체를 접수하도록 해요. 이렇게 하여 다른 검사자와 조직이 바뀌지 않도록 주의해야 해요.

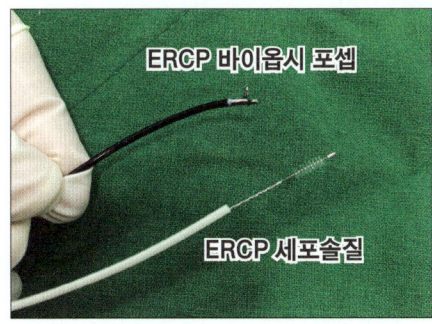
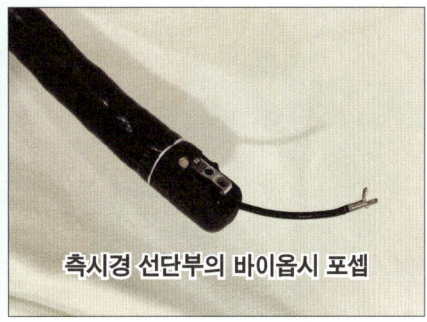

6 내시경 초음파 검사
(위에 풍선 모양의 종양이 있대요)

Case

건강검진으로 위내시경 검사를 한 45세 남자 환자. 검사 결과에 위상피하종양 의심 소견이 보인다고 정밀 검사를 위해서 소화기내과에 의뢰되었다. 어떻게 해야 할까?

선생님, 상피하종양이 뭔가요? 암인가요?

종양은 새롭게 비정상적으로 자라나는 덩어리로 양성 종양과 악성 종양(암)으로 구분돼요. 상피하종양(SubEpithelial Tumor, SET)은 점막하 종양(SubMucosal Tumor, SMT)과 혼용해서 쓰기도 해요. 그런데 점막하 종양은 점막하 층에만 종양이 있는 것으로 오해할 수 있어요. 하지만 위장관 벽의 상피하 모든 층에서 기원하는 병변, 위장관 외부의 정상적인 구조물 또는 비정상적인 병변이 위를 압박하여 위 내부가 돌출된 경우도 포함하는 의미로 위상피하종양이라는 표현이 더 적절하답니다.

➕ 한 걸음 더   위상피하병변의 발생 가능 부위

위벽은 점막층, 점막하층, 근육층, 장막층으로 이루어져 있어요. 점막은 상피(Surface epithelium), 고유판(Lamina propria), 점막근육판(Muscularis mucosae)으로 구성되어 있어요. 위상피하병변의 위치는 상피 이하 부위를 모두 포함해요. 다음 그림에서 보듯이 상피하종양(SubEpithelial Tumor, SET)은 점막고유층부터 장막층까지 모두에서 발생할 수 있어요.

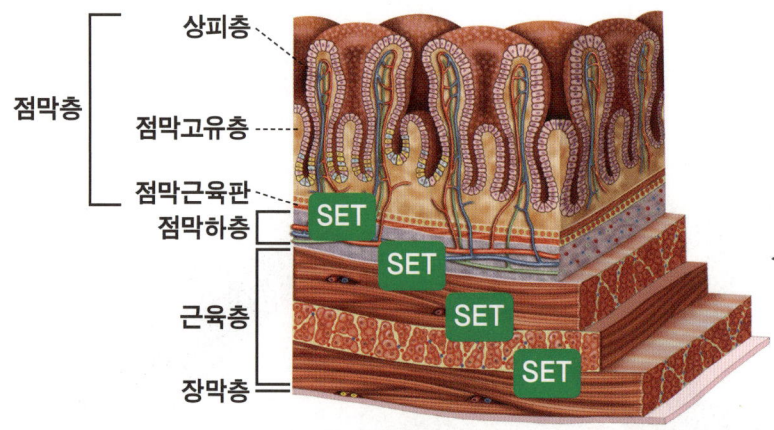

케이스 환자에게 정밀 검사를 한다면 어떤 검사를 할 수 있을까요?

 위내시경으로는 상피하종양이 점막 아래 어느 위치에 있는지 알 수 없어요. 그래서 위상피하종양의 발생 위치나 크기 및 양상을 보기 위해서는 내시경 초음파 검사(Endoscopic Ultra Sonography, EUS)를 시행해요. 크기가 2cm 이상으로 큰 경우는 복부 컴퓨터단층촬영을 시행해서 확인하기도 해요.

 모든 위상피하종양이 정밀 검사의 대상인가요?

 전문가마다 의견이 다르지만, 많은 전문가가 1~2cm 이하의 크기이거나 악성화 소견(궤양, 불규칙한 표면, 빠른 성장 등)이 없다면 1년에 1~2번의 내시경 추적 관찰을 통해서 크기 변화를 볼 것을 권하고 있어요. 크기가 2cm 이상이면 내시경 초음파 검사를 통한 조직검사 또는 복부 컴퓨터단층촬영 검사의 시행을 권고해요.

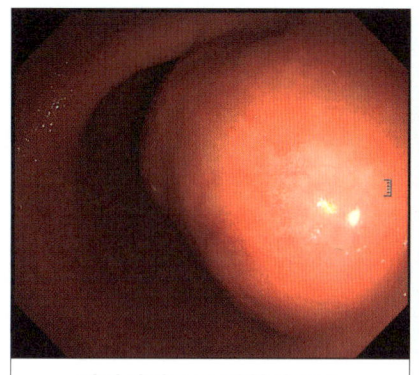
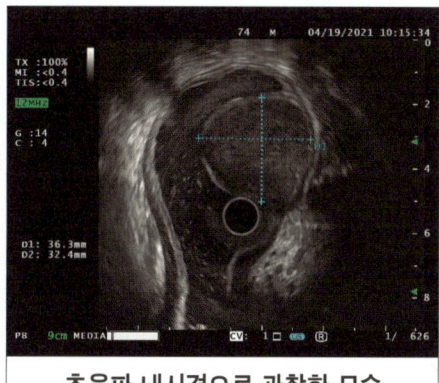

| 위내시경으로 관찰한 모습 | 초음파 내시경으로 관찰한 모습 |

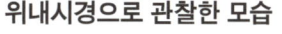

위상피하종양

 내시경 초음파라는 것을 시행할 수 있군요. 어떤 검사인지 알고 싶어요.

 일반적인 내시경 검사는 육안으로 병변을 관찰하기 때문에 소화관 내부인 점막층만을 관찰할 수 있어요. 그렇기 때문에 점막 아래를 관찰하기 위해서는 내시경 선단부에 소형의 초음파 장치가 장착된 내시경을 이용하거나 일반 내시경에 초음파 진단장치(Mini probe)를 삽입하여 위벽의 점막 아래 부위를 관찰해요.

이러한 초음파 기기를 이용하면 상피하 구조 및 병변의 내부 소견과 더불어 인접 주위 조직까지 세밀하고 체계적으로 관찰할 수 있어요. 내시경 초음파 검사는 위장관 벽뿐만이 아니라 췌장 및 담낭과 담관까지 검사하는 데 도움이 되는 검사 방법이에요.

어떤 경우에 내시경 초음파 검사를 하나요?

 내시경 초음파 검사를 통해 위장관 질환일 때는 주로 위상피하종양의 정확한 크기, 내부 구조, 발생 부위 및 종류, 벽외 압박과의 감별을 위해서 시행해요. 췌담도 질환에서는 담낭 내부 병변(담낭 담석, 용종, 담낭암 등)의 감별 진단, 병기 결정, 치료 결정 및 담관 질환(담관 담석, 종양 등) 또는 췌장질환의 감별을 위해서 내시경 초음파 검사를 하죠. 그 외 식도암, 조기위암, 진행성 위암 및 대장암은 침범 깊이, 임파선 전이 여부 등 병기를 결정하거나 조기위암, 위 선종에서 내시경 점막 박리술을 위한 사전 검사를 위해서도 내시경 초음파 검사를 시행할 수 있어요.

 내시경 초음파 검사에도 금기증이 있나요?

 내시경 검사의 일반적인 금기증과 비슷해요. 상부 및 하부 소화관에 협착 또는 천공 위험성이 있거나 심혈관계에 이상이 있을 때, 내시경 검사에 대한 협조가 불가능할 때, 그 외 폐혈증 쇼크 등과 같이 환자 상태가 좋지 않은 경우에는 내시경 초음파 검사를 무리해서 시행하지 않아요.

 내시경 초음파 검사 전 준비 사항이나 주의 사항에는 어떤 것이 있는지 알려주세요.

 검사 전 준비 사항과 주의 사항은 일반 내시경 검사와 같아요. 그렇지만 다른 점은 내시경 초음파 검사는 관찰하는 병변이 물에 잠기게 해야 초음파로 병변을 잘 관찰할 수 있기 때문에 위 내에 병변이 있는 부분에 물을 채우는 과정이 필요해요.

 그러면 병변이 잠기도록 물을 채우는 데 시간이 걸리니 검사 시간이 길 것 같아요.

 맞아요. 내시경으로 병변을 확인한 후에 내시경을 통해서 물을 채운 후 초음파로 병변을 관찰하므로 일반 내시경보다 검사 시간이 길어 환자가 불편감을 더 느낄 수 있어요. 환자에게 검사 과정에서 발생할 수 있는 이런 불편감에 대해 미리 설명하여 협조를 구하고 안정된 호흡을 유지할 수 있도록 도와주며 정서적 지지를 해줘야 하죠.

 혹시 그 위에 채운 물이 폐로 흡인될 수도 있나요?.

 그래서 검사 중과 검사 후에 위 내부에 채운 물이 폐로 흡인되지 않도록 턱을 가슴 쪽으로 당기고 환자의 고개를 옆으로 유지하도록 주의해야 해요. 일반 내시경 검사와 다른 점 또 하나는 내시경 초음파 기기는 한 가지 종류가 아니에요. 그렇기 때문에 간호사는 여러 종류의 내시경 초음파 검사 기기 중 어떤 것으로 검사할지를 미리 확인하여 검사에 알맞은 내시경 초음파를 준비하는 것이 중요해요.

내시경 초음파의 종류는 한 가지가 아니었군요. 내시경 초음파의 종류가 궁금해요.

 총 3가지의 내시경 초음파 기기가 주로 많이 이용되고 있어요. 선단부에 소형의 초음파가 장착된 내시경은 방사형(Radial)과 종주형(Linear) 두 종류로 나뉘어요. 또한 일반 내시경에 포셉 밸브를 통해 초음파 진단장치를 삽입하여 검사할 수 있는 세형 초음파 탐촉자(Miniature ultrasonic probe, Miniprobe-EUM)가 있어요.

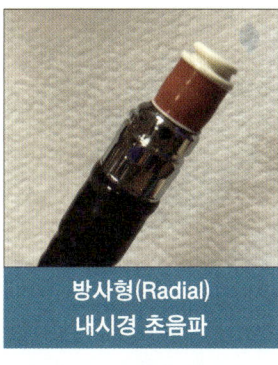
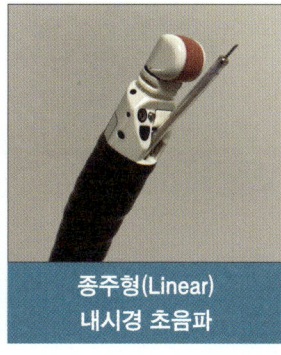
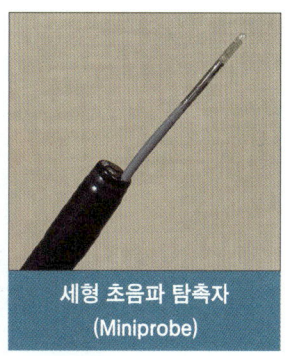

방사형(Radial) 내시경 초음파 | 종주형(Linear) 내시경 초음파 | 세형 초음파 탐촉자 (Miniprobe)

 내시경 초음파 3가지는 각각 어떤 점이 다른지 궁금해요.

 먼저 방사형 내시경 초음파(Radial EUS)를 설명해 줄게요. 방사형 내시경 초음파는 내시경의 종축에서 수직으로 360도 영상을 얻을 수 있어서 컴퓨터단층촬영과 유사한 영상을 얻을 수 있어요. 해부학적 구조의 이해가 비교적 쉽고 주변 구조물까지 깊이 볼 수 있죠. 그리고 검사법의 습득이 비교적 쉽다는 장점이 있어요. 주로 방사형 내시경 초음파는 췌담도 질환, 위상피하종양(SET), 위벽 주름 비대, 소화관 악성 종양의 병기 결정 등에 많이 이용해요. 하지만 방사형 내시경 초음파는 침습적 시술을 할 수 없다는 단점이 있어서 주로 진단 목적으로 사용해요.

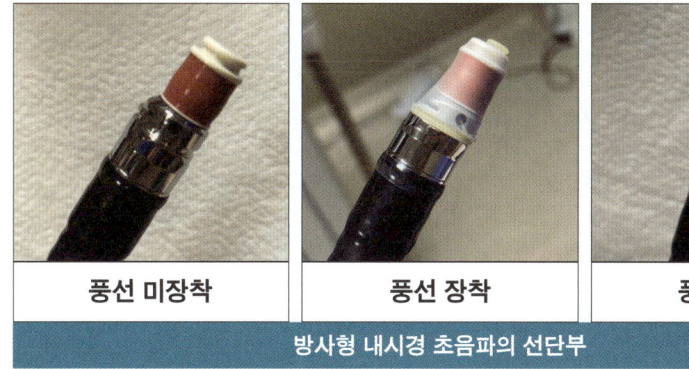

풍선 미장착 | 풍선 장착 | 풍선 확장
방사형 내시경 초음파의 선단부

종주형 내시경 초음파(Linear EUS)는 방사형 내시경 초음파와 뭐가 다르죠?

 종주형 내시경 초음파는 내시경의 축에서 105도의 2차원 영상을 얻는 방식으로 렌즈는 전방 시야를 확보하기 위해 60도의 각도로 매달려 있어요. 그래서 병변에 대해 실시간으로 직접적인 조작이 가능하고 병변을 관찰만 하는 것이 아니라 침습적 검사 및 시술까지 시행할 수 있어요. 하지만 방사형 내시경 초음파에 비해 시야가 좁고 해부학적 구조를 이해하거나 관찰하기가 어렵다는 단점이 있죠. 그래서 진단적 의미에서 방사형 내시경 초음파보다 우수하지 않아요. 하지만 종주형 내시경 초음파는 포셉 밸브를 통해서 삽입한 천자침을 초음파 영상으로 확인할 수 있어 여러 가지 침습적인 시술에 널리 이용되고 있답니다.

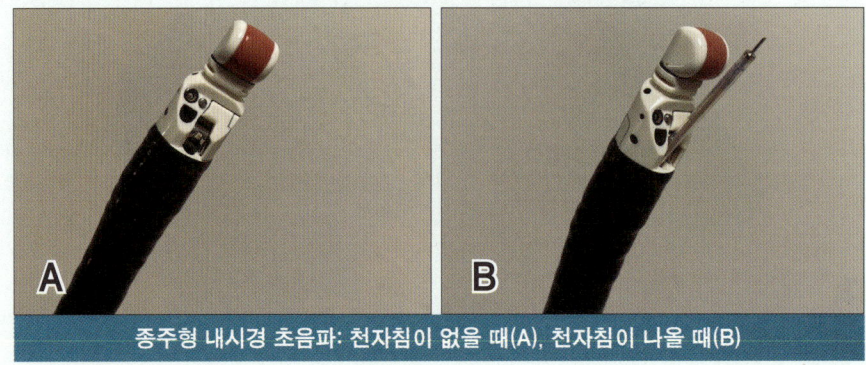

종주형 내시경 초음파: 천자침이 없을 때(A), 천자침이 나올 때(B)

 세형 초음파 탐촉자(Miniprobe)을 이용한 내시경 초음파는 어떤 검사인가요?

 세형 초음파 탐촉자는 방사형 내시경 초음파와 구현 방식이 같으나 일반 진단 내시경 포셉 밸브를 통해 삽입한 후 병변에 정확히 위치시켜서 영상을 얻어요. 세형 초음파 탐촉자는 협착된 장관 부위 및 췌담도 등의 좁은 공간도 통과할 수 있고 12~20MHz의 고주파 영역으로 병변을 관찰하기 때문에 표면에 국한된 작은 병변까지 쉽게 찾을 수 있어요. 하지만 고주파의 영역이기 때문에 병변의 투과력이 약해 진행된 종양이나 종양의 외곽과 장기 주변의 림프절 등은 확인이 어렵다는 단점이 있어요. 그래서 주로 위장관 점막에서 가까운 작은 병변이나 종양의 병기 설정 또는 통과 가능한 담췌관 내부의 병변 진단에 이용되고 있어요.

· 세형 초음파 도관
: 포셉 밸브에 세형 초음파 도관을 삽입 후 선단부에 돌출된 초음파를 통해서 검사 시행

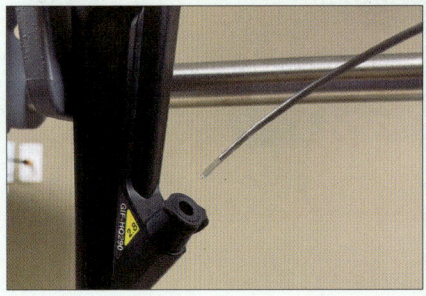 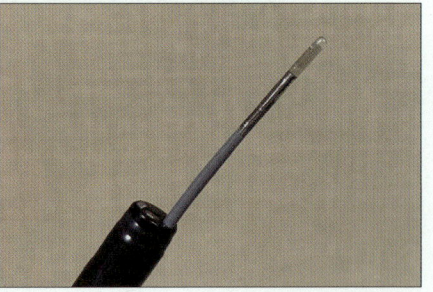

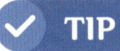 **TIP** 내시경 초음파 비교 정리

	Radial EUS	Linear EUS	Miniprobe
특징	· 수직으로 360도의 영상을 얻을 수 있음 · 췌담도 질환, 위장관 질환 등의 소화관 악성 종양의 병기 결정에 많이 이용	· 내시경 축에서 105도의 2차원 영상을 얻을 수 있음 · 렌즈는 전방 시야를 돕기 위해 60도의 각도로 매달려 있음	· 세형 초음파 탐촉자를 내시경 포셉 밸브(겸자구)로 통해 삽입
장점	· 검사 방법의 습득이 쉬움 · 관찰이 쉽고 주변 구조물까지 깊이 볼 수 있음 · 도플러 사용하여 혈류 확인 가능	· 병변 관찰뿐만 아니라 침습적 검사 및 시술까지 가능	· 협착된 장관 부위 및 췌담도 등의 좁은 공간도 통과 가능 · 12~20MHz의 고주파 영역으로 작은 병변까지 쉽게 찾을 수 있음
단점	· 침습적 시술을 할 수 없음	· 렌즈의 시야가 좁아 해부학적 구조를 이해하기 어려움	· 병변의 투과력이 약해 진행된 종양이나 주변의 림프절 등의 확인이 어려움
용도	· 진단 목적으로 많이 사용	· 여러 가지 침습적인 시술 (FNA, FNB 등)에 많이 이용	· 위장관 점막에서 가까운 작은 점막이나 종양의 병기 설정에 많이 이용 · 통과 가능한 담췌관 내부의 병변 진단에 이용

잠깐 내시경 초음파로 '가는 바늘'을 이용하여 조직 채취하는 방법

'가는 바늘'을 이용하여 원하는 병변의 세포를 얻느냐 또는 조직(세포가 모인 기능집단)을 얻느냐에 따라서 2가지 방법으로 구분돼요. 헷갈릴 수 있겠지만, 구분해서 알아두도록 해요.

1. 가는바늘(세침)흡인세포검사(Fine Needle Aspiration, FNA): 가는바늘흡인세포검사는 미세한 주삿바늘을 조직에 삽입하여 액체(Fluid)를 채취하고 액체 안에 세포들을 현미경적 검사를 통해 병리적 상태를 확인하는 검사로 암의 진단 및 전이 유무를 확인하는 검사

2. 가는바늘(세침)흡인생검(Fine Needle Biopsy, FNB): 가는바늘흡인생검은 병변에 바늘을 삽입하여 조직 일부를 얻는 검사로 종양 등의 병변의 정확한 진단을 확인하는 검사

* FNA는 액체를 채취하고 FNB는 단단한 조직을 채취한다고 이해하면 쉬워요.

➕ 한 걸음 더   MHz(메가헤르츠)

MHz(MegaHertz, 메가헤르츠)는 교류나 전자기파의 주파수 단위를 얘기해요. 내시경 초음파에서 사용하는 주파수는 방사형은 주로 5, 7.5, 12, 20MHz, 종주형은 5, 6, 7.5, 10MHz, 세형초음파도관은 12, 20MHz를 사용해요. 주파수의 특성상 표면에 국한된 작은 병변을 관찰할 때는 높은 주파수를, 병변이 크거나 위장관 외에 위치한 병변으로 긴 초음파 투과가 필요할 때는 낮은 주파수를 사용해요.

* 높은 주파수일수록 가까이 선명하게 볼 수 있으나 멀리는 못 봄
* 낮은 주파수일수록 멀리까지 볼 수 있으나 화질이 떨어짐

내시경 초음파를 이제 좀 알 것 같아요. 그렇다면 내시경 초음파 검사를 할 때 간호사는 어떤 것을 챙기면 될까요?

검사 자세는 위내시경과 동일하게 좌측와위로 하며, 검사 중 환자 상태를 지속 관찰하고 활력징후를 모니터링을 해야 해요. 이것은 모든 내시경 검사의 필수 사항이기도 하죠.

또한 앞서 말했듯이 초음파는 공기 중에는 거의 전달되지 않고 액체나 고체 등에서는 전달이 잘되기 때문에 내시경 초음파를 통해서 선명한 영상을 얻기 위해서는 관찰하려는 병변에 물을 채워 공기를 제거해요. 이런 이유로 주입한 물이 기도로 흡인되지 않도록 턱을 가슴 쪽으로 (아래로) 향하게 하고 환자의 고개를 옆으로 유지할 수 있도록 해야 하죠. 그리고 검사 중에는 환자가 천천히 복식호흡을 하도록 도와주고 구역을 참도록 지지하며 입안에 고인 분비물을 삼키지 말고 옆으로 흘려내도록 해요.

내시경 초음파도 합병증이 있을 것 같아요.

내시경 초음파 검사는 대부분 안전하게 진행되지만 드물게 호흡곤란, 흡인성 폐렴과 부정맥, 출혈, 천공 등이 발생할 수 있어요.

내시경 초음파 검사 후 환자에게 설명해야 할 내용은 무엇이 있을까요?

일반 내시경보다 굵기가 좀 더 두꺼운 내시경을 이용하므로 목의 불편감이나 인후통이 더 심하게 느껴질 수 있어요. 간혹 침에 피가 묻어나는 정도의 출혈이 있을 수 있어요. 목에 통증이 심하다고 하면 가글액 사용으로 불편감을 줄일 수 있고 침에 피가 묻어나는 정도의 출혈은 일시적일 수 있다고 하여 환자를 안심시켜 줘요. 내시경 검사로 공기와 물이 주입되었기 때문에 검사 후 복부 팽만감이 있을 수 있다는 설명도 필요해요. 하지만 귀가 후 복통, 토혈, 혈변 등의 이상 징후가 나타나면 검사받은 내시경실로 문의하거나 응급실에 방문하도록 꼭 안내해야 해요.

7 기관지내시경 검사
(가래에 피가 섞여 나와요)

> **Case**
>
> 1개월 전부터 기침이 지속되었고 1주일 전부터 객혈이 동반되어 호흡기내과에 내원한 68세 남자. 흉부 X-ray상에는 큰 이상소견 보이지 않았으나 우상엽 폐에서 천명(Wheezing)이 청진되고 흉부 컴퓨터단층촬영에서 우상엽 기관지 벽이 두꺼워진 소견이 관찰되었다. 기관지내시경이 처방되었는데, 환자는 기관지내시경이 어떻게 하는 것인지 물어본다. 어떻게 설명해야 할까?

기관지내시경이요? 기관지내시경은 많이 못 들어봤는데 어떤 검사인지 궁금해요.

기관지 벽이 부분적으로 두꺼워진 소견은 기관지 벽이 좁아졌다는 뜻으로 정밀 검사를 위해서 기관지내시경 검사가 필요해 보여요. 기관지내시경(Bronchoscopy)은 성대와 기관과 기관지의 점막에 이상이 있는지를 직접 관찰하여 각종 기관지 및 폐질환의 유무를 확인하는 검사예요. 필요에 따라서 조직검사, 세포 검사 및 균도말, 배양검사 등을 시행하여 그 검사 결과로 치료 방침을 결정하기도 해요. 많은 병원의 호흡기내과에서 기관지내시경실을 별도의 공간에서 운영하고 있기도 하니 소화기내시경과 구분해서 알아두는 것도 도움이 돼요.

기관지내시경 검사는 어떨 때 하는 검사인가요?

기관지내시경 검사는 원인 모를 만성 기침, 객혈, 무기폐, 국소적인 천명(Wheezing) 등의 원인 감별 또는 폐암의 조직학적 진단 및 병기 설정과 같은 진단 목적과 기도의 이물질 제거, 폐농양 배액, 기관지 확장술 등의 치료 목적으로 시행해요.

기관지로 내시경이 들어간다니 괴로울 것 같아요. 기관지내시경의 장단점은 무엇인가요?

코나 입을 통하여 내시경이 기관지 안쪽으로 깊숙이 들어가서 관찰하는 검사로 환자는 힘들 수 있어요. 하지만 일반적으로 기관지내시경은 검사 소요 시간이 짧고 검사 진행이 용이하여 외래에서도 손쉽게 검사할 수 있어요. 내시경을 통해 눈으로 병변 부위를 직접 관찰하고 필요하면 바로 병변 부위로 접근해 분비물 또는 조직의 검체를 얻을 수 있다는 것이 장점이죠. 그렇지만 내시경이 안쪽으로 더욱 깊숙이 들어갈수록 접근이 힘들고, 끈끈한 객담이나 분비물을 제거하기가 어려울 때가 많으며 출혈 및 기흉과 같은 합병증이 발생할 수 있다는 단점이 있어요.

힘든 검사인 만큼 환자의 협조가 중요할 것 같아요.

 네, 맞아요. 그래서 검사에 비협조적이거나 출혈 경향이 있는 환자, 저산소증, 심한 부정맥, 또는 심근경색, 패혈증과 같이 환자 상태가 안 좋을 때는 꼭 필요한 경우가 아니면 검사를 시행하지 않아요.

 기관지내시경으로 직접 눈으로 관찰하는 기관과 기관지는 어떤 구조인지 궁금해요

 호흡기는 코와 입부터 시작해 후두부를 지나 성대를 거쳐 기관·기관지를 통해 폐까지 이어지는 부위를 말해요. 기관은 하나이고 이 기관은 좌측과 우측 기관지로 나뉘어요. 우측 기관지는 3개의 가지로 구성되어 있으며 굵고 짧아요. 반면에 좌측 기관지는 2개의 가지로 구성되어 있으며 길고 가늘어요.

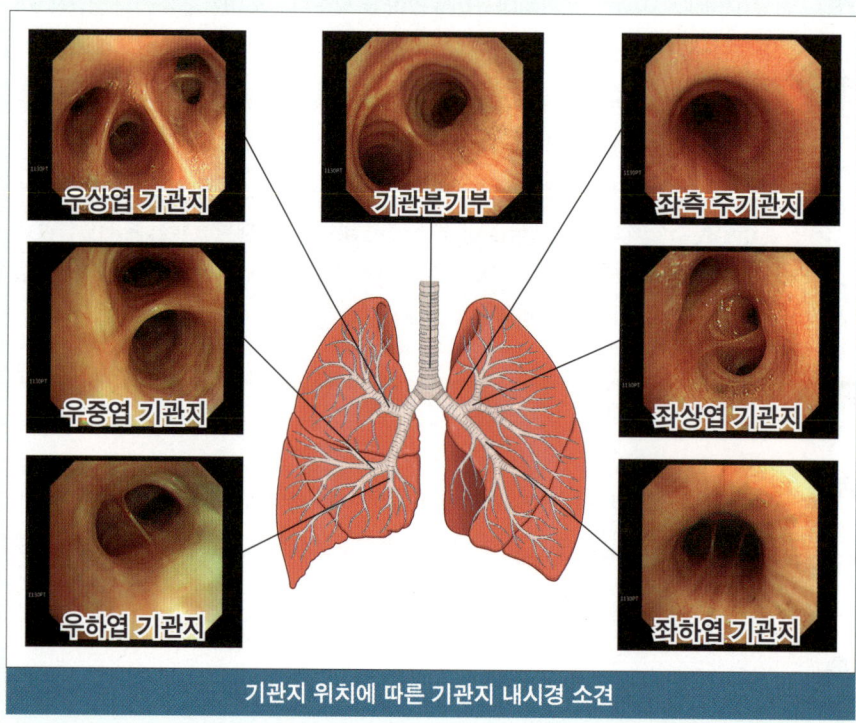

기관지 위치에 따른 기관지 내시경 소견

➕ 한 걸음 더   기관지의 구조 및 호흡기계 구조

· 기관 → 기관지 → 종말 세기관지 → 호흡 세기관 → 폐포
· 우 기관지: 3가지(우상엽, 우중엽, 우하엽) 굵고 짧음(2~3cm), 약 24도 각으로 분지
· 좌 기관지: 2가지(좌상엽, 좌하엽) 길고 가늘며 S자형임(5~6cm), 약 46도 각으로 분지

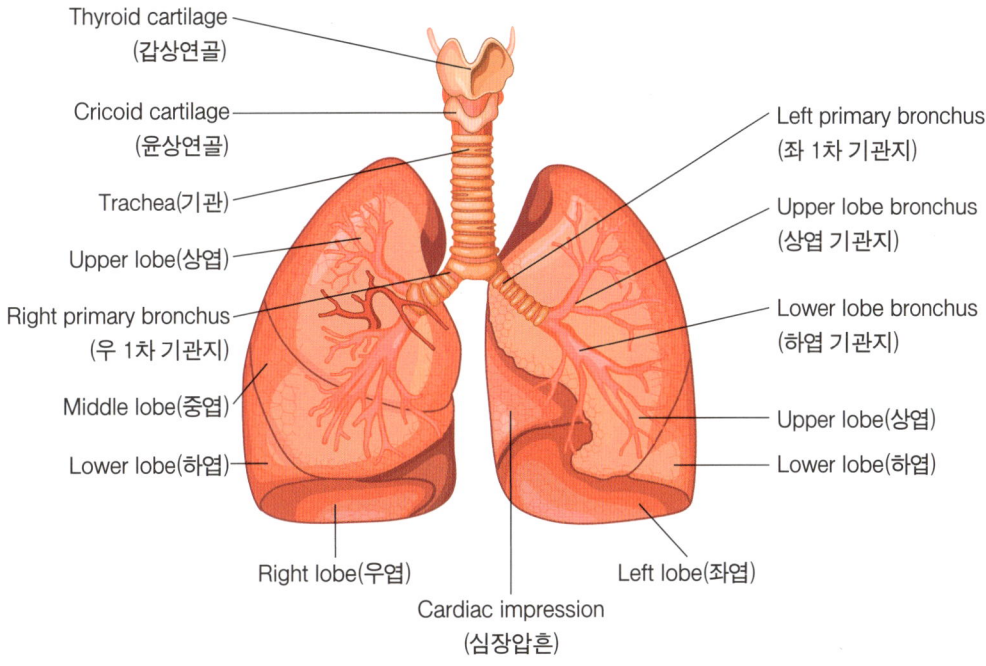

 기관지내시경 검사를 하기 전 필요한 검사가 있나요?

 기관지내시경 검사를 받기 전에는 출혈 성향, 심장 문제, 폐기능 이상 여부를 확인하기 위해서 혈액검사, 심전도 검사, 폐활량 검사를 시행해요. 또한 어느 부위에서 어떤 방법으로 기관지내시경 검사를 할지를 계획하기 위해서 흉부 X-ray 및 흉부 컴퓨터단층촬영을 해요.

 기관지내시경 검사는 위를 보는 게 아니니까 금식할 필요는 없겠네요?

 아니에요. 코나 입을 통해 기구를 삽입하기 때문에 검사 중 음식물이 기도로 넘어가 숨이 차게 되거나 폐렴이 생길 수 있어요. 이를 예방하기 위해 최소 4시간 이상 금식이 필요해요.

기관지내시경 검사 전 준비 사항은 어떤 것이 있는지 알려주세요.

 평소 복용 중인 약(특히, 항혈소판제, 항응고제, 당뇨약 등)은 의료진과 상의해서 복용을 중단하고 혈압약은 아침에 소량의 물과 함께 복용해요. 검사 전에 틀니 또는 안경은 따로 빼서 보관하고 미리 정맥주사 라인을 확보해요. 보통 검사 전처치로 기관지 안의 점액 분비물 감소를 위한 약제(예: Atropine)와 통증 완화 약제(예: Pethidine)를 주입하고, 검사 직전에 내시경이 삽입되는 코 또는 목 부위에 국소 마취제를 뿌리고 검사를 진행해요.

 기관지내시경 검사를 할 때 환자는 어떤 자세여야 하나요?

 위·대장내시경 검사와 달리 고개를 뒤로 젖힌 누운 자세(앙와위, Supine position)로 검사를 시행해요.

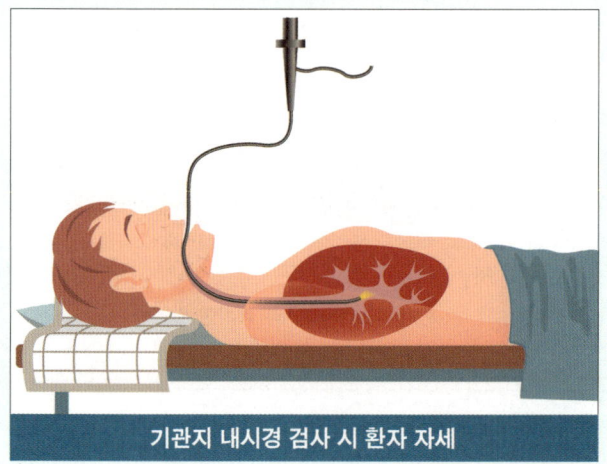

기관지 내시경 검사 시 환자 자세

 기관지로 내시경이 들어간다고 생각하면 환자가 많이 무섭고 불안할 것 같아요. 저희가 환자 안정을 위해서 무엇을 해줄 수 있을까요?

 검사 전에 안정제를 투여하는 방법도 있지만, 환자에게 기관지내시경에 대한 절차를 검사 전에 자세히 설명하는 것이 좋아요. 환자에게 "검사는 10~15분 정도 걸려요. 코나 입속으로 얇은 관이 들어가기 때문에 숨이 답답하실 수 있지만, 검사 중 충분한 산소를 투여하니 너무 걱정하지 마세요. 관을 통해 통증을 경감해 주는 액체가 들어갈 것이고 약간의 기침과 불편감이 있으나 곧 괜찮아지니 긴장을 푸세요."라고 말해 주어 환자가 안심할 수 있도록 도와줘요.

 **TIP** 기관지내시경에 필요한 준비 물품(부속기구 제외)

기관지내시경, 환자감시장치, 멸균거즈, 수용성 젤리, 네블라이저(Nebulizer), 주사기(10cc, 20cc), 마우스피스, 멸균 장갑, 소독포, 생리식염수(Normal Saline, N/S), 리도카인, 보스민, O₂, Nasal prong, 그 외 기타 부속기구(바이옵시 포셉, 검체통)

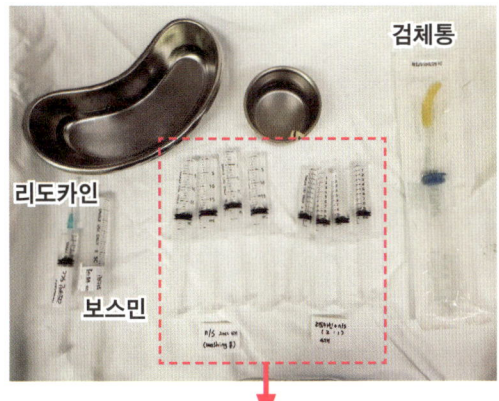
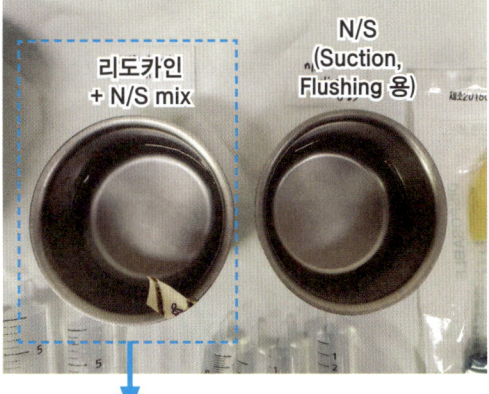
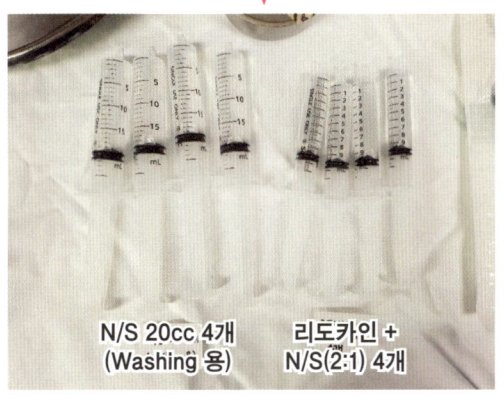
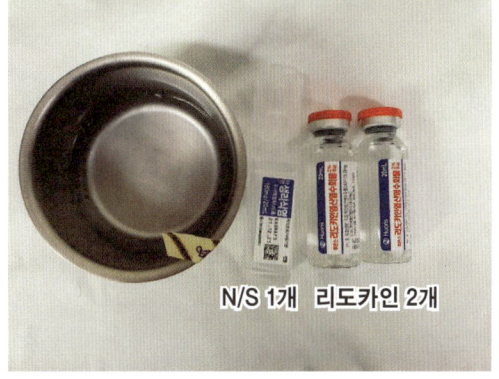

 준비 물품을 보니 수술도 아닌데 소독포도 필요하군요.

 멸균 소독된 린넨포를 환자 위에 넓게 덮어주어 청결한 검사 진행을 할 수 있도록 해요. 검체를 받을 때 다른 균과 섞이지 않도록 하기 위함이죠.

 그렇군요. 선생님, 네블라이저는 왜 준비하는지 궁금해요.

 앞서 코나 목 부위에 국소 마취제를 뿌리고 검사할 수 있다고 했죠? 통증 경감의 목적을 위해 검사 전 리도카인 네블라이저를 시행해요. 하지만 의식 없는 기관 삽관 환자나 네블라이저가 불가능한 협조 불능 환자의 경우 리도카인 네블라이저를 시행하지 않고 검사를 진행하기도 해요.

그러면 네블라이저는 어떻게 하는 건가요?

 리도카인을 넣은 네블라이저를 환자가 입으로 물고 스스로 호흡하도록 유도해요. 환자에게 "입으로 천천히 호흡해 주세요."라고 설명해요. 하지만 감염 전파의 우려로 호흡기 감염병이 유행하는 시기에는 시행하지 않기도 해요.

 기관지내시경 검사도 진정 검사로 할 수 있는지 궁금해요.

 검사는 기침을 유발하고 기도로 들어가기 때문에 환자는 불안하고 긴장하므로 경우에 따라서 검사 전에 진정제를 투여해서 진정으로 진행하기도 해요. 하지만 드물게 저산소증, 호흡저하, 저혈압 등을 유발할 수 있으므로 활력징후 또는 의식 상태가 좋지 않은 환자에게는 진정제를 사용하지 않아요. 또한 검사 중 갑자기 산소포화도가 낮아질 수 있으므로 진정제를 투여한 경우에는 지속적인 환자 모니터링이 필수예요.

 기관지내시경 검사를 할 때 산소 주입이 필수적인가요?

 기관지내시경을 시행하는 검사 대상자는 보통 호흡기질환 환자예요. 검사의 특성상 내시경이 코나 입을 통해 검사를 시행하기 때문에 호흡하기가 불편하여 보통 비강캐뉼라(Nasal prong)와 같은 산소공급도구를 통해 산소 주입을 하면서 검사를 진행해요.

 그렇군요. 기관지내시경 검사는 어떻게 진행되는지 알려주세요.

 검사 전 기관지내시경의 흡인 기능이 제대로 작동되는지 생리식염수로 Suction을 해서 확인해요. 확인 후 검사 부위의 윤활 효과를 위해 멸균거즈에 젤리를 묻혀서 내시경을 삽입하는 선단부 끝에 살짝 발라 줘요. 그리고 내시경 Scope가 코나 입으로 삽입되면 검사 부위의 통증 경감을 위해서 상온에 보관한 생리식염수로 희석한 리도카인을 10cc 주사기를 이용하여 준비해요. 의사의 처방에 따라 포셉 밸브를 통해서 기관·기관지에 천천히 주입해요(빠르게 주입 시 기침 유발함). 검사 중에는 의사의 처방에 따라 Washing fluid, Sputum과 같은 검체를 확보하거나 필요시 기관 내 조직을 채취해 조직검사를 할 수도 있어요.

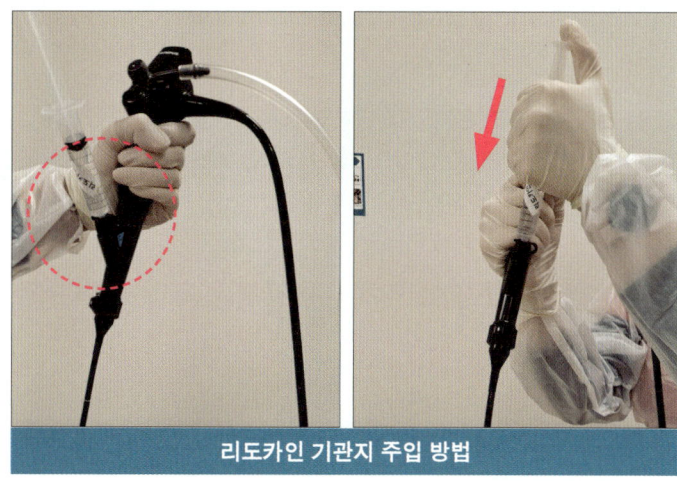

리도카인 기관지 주입 방법

검사 후에 필요한 간호는 어떤 게 있나요?

기관지내시경은 저산소증, 국소마취 반응, 후두 및 기관지 경련, 기흉, 출혈, 발열 및 감염, 호흡곤란, 심근경색 부정맥 등의 합병증이 발생할 수 있어요. 검사가 끝난 후에는 회복실로 이동하여 환자 상태 및 활력징후를 지속적으로 확인해요. 특히, 산소포화도 수치를 확인한 후에 산소 주입의 연결 해제 여부를 결정해요. 필요시 검사가 끝나고 기침을 심하게 호소하는 경우에는 상체를 올려주는 자세를 취하도록 하기도 해요. 단, 결핵 환자와 같이 호흡 격리가 필요할 때는 다른 환자들이 안정하고 있는 회복실로 이동하지 않고 검사실에서 회복하도록 해요.

결핵 환자요? 그러면 다음 환자가 검사할 때 감염의 위험이 있지 않나요?

맞아요. 그래서 기관지내시경 검사실은 음압 장치가 설치되어 있어야 해요. 또한 결핵 환자는 감염 위험을 줄이기 위해서 활동성 결핵 환자를 검사 순서 중 제일 마지막 순서로 검사해요. 만약에 그렇지 못하는 상황이라면 결핵 환자 검사 후 수 시간(보통 2시간) 이상의 간격을 두어 충분히 환기를 하고 다음 검사를 진행하기도 해요.

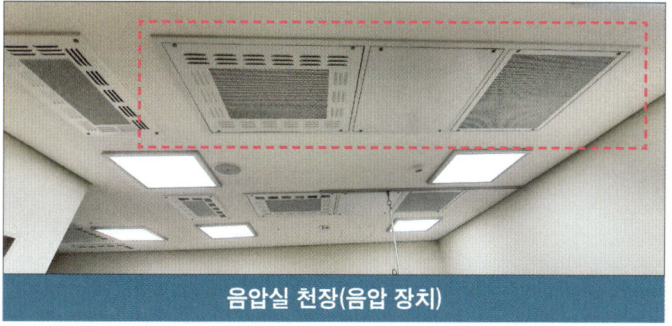

음압실 천장(음압 장치)

검사가 끝나면 바로 물 마셔도 되나요?

 조직검사를 시행하지 않아도 목 마취를 했기 때문에 물 또는 음식을 검사 후 바로 섭취하면 폐로 음식물이 흡인될 수 있어요. 그래서 검사 후에는 4시간 정도 금식을 유지하도록 해요. 그 후 물부터 섭취하여 문제(목의 감각저하, 기침 등)가 없으면 천천히 식사할 것을 설명해요.

 검사 후 말하기가 힘들고 쉰 목소리가 나온다고 호소하는 환자도 있던데요? 검사가 잘못된 것인가요?

 기관지내시경이 삽입될 때 성대를 거쳐 지나가므로 일시적으로 목 안에 불편감 및 쉰 목소리가 발생할 수 있어요. 대부분 시간이 지나면 괜찮아지니 환자에게 이러한 상황을 미리 설명하고 안심시켜 주세요.

Case

만성 기침과 호흡곤란으로 호흡기내과 내원한 72세 여자. 시행한 흉부 컴퓨터단층촬영에서 좌측 기관지 내 종괴가 관찰되었고 우측 폐는 미만성 염증이 관찰되었다. 추가 검사로 기관지내시경 예정이다. 어떻게 해야 할까?

 이 환자도 기관지내시경 검사가 필요할 것 같아요.

 네, 맞아요. 좌측 기관지 내 종괴가 관찰되니 조직검사, 기관지 점막 솔질 또는 기관지 세척이 필요할 거예요. 우측 폐는 미만성 염증이 관찰되니 원인 규명을 위해서 기관지 폐포 세척술을 해야 할 수도 있겠네요.

 조직검사와 기관지 점막 솔질 또는 기관지 세척은 어떨 때 주로 이용하나요?

 폐암의 진단을 위해 기관지내시경을 통해서 조직검사를 해요. 기관지 점막 솔질과 기관지 세척(Bronchial washing)을 이용한다면 폐암 및 여러 균의 진단율을 높일 수 있어요.

기관지 세척 검사와 기관지 폐포 세척술은 좀 생소해요.

 기관지 세척 검사는 기관지 점막에 이상이 있을 때 시행하고, 기관지 폐포액 세척술은 하부기관지 및 폐조직에 이상 소견이 있을 때 하는 검사예요. 검사하고자 하는 병변 위치에 따라서 기관지 또는 기관지 폐포에 주사기를 통해 멸균식염수를 뿌린 후에 흡입해요. 이렇게 회수한 세척액으로 폐암 진단뿐만 아니라 여러 세포와 세균에 대한 다양한 검사를 해서 질환을 감별하는 데 이용해요. 특히 기관지 폐포액 세척술은 간질성 폐질환의 감별 및 결핵 진단에 유용하게 이용되고 있어요.

✓ TIP 기관지 폐포액 세척술(Bronchial washing) 시행 과정: 검체통(Speciman trap) 잡는 방법

①기관지 폐포액 세척술 시행 시 검체통과 연결한다.
  - 검체통의 Suction line은 Scope suction 부분에, 나머지 Line은 Wall suction line에 연결
  - 검체통이 잘 고정될 수 있도록 의사의 새끼손가락에 끼움

②멸균 생리식염수가 들어있는 20cc 주사기를 사용하여 의사 처방에 따라 주입한다.

③흡입된 액체(검체)는 검체통 안에 받는다.

④검체통이 여러 개 나올 경우, 검체통에 환자 라벨 바코드를 붙여 순서가 섞이지 않도록 표시한다.

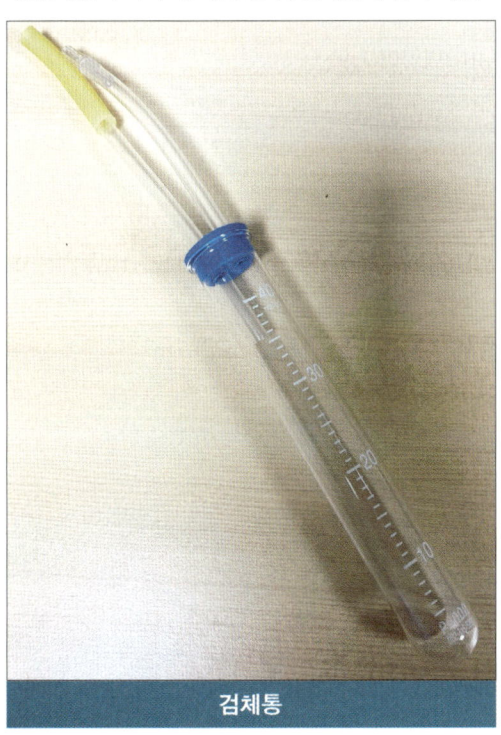
검체통

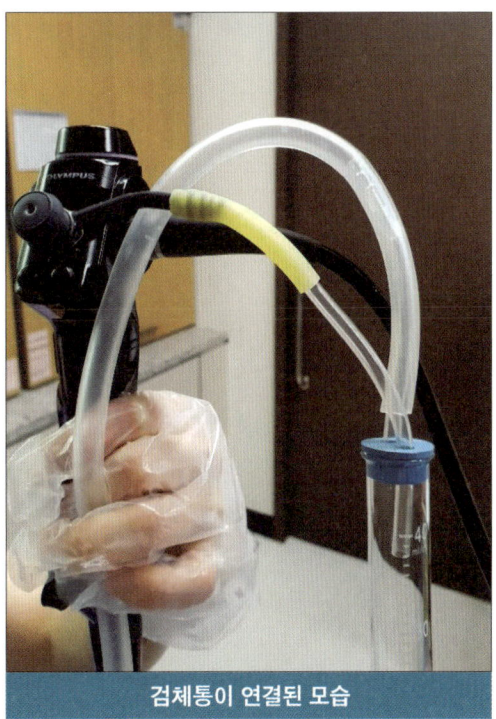
검체통이 연결된 모습

PART 3

케이스로 보는 치료 내시경

1. **대장 용종 절제술** •118
   (대장에 용종이 있어요)
2. **비정맥류 출혈 지혈술** •128
   (피를 토했어요)
3. **내시경 점막하 박리술** •145
   (위 선종 진단을 받았어요)
4. **내시경 역행 담췌관 조영술** •159
   (열나고 배가 아프고 몸이 노래요)
5. **정맥류 결찰술** •176
   (간경변증 환자가 토혈을 해요)
6. **경피적 내시경 위루술** •190
   (뇌경색 환자가 사레가 자주 들려요)
7. **식도·대장 스텐트 삽입** •198
   (식도암 환자가 음식을 삼키기 힘들어해요)
8. **이물 제거** •209
   (목에 가시가 걸렸어요)
9. **위석 제거** •214
   (위에 돌멩이가 있대요)

1 대장 용종 절제술
(대장에 용종이 있어요)

Case

건강검진으로 대장내시경을 시행한 56세 남자 환자. 대장내시경에서 1.2cm 크기의 용종이 발견되어 소화기내과 외래를 방문하였다. 대장 용종은 어떻게 치료해야 할까?

선생님, 이럴 때는 대장내시경으로 치료가 가능한 거죠?

네, 맞아요. 일반적으로 건강검진상에서 대장내시경으로 용종을 발견했을 때 크기가 작다면 즉시 용종 절제술을 시행할 수도 있어요. 하지만 용종의 크기가 큰 경우(1cm 이상)에는 합병증(출혈, 천공 등)의 위험성 때문에 정식으로 소화기내과 진료를 통해서 용종 절제술을 위한 대장내시경을 재시행해요.

용종도 증상이 있나요? 어떻게 발견할 수 있는지 궁금해요.

용종은 대개 증상이 없고 내시경 검사에서 우연히 발견되는 경우가 많아요. 그래서 우리나라에서는 복통, 변비, 혈변 등의 증상이 있어 대장 질환이 의심되거나 대장암 가족력이 있는 경우, 50세 이상 성인에게 검진 및 예방 목적으로 대장내시경 검사를 권고해요. 드물지만 용종이 큰 경우에는 출혈이나 소화불량, 복통, 변비 등의 증상을 유발하기도 해요.

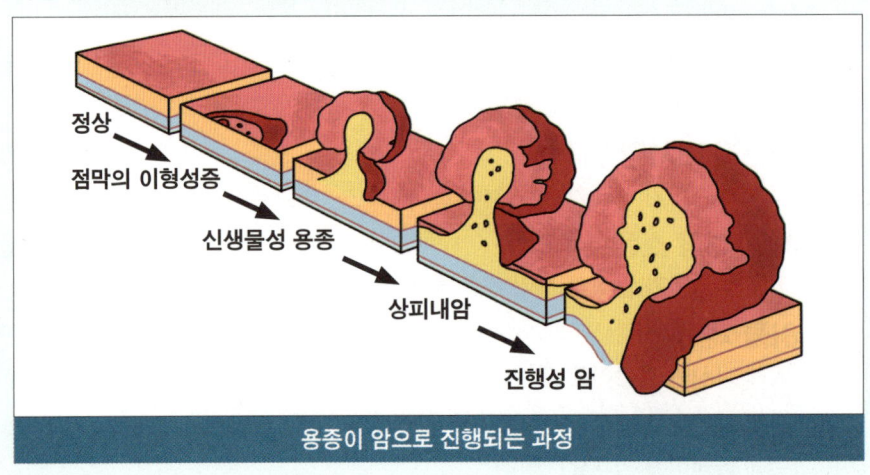

용종이 암으로 진행되는 과정

➕ 한 걸음 더 용종의 종류(조직학적 분류)

선종성 용종 (Adenomatous polyp)	- 대장 용종 중 가장 일반적(60~70%)으로 관찰 - 저도이형성(Low grade dysplasia), 고도이형성(High grade dysplasia)을 거쳐 암으로 진행하며, 암 발생률이 높음 - 조직형에 따라 관상선종(Tubular adenoma), 관상융모선종(Tubulo villous adenoma), 융모선종(Villouse adenoma)으로 분류
염증성 용종 (Inflammatory polyp)	- 대장 점막의 염증이 치유되는 과정에서 재생상피가 과증식하거나, 남은 정상 점막에 돌출되어 발생 - 만성 염증성 장질환, 결핵성 장염 등의 병력이 있는 환자에게 자주 관찰 - 염증성 대장염이나 크론병 환자에게 일반적으로 관찰
증식성 용종 (Hyperplastic polyp)	- 증식성 용종은 대게 크기가 작고 직장에 분포 - 이 용종은 조직검사를 해야 결과를 알 수 있고 암으로 진행하는 확률이 매우 낮음
과오종 용종 (Hamartoma)	- 정상적인 세포가 비정상적으로 증식하여 발생하는 양성 종양

용종이 발견되면 무조건 제거해야 하나요?

모든 용종이 대장암으로 발전하는 것은 아니지만 일부 용종은 암으로 진행할 수 있기 때문에 일반적으로 발견 즉시 가능하면 모두 제거하려고 시도하고 이후 조직검사 결과를 확인하고 있어요. 0.5cm 미만의 작은 용종은 바이옵시 포셉만으로 제거되기도 하지만, 0.5cm 이상의 용종은 내시경 점막 절제술(Endoscopic Mucosal Resection, EMR)로 제거해요.

그렇다면 용종 제거는 어떻게 하는지 궁금해요.

작은 용종은 바이옵시 포셉으로 제거 하고 약간 큰 용종(5mm 이상)은 일반적으로 올가미(Snare)를 이용해서 용종을 제거해요. 절제 도구에 전류가 통하는지(통전) 여부에 따라서 저온(Cold)과 고온(Hot) 절제술로 구분되죠. 점막하층에 생리식염수 혼합액을 주입한 후 올가미를 이용하여 절제하는 방법을 내시경 점막 절제술이라고 해요.

도구 \ 통전 여부	전류 통전(X)	전류 통전(O)
바이옵시 포셉	저온 생검(Cold biopsy)	고온 생검(Hot biopsy)
올가미	저온 올가미(Cold snare)	고온 올가미(Hot snare)

용종을 제거하는 방법이 다양하군요. 각각 어떤 방법인지 더 알고 싶어요.

 용종을 제거할 수 있는 종류와 방법에 대해 알아보도록 해요.

① 저온 생검(Cold biopsy)
0.5cm 미만의 용종 제거 시 주로 선호하는 방법으로 전류 통전 없이 바이옵시 포셉으로 조직검사와 동시에 용종을 제거하고, 또 회수도 동시에 가능하여 편리하고 빠른 방법이죠. 또한 출혈이나 천공의 위험이 낮다는 장점이 있어요.

② 고온 생검(Hot biopsy)
바이옵시 포셉에 전류를 통전하여 용종을 제거하는 방법이에요. 이 방법은 제거한 조직이 일부 열성 손상으로 판독이 어렵고 통전으로 인해 지연성 천공의 위험성이 있어서 최근에는 사용을 많이 선호하지 않는다고 해요.

③ 저온 올가미(Cold snare)
전류 통전 없이 올가미(Snare)를 사용하여 용종을 제거하는 방법이에요. 전류 통전을 하지 않아 고온 올가미(Hot snare)법에 비해 시술 시간 짧고 간편해요. 효과 면에서는 고온 올가미와 큰 차이가 없고 오히려 천공과 지연 출혈(Delay bleeding)은 적다고 알려져 있어요.

④ 고온 올가미(Hot snare)
올가미에 전류를 통전하여 용종을 제거하는 방법이에요. 저온 올가미(Cold snare)에 비해 큰 용종을 제거하는데 유리하며, 전류 통전에 의한 조직 또는 혈액 응고로 용종 절제술 후 즉시 출혈을 줄일 수 있는 게 장점이에요. 단점은 전류를 통하게 하는 기계장치 준비로 시술 시간이 길어질 수 있고 용종 절제 후 응고 증후군이나 천공이 발생할 가능성이 있다는 거예요. 그리고 점막하층 동맥의 손상과 관련된 시술 후 지연 출혈(Delay bleeding)이 생길 수 있어요.

⑤ 내시경 점막 절제술(Endoscopic Mucosal Resection, EMR)
점막 절제술은 점막하층에 용액(생리식염수+에피네프린+인디고카민)을 국소 주입한 후 올가미(Snare)를 이용하여 용종을 잡은 후 전류를 통전하여 절제하는 방법이에요. 0.5cm 이상인 용종의 절제술로 많이 이용되고 있어요.

 내시경 용종 절제술을 할 때도 금식이 필요한가요?

 검사 전 준비 사항은 대장내시경과 동일해요. 전날 저녁부터 금식을 하고 장 정결제를 복용하여 장을 완전히 비워야 해요. 특히 용종 절제시에는, 대장 안에 음식물(찌꺼기)이 남아 있는 등 대장이 완전히 비워지지 않으면 용종 절제를 방해할 수 있어요. 그렇기 때문에 용종 절제술을 할 때에는 특히 더 신경 써서 장을 잘 비우도록 해야 해요. 검사하기 3일 전부터 씨 있는 과일, 잡곡류, 미역 및 고춧가루, 잘 소화되지 않는 음식의 섭취를 제한하는 음식 조절을 하고 복용약(혈압, 당뇨, 항혈전제 및 항응고제)에 대해서는 시술 전에 의사와 상담한 후에 복용 및 중단을 결정해야 해요.

그 외에 시술 전 환자에게 준비시켜야 할 것은 어떤 것이 있는지 알려주세요.

 검사 시술에 대한 사항(용종 절제 시 출혈 및 천공 등의 합병증)을 환자에게 자세히 설명해야 해요. 시술 당일 보호자 동반 유무를 확인하고 시술 전에 진정제 또는 진통제 투여를 위해 정맥주사 라인을 확보해요. 환자의 검사 자세는 좌측와위를 한 상태에서 양쪽 두 다리를 가슴 쪽으로 구부려 시술을 받게 돼요. 검사 시술 전·중·후의 환자 상태를 모니터링하는 것은 필수겠죠?

 내시경 용종 절제술 시 간호사가 준비해야 할 사항은 뭐가 있을까요?

 시술 전에 고주파 전기 수술기(Electrosurgical units)을 준비해요. 주로 ERBE사에 개발한 자동조절절개장치(Automatically controlled cut system, Endocut)를 많이 이용해요. 환자에게는 반환 전극인 접지 패드(Patient-plate)를 부착해요. 일반적으로 환자의 엉덩이나 다리에 부착하는데 화상을 입지 않도록 피부에 넓게 접촉시켜야 해요. 그리고 고주파 전기 수술기에 연결된 전류 통전용 발판을 시술자 발 옆에 놓아서 다루기 편리하게 준비해요. 그 외에도 시술 시 필요한 부속기구를 미리 준비해 둬야 하죠. 또한 환자의 화상을 방지하기 위해 액세서리는 제거하고 심박동기나 보청기 등은 통전으로 영향을 받을 수 있어 사전에 장착 여부를 확인하는 것이 중요해요.

✓ TIP 용종 절제술 준비 물품

고주파 전기 수술기, Injector, 올가미(Snare), 용종회수통(Trap), 생리식염수, 인디고카민, 에피네프린 앰플, 주사기, (필요시)박리성 올가미(Detachable snare)

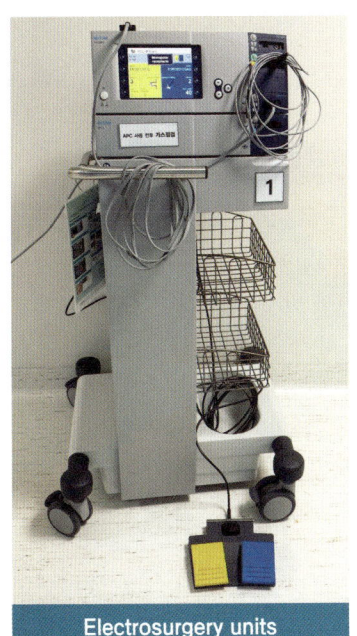

Electrosurgery units

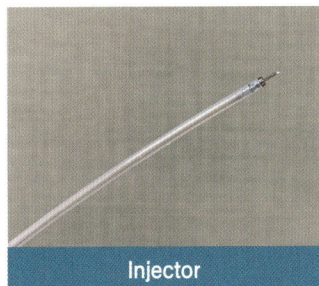

Injector

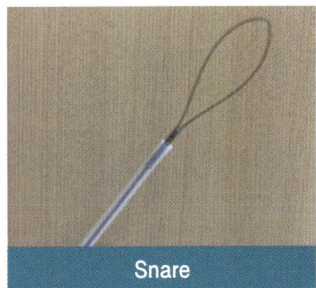

Snare

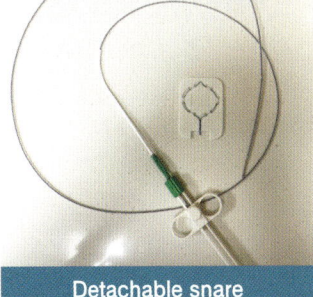

Detachable snare

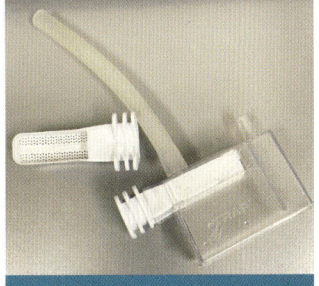

Trap

용종 절제술(내시경 점막 절제술)의 과정을 알고 싶어요.

 다음 사진을 보며 내시경 점막 절제술 과정을 알아보도록 해요.

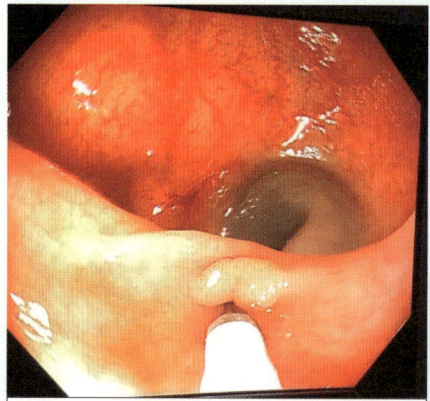
① 용종 아래에 Injector를 찌름

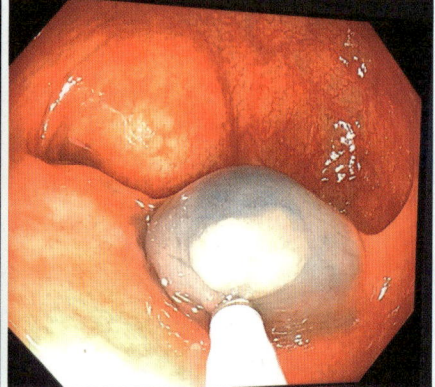
② 점막하 용액 주입

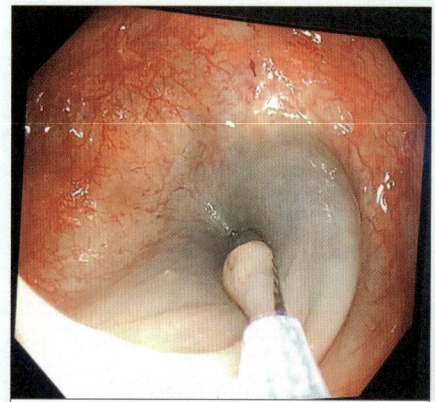
③ 용종을 올가미로 잡음

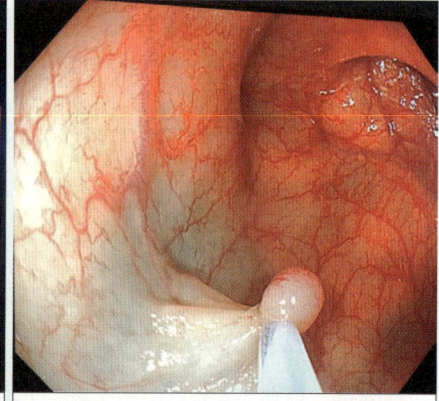
④ 올가미를 서서히 조이면서 통전

용종 절제술 과정

①용종이 발견되면 Injector 바늘을 용종 근위(끝부분) 방향으로 비스듬히(30~45도) 찔러 용종 아래에 위치시켜요. ②Injector를 통해서 점막하 주입 용액을 적당량 주입하여 병변이 융기되도록 해요. ③용종을 내시경의 5~6시 방향에 위치시킨 후에 올가미를 넓은 공간에서 완전히 펼치고 용종의 기저부와 평행하게 조절하여 용종을 잡도록 해요. ④시술자가 고주파 전기수술기 발판을 통해 전류를 통전하면 그 속도에 맞추어 간호사는 용종을 잡은 올가미를 서서히 조여요. 천공의 합병증을 줄이기 위해서 통전 시에는 용종을 잡은 올가미를 점막으로부터 살짝 당기는 것이 좋아요.

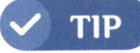 **용종 절제술 과정별 어시스트**

①**점막하 주입 방법**
점막하 주입 용액을 과도하게 주입하면 올가미(Snare)로 포획이 어려워질 수 있으므로 적당량을 주입해요.

②**올가미 준비 방법**
올가미로 용종을 용이하게 잡기 위해서는 용종 크기에 비해 약간 큰 올가미를 선택해요.

③**올가미 조이는 방법**
시술자가 전류를 통전하기도 전에 간호사가 너무 빠르고 강하게 올가미를 조이면 조직이 응고되기 전에 잘려서 출혈이 발생할 수 있어요. 반면에 너무 느리게 올가미를 조이면 조직은 잘리지 않고 조직에 손상(화상)을 입힐 수 있으니 시술자가 통전하는 속도에 맞춰 올가미를 조여야 해요.

 용종 절제술을 할 때 점막하 주입을 하는 이유는 무엇인가요?

 점막하에 용액을 주입하면 편평한 병변을 융기시켜 올가미로 쉽게 포획할 수 있어요. 점막하 용액 자체가 혈관을 압박하고 혼합한 에피네프린이 혈관을 수축하므로 용종 절제 시 출혈을 예방할 수 있어요. 또한 근층과 절제면 사이에 주입된 용액이 완충 작용을 하여 화상과 천공도 예방할 수 있어요.

 그렇군요. 점막하 주입 용액에 인디고카민이 왜 포함되나요?

 인디고카민은 염색약이에요. 점막하 용액에 인디고카민 염색약을 섞어 주면 주입된 부위가 파랗게 변하게 돼요. 점막하 주입의 범위와 정도를 결정하는 데 도움이 되고 병변의 경계를 명확히 파악하는 데도 유리해요.

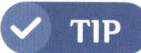 **Injection 준비 및 주의 사항**

①10cc 주사기에 생리식염수(N/S) 9cc + 에피네프린(Epinepherine) 1cc + 인디고카민(색깔이 날 정도) 아주 소량 혼합하여 준비

②Injector 도관의 공기를 제거하기 위하여 용액을 관류(Flushing)시킴

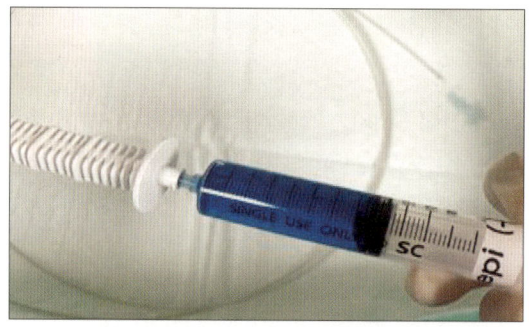

③Injection Needle의 On/Off가 잘되는지 사전 점검(불량 제품이 있을 수 있음)

④Injector 내시경 포셉 밸브에 삽입 시 Needle은 내시경 채널의 손상을 예방하기 위해서 Off 상태로 삽입

(내시경 채널 안으로 삽입하는 모든 부속기구는 항상 Off 상태가 필수!)

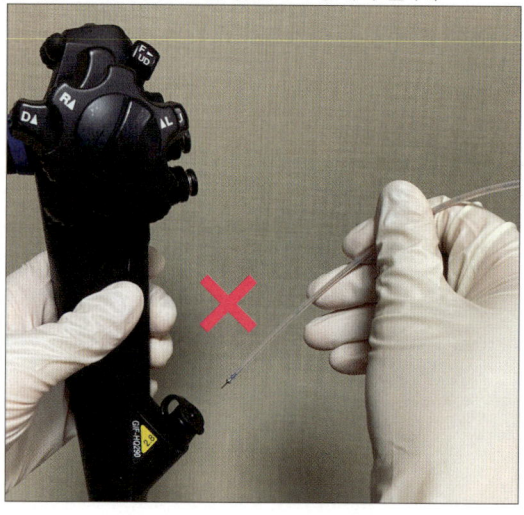

 그런데 내시경으로 제거된 용종은 어떻게 밖으로 꺼낼 수 있나요?

 용종 회수는 그라스핑 포셉(Grasping forcep), 네트(Net)와 같은 부속기구를 이용하여 용종을 잡아서 회수하는 방법과 용종회수통(Trap)을 내시경의 Suction connector와 연결하여 용종을 흡인하여 회수하는 방법이 있어요.

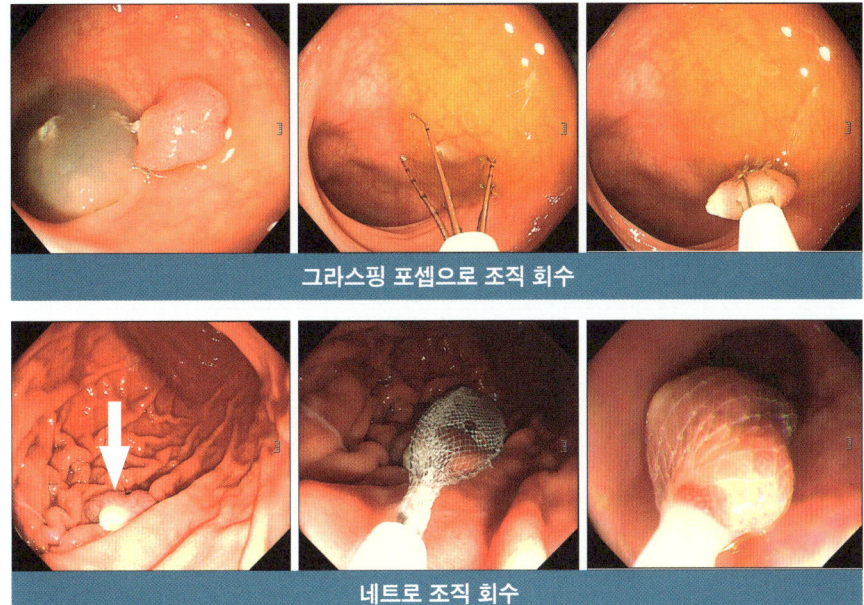

그라스핑 포셉으로 조직 회수

네트로 조직 회수

➕ 한 걸음 더   용종회수통(Trap)을 이용한 용종 회수 방법

①용종회수통에 연결되어 있는 두 개의 라인을 확인해요.

②두 개의 라인 중 짧은 라인을 내시경의 흡입 라인(Suction connector)과 연결해요.

③두 개의 라인 중 긴 쪽의 라인을 흡입 라인과 연결해요.

④시술로 절제된 조직을 확인한 후에 흡인하여 내시경의 흡입 채널로 조직을 회수해요.

　(흡인한 조직은 용종회수통에 걸러지는데, 간호사는 이때 시술자가 조직을 흡인하기 전 용종회수통을 미리 연결해야 해요. 연결 준비가 늦어진 경우에는 시술자에게 알려 용종회수통을 연결한 후에 흡인하도록 알려야 해요!)

⑤시술자가 조직을 흡인하면 간호사는 용종회수통 안의 조직 회수 유무를 확인하여 시술자에게 알려줘요.

　("조직 회수되었습니다." 또는 "조직이 아직 회수되지 않았습니다.")

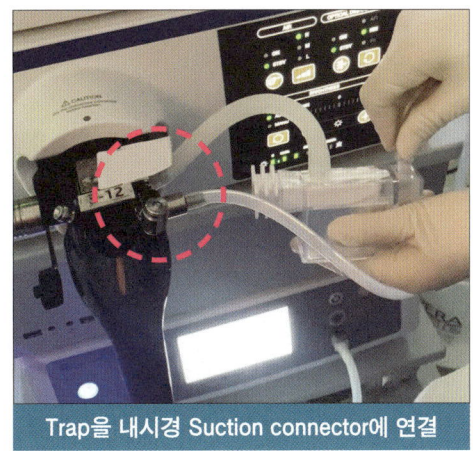

Trap을 내시경 Suction connector에 연결

- 용종회수통 안으로 조직이 회수되지 않았다면?
  ① 회수된 조직이 용종회수통의 뚜껑이나 안쪽 다른 곳에 붙어 있을 수 있으므로 용종회수통의 뚜껑을 관찰해요.
  ② 용종회수통에 이물질이 많아 회수된 조직과 구별이 어려울 때에는 용종회수통을 교체한 후 뚜껑을 열어 밝은 곳에서 관찰해요.
  ③ 용종회수통 안에 용종이 없다면 간혹 용종이 용종회수통에 걸리지 않고 흡입통(Suction bottle)로 넘어가는 경우가 있으므로 이때는 흡입통을 거즈를 이용해 걸러낸 후에 조직의 유무를 확인해요.

> ! 잠깐 절제한 용종을 꼭 회수해야 하나요?(용종 회수의 중요성)

용종을 제거하는 것도 중요하지만, 제거된 용종을 회수하는 것도 매우 중요해요. 회수된 용종의 조직검사 결과에 따라서 대장내시경의 추적관찰(F/U) 시기가 달라지기도 하고 추가 시술이 필요할 수도 있기 때문이에요.

예를 들면 염증성 및 과증식성 용종은 정상인과 같은 내시경 추적(5년 마다)을 하게 되지만, 조직검사에서 선종이 나오거나 용종의 크기가 크거나 개수가 많으면 더 빠른 내시경 추적(3년 이내)을 권고해요.

용종의 위치와 개수도 중요한 부분이므로 간호사는 회수한 용종을 시술자가 기재한 판독지와 동일한 검체통에 넣어요. 여러 개의 용종을 절제하면 검체의 순서가 바뀌거나 섞이지 않도록 검체통에 번호를 적어 순서대로 정확히 넣어야 해요. 특히, 암 병변이 의심되는 조직이라면 판독지와 꼭 일치하는 순서로 검체를 넣어야 해요. 암으로 판명되어 수술을 해야 할 경우에 바뀐 순서로 엉뚱한 곳을 수술하는 불상사가 생길 수도 있으니까요.

 내시경 용종 절제술을 할 때 큰 용종을 제거하면 출혈이 많이 될 것 같아요.

 맞아요. 목이 길고 두꺼우면서 큰 용종은 혈관이 많이 분포되어 있어서 용종 절제술 후 출혈이 발생할 가능성이 높아요. 이럴 때는 출혈 예방을 위하여 내시경적 루프 유치술을 해요. 루프 유치술은 용종 목(Stalk)을 루프(박리성 올가미) 또는 클립을 이용하여 미리 압박하고 용종을 절제하는 방법이에요. 그런데 용종 목을 루프로 너무 조이면 용종이 루프 자체에 잘리면서 출혈이 발생하기도 해요. 반대로 용종 목을 루프로 덜 조여도 혈관 지혈이 안 되는 경우가 생기니 루프 사용법을 잘 숙지해야 해요.

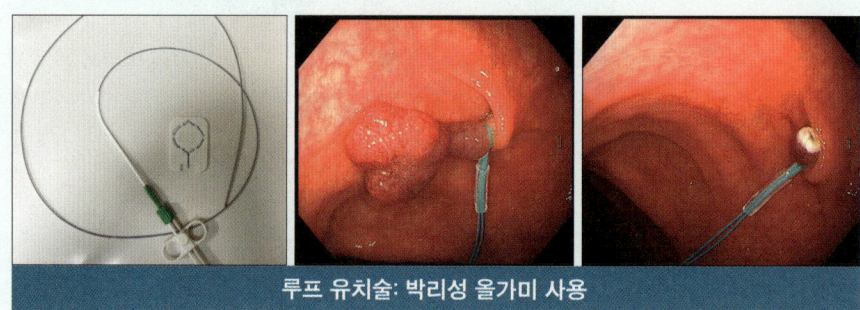

루프 유치술: 박리성 올가미 사용

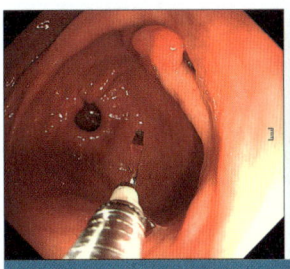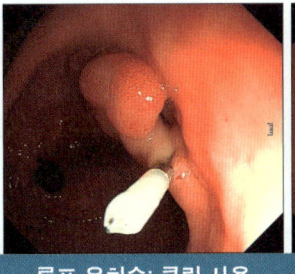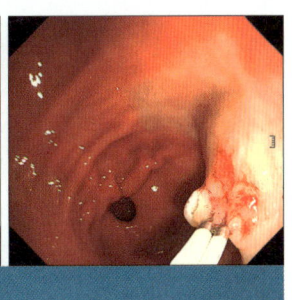

루프 유치술: 클립 사용

 대장 용종 절제술 후에 환자에게 설명해야 할 주의 사항에는 어떤 것이 있을까요?

 시술이 종료된 후에는 환자가 복통을 호소하면 시술 중 장내에 공기 주입으로 복부 팽만감이 일시적으로 있을 수 있다고 설명해요. 하지만 복통이 심하거나 지속되면 시술 후에 천공의 합병증을 확인하기 위해 필요시 X-ray 촬영으로 확인한 후에 귀가시켜요.

시술 후에는 4시간 동안 물 포함 금식을 하도록 하고, 4시간 후에 먼저 물을 복용한 후에 복통이나 다른 증상(혈변, 발열 등)이 없으면 부드러운 식사(죽)를 섭취하도록 설명해요. 단, 시술자에 따라서 용종 절제술 후, 하루 정도 금식 안내를 하기도 한답니다. 심한 복부 통증이나 선홍색의 다량의 출혈이 있으면 다시 병원에 내원하도록 하고 검사 당일은 무리한 활동은 피하고 안정을 취하도록 안내해요.

 대장 용종 절제술 후 특별한 증상이 없으면 병원에 내원하지 않아도 되나요?

 절제한 용종에 대한 조직검사 결과는 꼭 확인해야 해요. 그래서 조직검사 결과가 나올 시기(대개 1주일 후)에 예약된 외래 방문일을 환자에게 알려주고 조직검사 결과를 꼭 확인할 것을 설명해요. 제거한 용종이 암이면 추가적인 검사나 수술이 필요할 수 있고 크기가 1cm 이상인 선종이나 다수의 선종을 제거했을 때는 대장내시경의 빠른 추적 관찰을 요하기 때문이죠.

 위 용종 절제술은 대장 용종 절제술과는 어떤 점이 다른지도 궁금해요.

 위내시경은 대장내시경과 달리 장 정결 없이 금식만 하면 시행 가능하므로 위에 용종이 발견되면 조직검사를 먼저 시행하는 경우가 많아요. 그리고 조직검사에 따라서 용종 제거가 필요하다면 따로 일정을 잡아서 시술을 진행하기도 해요. 시술 방법이나 준비 사항 및 주의 사항은 대장 용종 절제술과 동일해요.

2 비정맥류 출혈 지혈술
(피를 토했어요)

> **Case**
>
> 1일 전에 소주 2병으로 과음한 후에 금일 구토와 함께 피를 토하여 응급실에 내원한 40세 남자 환자. 응급실 내원 시 측정한 활력징후는 혈압 90/60mmHg, 맥박 110회/분, 호흡 20회/분, 산소포화도 94%로 측정되었다. 어떤 검사를 해야 할까?

피를 토해서 내원한 환자네요. 이 환자가 내원하면 어떻게 간호해야 하나요?

혈압이 다소 낮으니 활력징후를 자주 측정하고 우선 정맥주사 라인을 확보해야 해요(수액 공급, 수혈 가능성). 토혈을 했으니 상부 위장관(식도, 위, 십이지장) 출혈이 의심돼요. 이런 경우에는 위내시경 검사를 할 수 있어요.

혈압이 낮아서 환자 상태가 안 좋아 보여요. 바로 위내시경 검사를 해야겠죠?

정맥류 출혈이 아닌 상부 위장관 출혈은 활력징후가 안정된 후 12~24시간 이내에 내시경을 시행해요. 하지만 활력징후가 불안정(특히 혈압 저하, 산소포화도 감소)하여 검사 중 위험한 응급 상황이 발생할 수 있고, 다량의 출혈로 내시경 시야가 확보되지 않을 수 있어요. 또한 금식이 되지 않았다면 음식물로 인해 병변을 찾지 못해서 내시경 검사를 중단하게 될 수도 있죠. 물론 시술자의 판단으로 필요하면 좀 더 빠르게 검사를 진행하기도 해요.

상부 위장관 출혈은 어떨 때 생길 수 있는지 궁금해요.

상부 위장관 출혈은 정맥류와 비정맥류로 구분해요. 정맥류 상부 위장관 출혈은 간경화 환자에게서 대부분 발생하고 비정맥류 상부 위장관 출혈은 소화성 궤양, 점막 미란성 질환, Mallory-Weiss 증후군, Dieulafoy 병변, 혈관 이형성증, 종양 등의 원인으로 발생해요.

토혈 말고 상부 위장관 출혈을 의심할 만한 다른 증상은 없나요?

 만약 흑색변(Melena)을 본다면 그때도 상부 위장관 출혈을 의심할 수 있죠. 일반적으로 혈액의 헤모글로빈(Hb)이 위산과 반응하여 검은색의 헤마틴으로 변하기 때문이에요. 진한 청색변을 흑색변으로 오인하는 환자도 있는데, 자장면과 같은 검은색 변인지를 확인해야 해요. 색으로 구분하기가 애매한 경우에는 과산화수소수를 부어서 거품이 나는 것을 보고 Melena 여부를 확인하기도 해요. 또한 철분제나 감초를 복용했을 때도 흑색변처럼 보일 수 있으니 먹은 약제를 확인할 필요가 있어요.

Case

1주일 전부터 발생한 간헐적인 선홍색 혈변을 보는 증상으로 응급실에 내원한 72세 여자 환자. 응급실 내원 시 측정한 활력징후는 혈압 110/70mmHg, 맥박 90회/분, 호흡 16회/분, 산소포화도 95%로 측정되었다. 어떤 검사를 해야 할까?

 혈변(Hematochezia)으로 내원한 환자네요. 이럴 때는 어떤 검사를 해야 하나요?

 선홍색 혈변을 봤으니 하부 위장관(대부분 대장 병변) 출혈이 우선 의심되네요. 대장내시경 또는 구불결장내시경 검사를 해야 하는 상황이에요.

 혈변이면 무조건 대장내시경 또는 구불결장내시경 검사를 시행하는 건가요?

 혈변을 보일 때는 보통 대장내시경 검사를 시행하여 하부 위장관 출혈의 병소를 직접 확인하고, 필요시 지혈술을 시행해요. 하지만 비위관(L-tube)을 통한 생리식염수 위세척에서 출혈 소견이 있거나 저혈압 소견이 보이는 혈변은 다량의 상부 위장관 출혈이 원인일 수 있어요. 그래서 이런 경우는 위내시경을 먼저 시행할 수 있어요. 위내시경에서 이상이 없으면 대장내시경 또는 구불결장내시경의 추가적인 검사를 시행해요.

 하부 위장관 출혈은 주로 어떤 때에 발생하나요?

 혈변의 가장 흔한 원인은 항문에서 출혈이 발생하는 치핵이에요. 하지만 하부 위장관 출혈은 게실 출혈(Colon diverticulum), 용종 절제술 및 점막하 박리술 후의 출혈, 혈관 이형성(Angiodysplasia), 허혈성 대장염(Ischemic colitis), 염증 질환(감염성 장염, 궤양성 대장염)과 종양(암) 등으로 발생해요.

Case 활동성 출혈

일주일 전부터 속이 쓰렸으나 별다른 검사와 치료 없이 지냈고 1일 전에 흑색변을 주호소로 병원에 내원한 65세 남자 환자. 내원 시 측정한 활력징후는 혈압 95/50mmHg, 맥박 110회/분, 산소포화도 96%로 측정되었다. 위 내시경 검사 시 다음과 같이 관찰되었다. 어떤 치료가 필요할까?

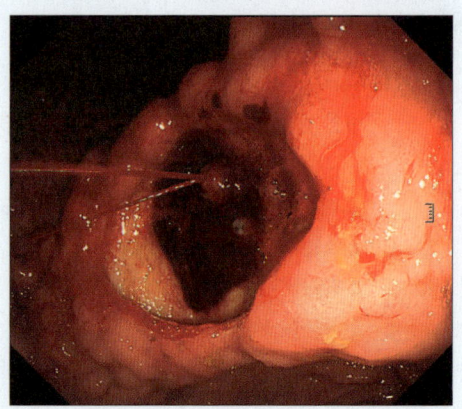

 내시경 검사 사진을 보니 위에서 피가 많이 나고 있어요. 이럴 땐 어떻게 치료할 수 있나요?

 활동성 출혈(Active bleeding)을 보이는 위궤양이에요. 내시경 지혈술을 시행해야겠군요.

 내시경 지혈술이요? 지혈술은 어떨 때 할 수 있는지 궁금해요.

 내시경으로 확인했을 때 궤양에 활동성 출혈이 있거나 재출혈의 위험도가 높으면 지혈술을 시행해요. 하지만 내시경적 지혈술로 지혈이 되지 않는다면 혈관조영술(Angiography)을 통한 지혈술이나 수술적 치료를 시행할 수도 있어요.

➕ 한 걸음 더   Forrest 분류(Modified forrest classification)

Forrest 분류(Modified forrest classification)는 궤양의 육안적 형태에 근거한 출혈성 궤양의 재출혈 위험도 분류예요. 일반적으로 분출성 출혈(Forrest class Ia), 삼출성 출혈(Forrest class Ib), 비출혈 혈관 노출(Forrest class IIa)이 있는 궤양의 경우에 내시경 지혈술을 시행해요.

Forrest 분류	궤양 육안적 소견	재출혈 위험도(%)
Ia	Spurting	90
Ib	Oozing	30
IIa	Exposed vessel	40~50
IIb	Adherent clot	20
IIc	Pigmentation or Hematin	5
III	Clean	5

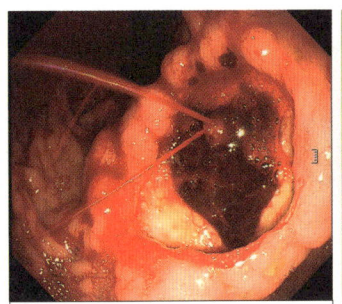
Forrest Ia : 피가 분출

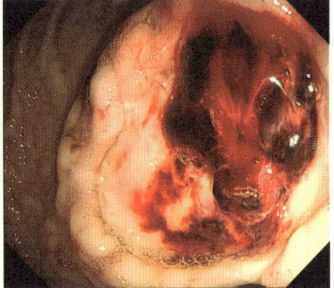
Forrest Ib : 피가 새어나옴

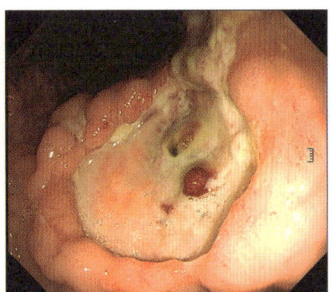
Forrest IIa : 혈관 노출

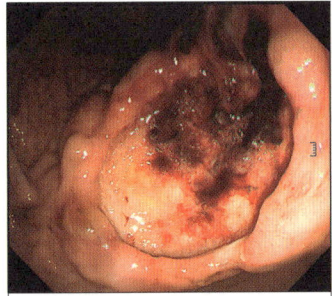
Forrest IIb : 혈괴만 보임

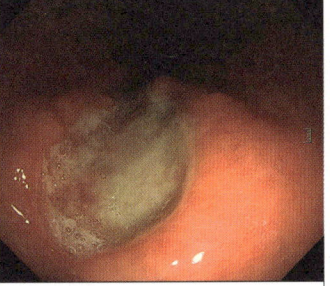
Forrest IIc : 저부 색조변화만

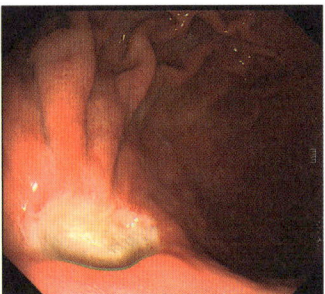
Forrest III : 저부가 깨끗

Forrest 분류에 따른 내시경 소견

내시경 지혈술은 어떻게 하나요?

먼저 내시경 지혈술에는 국소 주입 지혈술(Injection therapy), 소작 또는 열 응고 지혈술(Thermal therapy, Cautery hemostasis), 기계적 지혈술(Mechanical therapy), 분말 지혈술(Spray therapy)이 있어요. 출혈 병소의 특성에 따라서 단독 또는 병합 사용하기도 해요.

내시경 지혈 방법		예시
국소 주입 지혈술		에피네프린 주입 지혈술, 경화제 주입 지혈술
소작 또는 열 응고 지혈술	비접촉성	아르곤 플라즈마 지혈술
	접촉성	전기 응고법(Elcetrocoagulation)
기계적 지혈술		클립 지혈술, 밴드 결찰술, Detachable snare 등
분말 지혈술		Endo clot®

내시경 지혈 방법에 대해서 자세히 알고 싶어요.

 내시경 지혈술은 출혈 병소의 상태 및 상황에 따라서 다양한 지혈 방법으로 시술이 시행돼요. 그렇기 때문에 여러 내시경 지혈술의 각 특성과 방법을 숙지하는 것이 좋아요. 이해를 돕기 위해 케이스 통해서 다양한 내시경 지혈술에 대해서 자세히 살펴보도록 할게요.

Case 에피네프린 국소 주입 지혈술

위용종 절제술을 받기 위해 내시경실에 내원한 80세 여자 환자. 위용종 절제술후에 헬리코박터 균 검사를 위해 바이옵시 포셉으로 점막 조직을 채취하였다. 조직을 채취한 부위는 피가 새어 나오는 소견(Oozing)이 관찰되었고 2분 동안 기다렸으나 출혈은 지속되었다. 활력징후는 혈압 110/80mmHg, 맥박 110회/분, 호흡 20회/분, 산소포화도 96%로 측정되었다. 위내시경 사진은 다음과 같다. 어떻게 치료할 수 있을까?

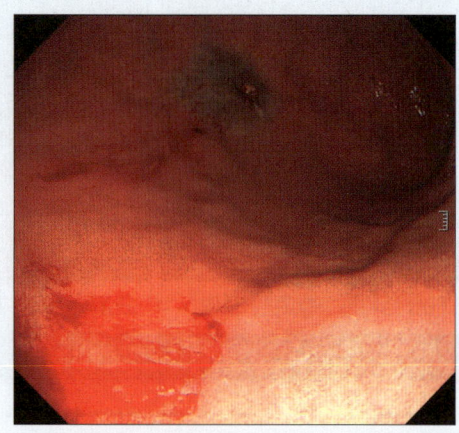

 이 환자는 조직검사 후 피가 잘 안 멈추는 상황인가 봐요. 어떤 내시경 지혈술을 해야 하나요?

 에피네프린 국소 주입 지혈술, 소작 또는 열 응고 지혈술, 기계적 지혈술이 있어요. 출혈 병변의 특성 또는 출혈 정도에 따라서 지혈술을 단독(한 가지) 또는 병합(한 가지 이상)하여 시행해요. 이 환자는 병변이 크지 않고 출혈이 심하지 않아서 저렴하고 간편한 방법인 에피네프린 국소 주입 지혈술을 시행하였어요.

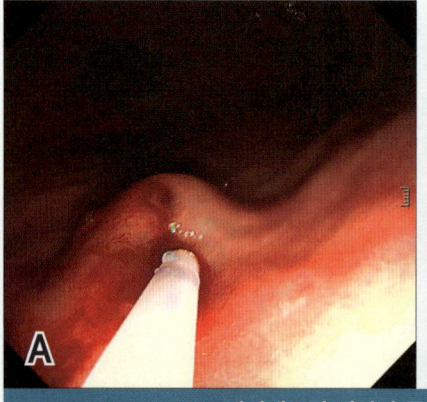 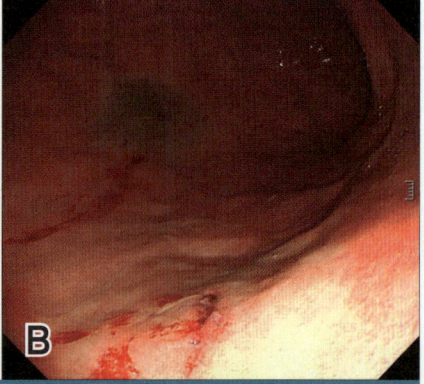

에피네프린 점막하 주입(A) 후 출혈 멈춤(B)

국소 주입 지혈술에 대해서 자세히 알고 싶어요.

 국소 주입 지혈술은 에피네프린 혼합 용액을 이용해요. 혼합 용액을 Injector를 이용하여 Needle을 출혈 병변 부위에 찔러 용액을 주입하는 시술로 비교적 간단하고 조직 손상이 적어 안전하고 효과적이에요. 단, 간경화의 정맥류 출혈은 제외해요. 부풀어진 정맥류를 Needle로 찌르면 정맥류가 터지면서 출혈을 더 유발하기 때문이죠.

 에프네프린 국소 주입 지혈술은 어떻게 하는 건가요?

 출혈이 있거나 출혈의 위험이 높은 궤양의 경우는 노출된 혈관은 건드리지 않고 출혈 부위 주변의 네 방향으로 에피네프린 혼합 용액을 0.5~1mL씩 점막에 천천히 주입해요. 국소 주사된 에피네프린 혼합 용액은 점막하 세동맥을 수축시키고, 출혈 혈관을 국소 압박하며 혈소판 응집을 일으켜 혈전 형성을 유도해요. 하지만 주입액이 조직 내에 오래 머물지 못하여 재출혈의 가능성이 있으므로 일시적으로 지혈을 하고 다른 지혈법 사용을 위한 보조 요법으로 시행하기도 해요. 물론 고용량을 주입하면 재출혈의 예방 효과가 있지만 고용량(30mL 이상) 주입은 드물게 심혈관에 부작용을 유발할 수도 있어서 주의해야 해요.

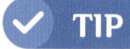 에피네프린(Epinephrine) 국소 주입 지혈술

· 준비 물품

10cc 주사기, 에피네프린 1Ampule, 0.9% 생리식염수, Injector

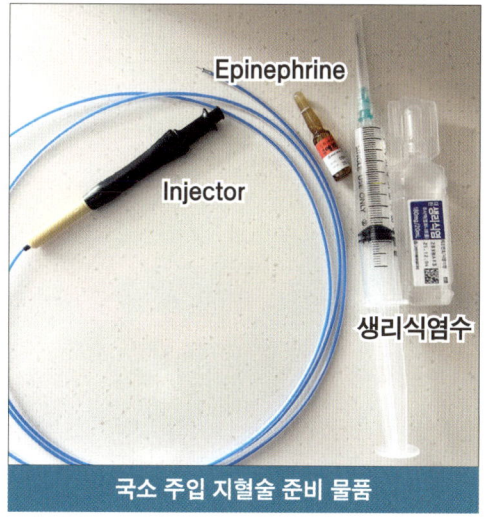

국소 주입 지혈술 준비 물품

· 용액 혼합 방법

10cc 주사기에 에피네프린 1cc(1Ampule)와 0.9% 생리식염수 9cc(1:10,000)를 혼합해서 사용

· **Injector 준비 사항**

Injector 말단에 Needle이 제대로 나오는지 확인하고 Injector에 생리식염수와 에피네프린 혼합액을 Flushing(관류)하여 Injector 내강의 공기를 제거함

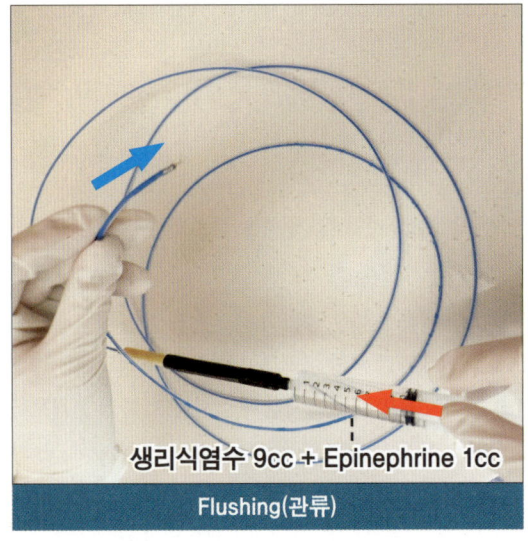
생리식염수 9cc + Epinephrine 1cc
Flushing(관류)

· **시술 과정**

①에피네프린과 생리식염수를 혼합하여 내시경용 Injector에 Flushing(관류) 후에 Needle이 도관 안으로 들어간 상태에서 시술자에게 건네줘요.

②간호사는 Injector 선단부가 출혈 부위에 도달하면 시술자의 지시에 따라서 Injector needle on(도관 밖으로 나옴) 한 후 에피네프린 혼합 용액을 주입하며 주입 용량을 구두로 알려요.(예: 0.5cc, 1cc, 1.5cc, 2cc Inject!)

③시술이 끝나면 Injector needle off(도관 안으로 집어넣음) 하고 Injector를 내시경에서 제거해요.

Case 클립핑 지혈술

타 병원에서 상급병원 진료를 의뢰받고 위 상피하 종양 검사를 위해 내원한 62세 여자 환자. 내시경실에서 위내시경을 시행하였고 조직검사를 여러 번 시행하였다. 조직검사 부위에서 새는 출혈(Oozing)이 2분 이상 지속되고 있으며, 현재 활력징후는 혈압 140/80mmHg, 맥박 74회/분, 호흡 20회/분, 산소포화도 96%로 측정되었다. 어떤 치료가 필요할까?

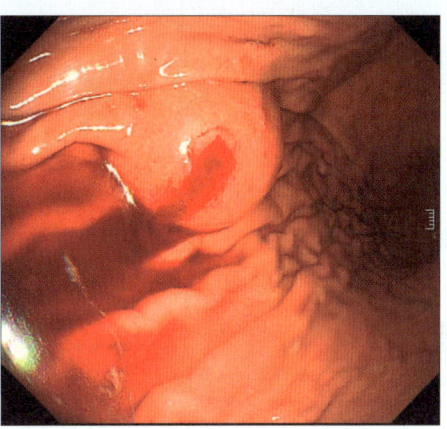

 이 환자는 사진을 보니 지금도 피가 나고 있나봐요.

 조직검사 부위에서 새는 출혈(Oozing)이 관찰되고 있어요. 이런 경우, 보통 출혈이 자연적으로 멈추기도 해서 대개는 기다려요. 하지만 수분 이상 출혈이 지속되면 지혈술을 시행하기도 해요.

 이 환자는 어떤 내시경 지혈술을 해야 하나요?

 이 경우, 넓게 벌어진 병변을 지혈하는 데 용이한 기계적 지혈법인 클립핑(Clipping) 지혈술을 했어요.

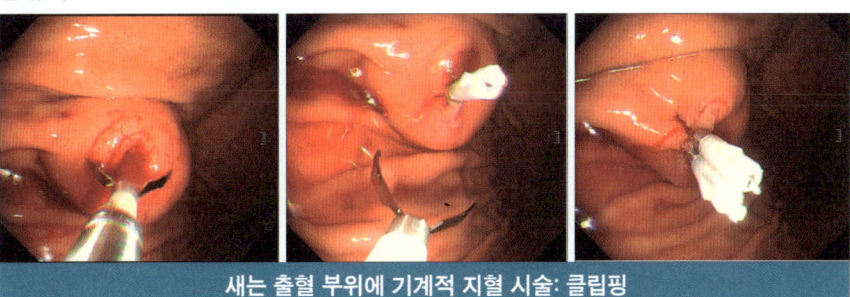

새는 출혈 부위에 기계적 지혈 시술: 클립핑

 내시경 클립 지혈술에 대해서 어떤 방법으로 시행하는 건지 알고 싶어요.

내시경 클립 지혈술은 금속클립(Hemoclip)을 사용하여 출혈 부위의 혈관과 주변 조직을 함께 묶어 지혈하는 방법이에요. 노출된 혈관 또는 손상으로 조직이 갈라진 부위에서 출혈이 발생했을 때 주로 사용해요. 또한 벽이 얇거나 응고 장애가 있는 환자에게 국소 주입 지혈술 시에 주입된 바늘 자국에서 출혈이 되거나 천공 위험성이 있을 때 기계적 지혈법을 사용해요. 하지만 주입이나 소작, 열 응고 지혈술보다는 시술 방법이 어렵고 병변이 섬유화(궤양 저부)로 딱딱하다면 클립 결찰이 잘 안될 수 있어요.

 내시경 클립 지혈술을 할 때 간호사는 어떻게 시술을 도울 수 있나요?

 ①간호사는 내관에 이미 장착된 클립(일회용) 또는 핸들을 조작하여 장착한 클립(재사용)을 시술자에게 건네요.
②간호사는 클립 장치가 출혈 부위에 도달하면 클립을 열어 외관에 고정해요.
③간호사는 시술자의 지시에 따라 일정한 속도로 핸들을 당겨 클립을 잡아요.
④(재사용 클립 사용 시) 간호사는 내시경 밖에서 클립 장치 안의 Inner를 제거해요.
 (일회용 클립 사용 시) 한 번 사용한 클립은 버리고, 추가 클립이 필요하면 새 일회용 제품을 준비해요.

Case 아르곤 플라즈마 전기 응고법

걸을 때 호흡곤란을 주호소로 병원에 내원한 50세 여자 환자. 실시한 혈액검사에서 Hb 5.1g/dL으로 측정되었다. 내원 시 측정한 활력징후는 혈압 130/80mmHg, 맥박 74회/분, 호흡 20회/분, 산소포화도 96%로 측정되었다. 위내시경 검사의 사진은 다음과 같다. 어떻게 치료해야 할까?

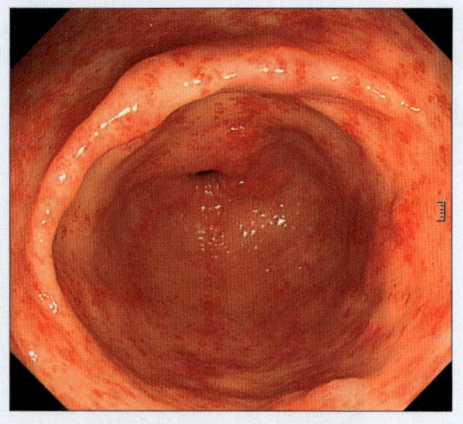

 이 환자의 내시경 소견이 궁금해요.

 위 전정부에 혈관이형성(Angiodysplasia)이 관찰되네요. 다른 이상 병변이 없다면 이로 인해 빈혈이 발생한 것으로 생각할 수 있어요.

혈관이형성일 때는 어떤 내시경 지혈술을 해야 하나요?

 이 환자는 위점막에 넓게 분포하는 형태의 혈관이형성이므로 병변에 직접 접촉하지 않고 전기 응고 소작이 가능하여 합병증이 적은 아르곤 플라즈마 전기 응고법(Argon Plasma Coagulation, APC)을 이용할 수 있어요.

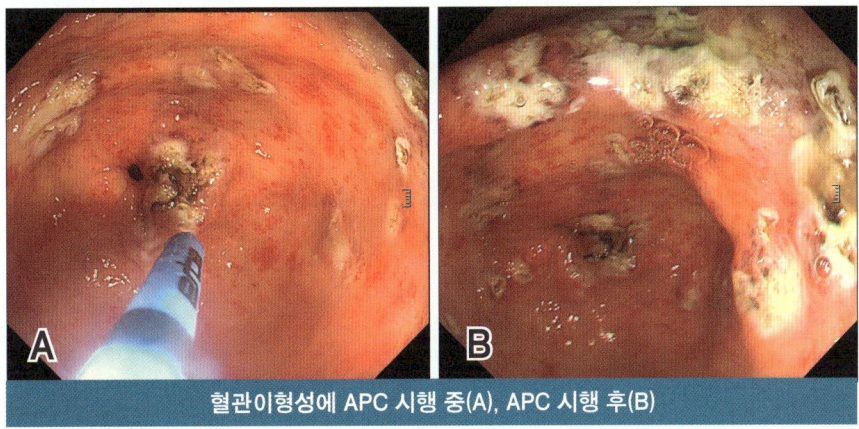

혈관이형성에 APC 시행 중(A), APC 시행 후(B)

 아르곤 플라즈마 응고 소작법(APC)에 대해서 자세히 알고 싶어요.

 비접촉 지혈 방법이며 카테터로 이온화된 아르곤 가스를 방출하면서 고주파 전류를 통전하여 미량의 아르곤 가스와 전기에너지를 통해 조직에 전류를 전달함으로써 조직을 응고해요. 그래서 아르곤 플라즈마 응고 소작법은 비접촉성 내시경 지혈술로 조직 손상의 깊이가 최대 3~4mm로 천공의 위험성이 적어요. 방사선 직장염, 위 전정부 혈관 확장증, 동정맥 기형이나 혈관이형성에서 발생되는 삼출성 출혈 등에 이용해요. 하지만 동맥출혈, 대량출혈 등의 활동성 출혈에는 지혈 효과가 충분하지 않을 수 있고 오히려 혈관의 손상만을 일으켜 더 큰 출혈이 조장될 수 있어요.

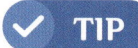 **TIP** 아르곤 플라즈마 응고 소작법 준비 물품

· 준비 물품

고주파 전기 수술기(Electrosurgical units), APC probe, Patient-plate, 50cc 주사기

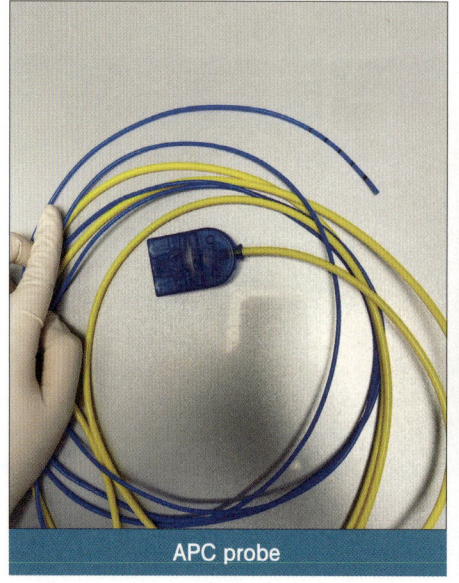
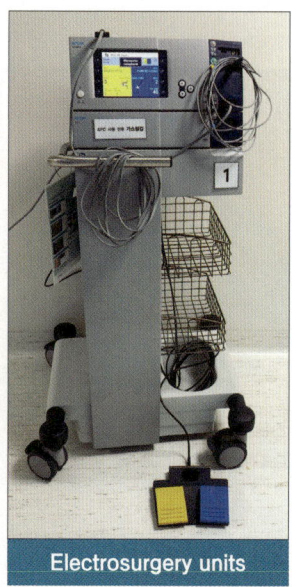

· 시술 과정

① 고주파 전원장치에 APC probe 연결하고, 통전(전류를 통함)을 하는 발판을 준비하여 시술자 옆에 위치시킨 후 환자의 둔부나 다리에 Patient-plate를 부착해요.
② 고주파 전원장치 APC의 모드는 시술자의 지시에 따라 설정해요.
③ 간호사는 출혈 위치를 확인한 후 50mL 주사기 Air를 분사하여 겸자구의 물기를 제거해요.
④ 간호사는 시술자에게 APC probe를 건네요.
⑤ 시술자는 Probe가 출혈 부위에 도달하면 지혈을 시행해요.
⑥ 효과적인 지혈을 위해 시술 중간 Argon probe 분사구에 묻은 이물을 제거하도록 해요.
⑦ 시술이 끝나면 환자의 다리에 부착된 접지용 Patient-plate를 제거해요.

➕ 한 걸음 더 아르곤 플라즈마 전기 응고 소작법(APC)

아르곤 플라즈마 전기 응고 소작법(Argon Plasma Coagulation, APC)은 Non-contact method로 병변과 조금 떨어진 상태에서 이온화된 아르곤 가스와 단극성 전류(Monopolar electircal current)를 동시에 흐르게 하여 조직을 응고시키는 방법이에요.

주의할 점은 출혈이 지속되어 장시간 응고술을 시행하면 APC 카테터 끝에 응고된 물질이 붙어서 효과가 감소할 수 있으므로 카테터 끝을 자주 닦아주는 것이 좋아요. 또한 연기가 발생하여 시야가 가려져 시술이 어려울 수 있고 장관의 팽만으로 천공 위험이 있어서 자주 연기를 흡인하여 제거하는 것이 중요하답니다.

또한 APC 모드에는 Forced APC 모드와 Pulsed APC 모드가 있어요. 지혈할 때는 강한 에너지를 지속적으로 분사하는 Forced APC 모드를 이용해요. Pulsed APC 모드는 규칙적이고 반복적인 빔 방사로 표면을 응고하는 모드로 남은 종양 조직을 소작(Ablation)시키거나 혈관이형성(angiodysplasia) 등과 같은 작은 혈관을 소작할 때 이용해요. APC를 위한 고주파 전기 수술기의 설정은 대개 장비회사에서 권장하는 설정을 그대로 따르는 경우가 많지만 시술자의 선호도에 따라서 설정을 변경하는 경우도 많아서 APC 사용 전에 시술자와 고주파 전기 수술기의 설정에 대해 상의하는 것이 좋아요.

Case 전기 응고법

위선종으로 치료 내시경 위해 내원한 50세 여자 환자. 위선종 제거 위해 내시경 점막하 박리술(Endoscopic Submucosal Dissection, ESD)을 시행하였다. 조직을 모두 박리한 후에 출혈이 관찰되었다. 어떻게 할까?

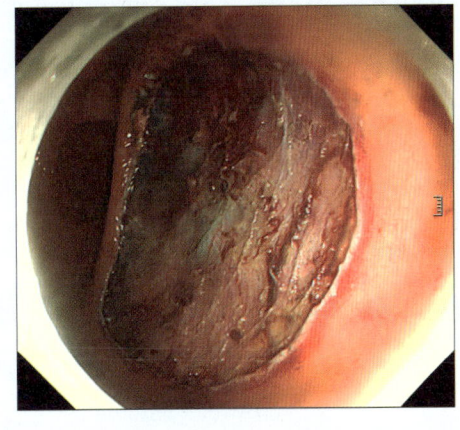

 이 환자는 점막하 박리한 시술 부위에서 출혈이 되고 있어요. 이럴 땐 어떻게 지혈할 수 있는지 궁금해요.

 내시경 점막하 박리술과 같은 시술과 연관된 출혈은 지혈겸자(Coagulation forcep, Coagrasper®)을 이용한 전기 응고법(Electrocoagulation)을 이용할 수 있어요.

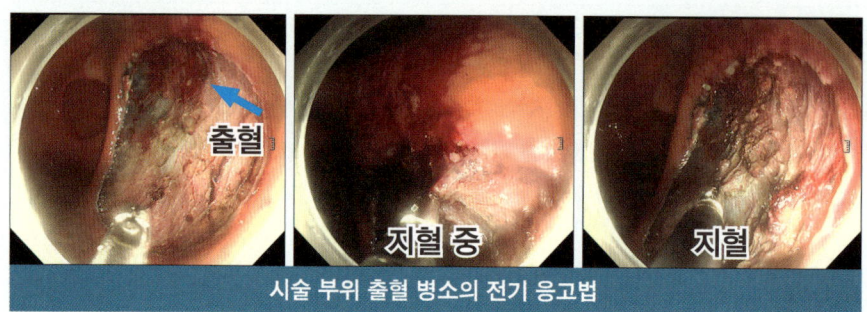

시술 부위 출혈 병소의 전기 응고법

전기 응고법에 대해서 자세히 알고 싶어요.

출혈 시 혈관이나 조직에 열을 주어 효과적으로 지혈하는 방법이에요. 고주파 전기 수술기의 Soft coag mode를 사용하여 지혈겸자로 노출혈관 주위 및 혈관 자체를 응고시켜 지혈해요. 주로 내시경 점막하 박리술(Endoscopic Submucosal Dissection, ESD)과 같은 치료 내시경 후 출혈이 발생할 때 이용해요. 노출 혈관이 분명한 경우에 사용되는데, 확실하고 간편한 지혈법이에요.

➕ 한 걸음 더 Soft coag mode와 Swift coag mode

· Soft coag mode: 부드러운 지혈 모드로서 지혈겸자로 지혈 시에 주로 설정해요.
· Swift coag mode: 절개성이 매우 강한 지혈 모드로서 절개나 박리 시에 주로 설정해요.

전기 응고법을 시행할 때 간호사는 어떤 것을 하면 될까요?

①고주파 전기 수술기에 지혈겸자의 부속기구를 연결해요.
②통전 발판을 시술자 옆에 위치시킨 후에 환자의 둔부나 다리에 Patient-plate를 부착해요.
③Soft coag mode로 변경해요.
④간호사는 지혈겸자가 닫힌 상태로 시술자에게 건네요.
⑤간호사는 시술자의 지시에 따라 지혈겸자를 열어 출혈 부위를 잡아요.
   (효과적인 지혈을 위해 시술 중간에 지혈겸자에 묻은 이물질을 제거하기도 해요.)

Case 분말 지혈술

위각의 선종으로 내시경 점막하 박리술을 시행한 60세 여자 환자. 시술 부위에 출혈이 관찰되어 클립 지혈술을 시행하였다. 다음 날, 추적 위내시경을 시행하였고 클립 부위에 혈괴가 관찰되었다. 이때 측정한 활력징후는 혈압 100/80mmHg, 맥박 104회/분, 호흡 20회/분, 산소포화도 96%로 측정되었다. 위내시경 사진은 다음과 같다. 어떤 치료를 해야 할까?

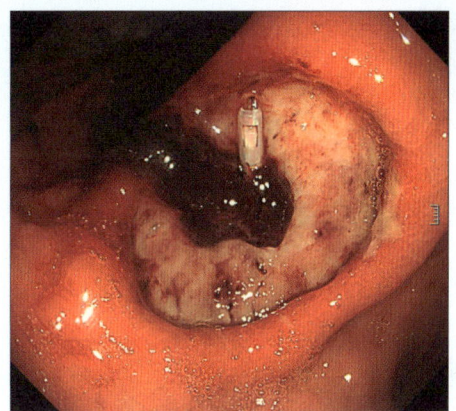

 병변이 넓고 신규 간호사인 제가 봐도 많이 헐어 보이고 좋지 않은 상태인 것 같아요.

 맞아요. 넓게 퍼져 있는 내시경 점막하 박리술 후에 발생한 궤양이에요. 현재 활동성 출혈(Active bleeding)은 보이지 않지만, 혈괴가 보이고 재출혈의 위험이 있네요.

 이 환자는 어떤 내시경 지혈술을 하는 게 좋을까요?

 이 환자는 출혈이 클립을 시행한 부위에서 발생했다고 판단되어서 전기응고법을 시행하기 어렵겠네요. 넓은 범위의 궤양과 다른 지혈술이 어렵다면 분말 지혈술을 고려할 수 있을 것 같아요.

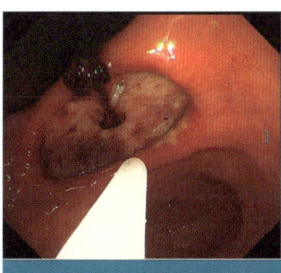 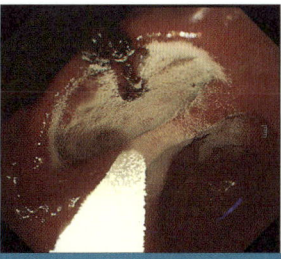 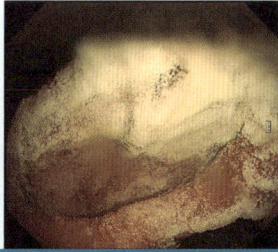

시술 후 출혈 병소의 분말 지혈술

분말 지혈술에 대해서 자세히 알고 싶어요.

 출혈 부위에 카테터를 접근시키고 파우더(혈액 또는 수분과 접촉 후 겔 형태로 혈액을 응고시킴)를 뿌려서 지혈하는 방법이에요. 뿌려진 지혈 파우더는 물을 신속하게 흡수하여 응고를 촉진해요. 가루이므로 넓은 병변의 삼출성 출혈에 유용하다는 장점이 있어요. 비정맥류성 출혈 환자와 출혈 양상의 소화성 궤양 환자, 시술(내시경적 점막 절제술 및 내시경적 점막하 박리술 환자) 후 또는 출혈 환자 중 기존 지혈술(전기 소작 응고술, 지혈 클립, 국소 주입 요법)에 실패한 환자에게 시행해요. 하지만 박동성 또는 동맥 출혈 등에서는 분말 지혈술의 효과가 미미할 수 있기 때문에 분말 지혈술이 아닌 색전술(Embolization)을 고려해요.

 분말 지혈술을 할 때, 간호사는 무슨 역할을 하면 될까요?

 ①에어 펌프 기계의 전원을 켜요.
②카테터를 펌프 기계에 연결한 후 공기(Air)가 나오는지 확인하고 카테터를 분사기에 연결 후 밸브가 닫혀 있는지 확인해요.
③간호사가 시술자에게 카테터를 건네면 시술자는 포셉 밸브를 통해 삽입해요. 삽입된 상태에서는 분말로 통로가 막힐 수 있으므로 절대 흡입(Suction)하지 않아야 해요.
④카테터가 출혈 부위에 도달하면 시술자의 지시하에 카테터에 파우더를 분사하여 지혈을 시행해요.
⑤효과적인 지혈을 위해 출혈 부위에 카테터 팁(끝부분)이 닿지 않도록 주의해요.
⑥분말 지혈술 전후로 내시경 흡인(Suction)을 하면 분말이 내시경 기기 안으로 들어가 기기 내부가 막힐 수 있으므로 시술 중에 흡인하지 않도록 시술자에게 꼭 알려줘요.

 다양한 지혈술이 있네요. 이런 응급 상황이 되면 너무 무서울 것 같아요.

 처음에는 다 무섭고 내가 잘할 수 있을까 하는 걱정이 드는 건 당연해요. 응급 상황에서도 침착하게 대처하고 당황하지 않고 그에 맞는 시술을 준비하는 것 또한 간호사의 역할이에요. 당황하더라도 환자 상태를 관찰하고 활력징후를 측정하는 것은 기본이니 절대로 놓치지 않도록 해요. 특히 활력징후가 불안한 환자라면 5~10분 간격으로 활력징후를 측정하고 의사에게 환자 상태를 구두로 알려서 공유할 수 있도록 해요. 이런 부분은 꼭 잊지 않고 응급 상황에서 잘 대처할 수 있도록 해요.

여러 종류의 내시경을 이용한 지혈술에 대해 알려주셨는데요. 다양한 지혈술의 시술 전, 중, 후 간호를 어떻게 하는지 알고 싶어요.

 그럼 먼저 시술 전 간호에 대해 알아보아요.

①검사 시술 전에는 정확한 환자 확인을 해요. 의식이 있다면 환자에게 이름과 등록번호 또는 생년월일을 물어 확인하고 환자에게 직접 확인이 불가능한 경우에는 보호자 동반 시 보호자에게 확인하거나 환자의 등록번호가 적힌 팔찌에 라벨과 비교하여 확인해요.

②시술 전에 환자의 기도 유지가 가능한지 확인하고 활력징후를 모니터링하고 필요시 산소를 공급해요.

③Shock에 대비해서 정맥주사 부위의 개방성이 잘 유지되고 있는지 확인하고 필요시 18G로 정맥주사(수혈 및 응급 상황 대비) 경로를 확보해둬요.

④적혈구 수혈은 활동성 출혈로 혈압이 낮거나 출혈로 인해 Hb 수치가 7~8g/dL 이하로 낮으면 시행해요.

⑤의식이 있는 환자의 경우 시술의 목적과 함께 상황에 따라서 시술 시간이 길어질 수 있으므로 불편할 수 있음을 설명하고 협조를 구해야 하죠.

 지혈술을 할 때도 진정내시경을 하나요?

 환자 상태에 따라 필요시 진정으로 진행할 수도 있어요. 하지만 출혈로 인한 의식소실과 약물로 인한 진정 상태를 구분하기 어려워 가급적이면 비진정으로 진행해요.

 아, 그렇군요. 그러면 시술 중에는 어떤 부분을 유의해서 간호해야 할까요?

 ①검사 및 시술은 좌측와위를 취한 상태에서 검사를 시행하며 검사 도중 트림과 움직임을 최대한 참도록 하여 검사에 협조할 수 있도록 설명해요.

②시술 중 구강 내에 고이는 타액은 뱉어낼 수 있도록 고개를 아래로 향하게 하고 심호흡을 격려해요.

③지혈술 환자는 활력징후가 불안정한 경우가 많으므로 혈압, 맥박, 호흡수, 산소포화도를 잘 확인해요.

④수시로 활력징후를 관찰하여 체크하고 기록해야 해요(시술 후 간호기록에 환자 상태, 활력징후, 시술 내용 등을 빠짐없이 모두 기록).

시술 후에는 어떤 간호가 필요한지 알려주세요.

①환자에게 시술이 끝났음을 알려주고 주변 정리를 해줘요(특히, 입 주변에 묻은 타액 및 혈액을 닦아줌).

②환자의 의식 상태를 확인하고 활력징후를 측정하고 기록해요.

③시술 중에 주입된 위장관 내부의 공기로 복부 팽만감이 있을 수 있지만, 일시적이라는 것으로 설명하고 환자를 안심시켜요.

④출혈의 위험성이 있는 행동(구역질, 구토 등) 등을 삼가도록 하고 침상 안정과 금식을 교육해요. 만약 계속해서 불편감이 있거나 식은땀과 토혈 등의 증상이 있으면 간호사에게 알리도록 교육하고 보호자가 있으면 보호자에게도 주의 사항에 대해 한 번 더 교육해요.

⑤시술이 끝나면 간호사는 전반전인 내용(환자 상태, 활력징후, 시술 내용)에 대해 빠짐없이 상세하게 간호기록을 작성해요.

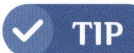 **내시경 지혈술 시 간호기록 예시**

시간	내용
09:00	이동식 침대차 타고 응급실에서 내시경실로 올라옴
09:05	V/S: 80/40-110-18-90% 측정됨을 Dr. 오OO에게 알림 Dr. 오OO 18G IV Start하고 NS 1L 연결하여 500mL Loading하자고 함 지시대로 시행함
09:10	V/S: 90/50-100-18-92% 측정됨 Dr. 오OO 지시하에 L-tube 제거함
09:12	O₂ Nasal prong 2L/min 주입하며 EGD 시행함
09:15	Epinephrine 1cc + 9cc Normal saline mix된 용액을 Injector를 이용하여 Bleeding control 시행함(Epi mix 3cc 주입됨)
09:18	V/S: 95/55-104-18-92% 측정됨 Clip 이용하여 추가적 Bleeding control 시행함(Clipping*3)
09:23	시술 종료함. V/S: 95/60-98-93% 측정됨 환자 상태 관찰 후 특이호소 없음을 확인함
09:30	V/S: 100/60-98-18-93% 측정됨
09:35	이송 요원 동반하에 응급실로 이송함

3. 내시경 점막하 박리술
(위 선종 진단을 받았어요)

Case 위에 큰 선종 또는 점막에 국한된 조기암인 경우

타원 건강검진 위내시경에서 위에 2cm 정도의 편평한 융기 병변이 관찰되어 조직검사 시행한 72세 남자 환자. 조직검사 결과, 선종(Tubular adenoma with low grade dysplasia)으로 확인되어 상급병원에서 진료받기 위해 내원하였다. 어떤 치료가 필요할까?

케이스 환자처럼 위내시경에서 병변이 관찰되면 먼저 조직검사를 시행하게 되는 건가요?

내시경 검사 결과, 정상 점막과 다른 병변이 발견되면 선종이나 위암 감별을 위해 조직검사를 하게 돼요.

선종이요? 선종은 꼭 제거해야 하나요?

선종은 점막에 이상 변성이 생긴 것으로 위암의 전 단계로 보고 있어요. 위 선종은 8~59%가 위암으로 진행되는 것으로 보고되어 조기에 선종을 제거하기를 권장해요.

그러면 어떤 방법으로 제거하나요?

선종의 크기와 모양 등을 고려하여 제거 방법이 달라질 수 있어요. 크기가 2cm이고 목이 있는 용종 형태의 선종이면 내시경 점막 절제술(EMR)을 시행해요. 반면에 이 케이스의 환자는 2cm 정도의 편평한 융기 모양이면서 조직검사 결과가 선종이므로 내시경 점막하 박리술(Endoscopic Submucosal Dissection, ESD)을 시행하는 게 좋을 것 같아요.

내시경 점막하 박리술이요? 어떤 시술인지 궁금해요.

내시경을 통해 점막 또는 점막하층까지 침범한 종괴(선종 또는 암)를 절개도로 박리하여 완전히 절제하는 방법이에요. 장기의 일부 혹 전부를 수술로 제거하는 것이 아니라 병변만을 내시경으로 절제하므로 환자의 만족도가 높아요. 그리고 수술에 비해 시술 시간 및 회복 시간이 빨라서 환자에게 선호되는 시술 중 하나랍니다.

앞에서 배운 내시경 점막 절제술과는 다른 건가요?

내시경 점막 절제술은 병변 부위에 생리식염수와 에피네프린이 혼합된 용액을 점막하에 주입한 후 올가미(Snare)로 융기된 병변을 잡아 점막의 조직을 절제하는 방법이에요. 내시경 점막하 박리술은 병변 부위에 생리식염수와 에피네프린이 혼합된 용액을 점막하에 주입한다는 것은 내시경 점막 절제술과 동일해요. 하지만 고주파 절개도로 병변 주변을 360도 절제한 후에 병변의 점막하층을 고주파 절개도로 서서히 박리하여 조직을 일괄 절제해요. 즉, 암이나 크기가 다소 큰 선종 같은 병변은 내시경 점막 절제술(EMR)보다 내시경 점막하 박리술(ESD)이 일괄 절제에 더 확실하고 유리해요.

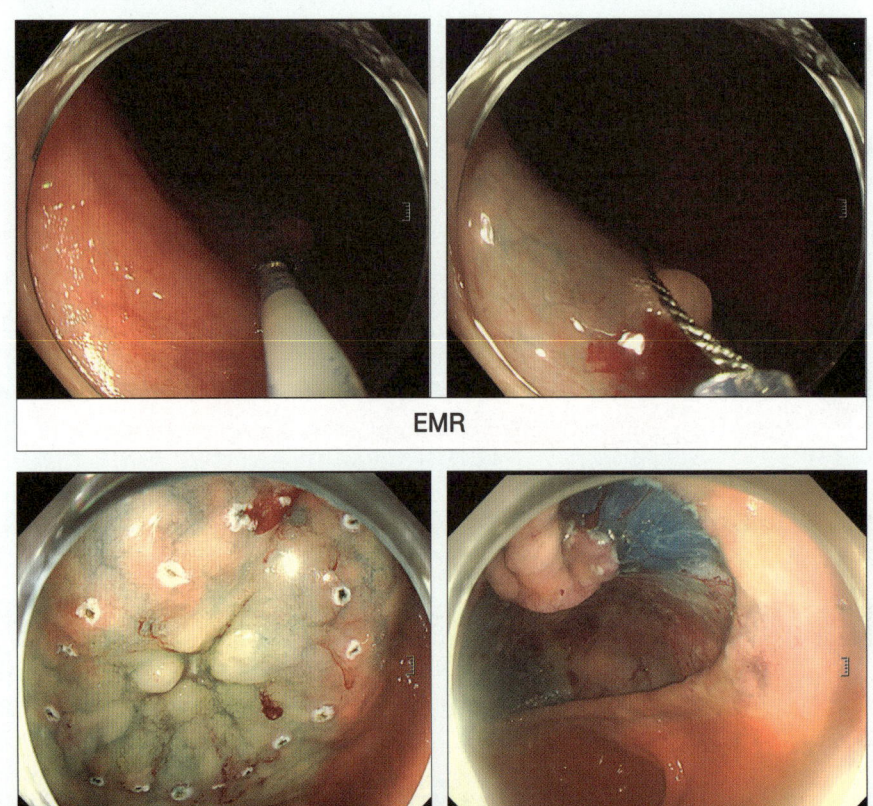
내시경 점막 절제술(EMR)과 점막하 박리술(ESD) 비교

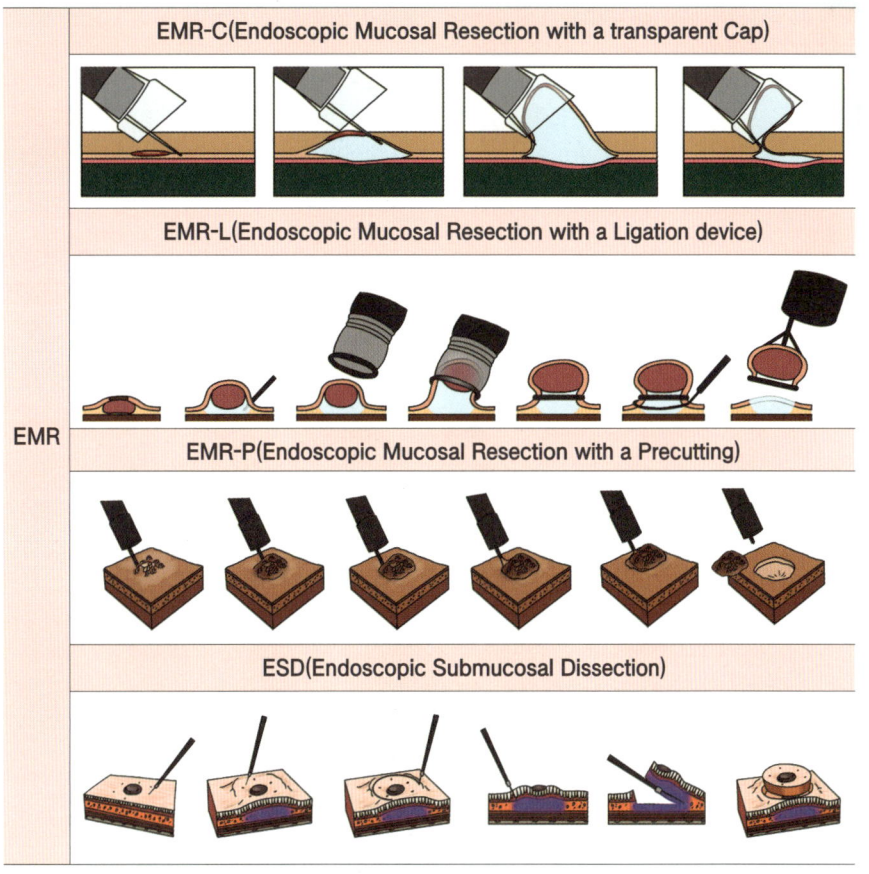

어떨 때 내시경 점막 절제술을 하고, 어떨 때 내시경 점막하 박리술을 하는지 궁금해요.

내시경 점막 절제술은 시술이 간편해서 점막에 국한된 크지 않은 병변을 간단히 제거할 때 주로 이용하지만, 깊은 조직을 제거하기 어렵고 재발이 잦다는 단점이 있어요. 내시경 점막하 박리술은 내시경 점막 절제술보다 시술 시간이 길고 합병증의 위험도가 더 높아요. 하지만 1.5cm 이상의 병변도 일괄 절제가 가능하고 정확한 병리 조직학적 평가와 더불어 재발 위험이 낮다는 장점이 있어 완전 절제가 필요한 병변(조기 위암, 선종 등)일 때 주로 시행돼요.

대부분 암을 내시경 점막 박리술로 제거하는 것이 좋겠네요.

맞아요. 하지만 모든 암을 내시경으로 제거할 수는 없어요. 조직검사로 암이 확정되면 컴퓨터 단층촬영을 통해서 림프절 전이나 원격 전이가 없음을 확인해야 해요. 그리고 암의 크기, 분화도, 궤양 여부, 병변의 침범 깊이 등에 따라서 내시경 점막 박리술의 가능 여부를 시술자가 결정해요. 위암에서의 내시경 점막 박리술의 가장 보편적인 제거 대상은 점막에 국한된 궤양이 없는 2cm 이하의 분화형 조기 위암이에요.

점막에 국한된 분화형 조기 위암은 2cm 이하일 때만 내시경 점막 박리술을 시행하나요?

 꼭 그렇지는 않아요. 분화형 조기 위암은 궤양이 없으면 크기가 2cm 이상일 때도 시술을 시행해요. 하지만 궤양이 있는 분화형 조기 위암은 3cm 이상일 때는 시술을 권장하지 않아요.

 국내 암 중에서 위암 발생률이 꽤 높다고 들었어요. 이러한 위암을 내시경으로 제거할 수 있다면 너무 좋은 것 같아요. 내시경 점막하 박리술의 또 다른 장점도 있는지 궁금해요.

 위암을 수술해야 하는 상황이라면 위를 부분 절제 또는 전체 절제하기 때문에 환자에게 많은 부담이 될 수 있어요. 하지만 내시경 점막하 박리술은 위 절제 없이 내시경을 통해 암세포만 제거하므로 위가 보전되어 식생활에 영향 없이 삶의 질이 안정적으로 유지된다는 장점이 있어요. 또한 수술 후 합병증이 없고 수술로 인한 피부 흉터를 남기지 않으며 단기간 입원으로 환자의 시간·경제적 이득이 수술보다 나아서 많이 선호되고 있어요.

 위암 초기일 때 내시경 점막하 박리술로 제거 되면 좋을 것 같은데, 위암의 진행 정도와 상관없이 부득이하게 시술을 못할 수도 있나요?

 출혈 경향이 높거나 출혈 위험을 높이는 약제(항혈소판제, 항응고제)를 복용 중인 환자는 시술에 따른 출혈의 위험성이 매우 높아서 시술이 어려워요. 중증 질환(심장질환, 간경화, 만성 신부전)을 가진 환자가 내시경 점막하 박리술을 받게 되면 기저 질환의 악화나 시술의 합병증 발생 위험이 증가될 수 있어 주의해야 해요. 다른 장기의 중요 질환으로 환자의 예상되는 생존 기간이 짧다면 내시경 점막하 박리술로 얻는 이득보다 손상이 더 클 수도 있어요. 이와 더불어 위암과 대장암은 전신마취의 개복수술이 불가능할 때는 내시경 점막하 박리술을 당연히 시행할 수 없어요.

 내시경 점막하 박리술을 시행하기 전, 환자에 대한 준비 사항이 뭔가요?

 시술 부위에 따라서 위·대장내시경의 준비 사항과 거의 동일해요. 특히, 시술에 따른 출혈 위험이 크기 때문에 항혈소판제 및 항응고제 복용 여부를 확인하는 것이 매우 중요해요. 입원하여 시술을 진행하기 때문에 입원 시 환자의 전신 상태를 파악하기 위한 혈액검사(적혈구검사, 전해질검사, 간기능검사, 신기능검사, 혈액응고검사, 혈액형 검사, 혈액매개질환 검사)와 심전도와 흉부 X-ray 검사 등을 시행하여 환자의 이상 유무를 확인해요.

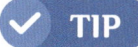 내시경 점막하 박리술

· 준비 물품

검사용 베개, 방수포, 곡반, 마우스피스, 리도카인 스프레이, 거즈, 기포제거제(가소콜®), 증류수, 10cc 주사기, 30cc 주사기, 반창고, 투명캡, 고주파 전기 수술기, 접지용 Patient-plate, APC probe, Injector needle, 점막하 주입 용액(에피네프린 1cc + 생리식염수 9cc + 인디고카민), 절개도(Knife), 지혈겸자(Coagrasper), Hemoclip, 그라스핑 포셉(Grasping forcep), 네트(Net), 조직구축물품(구축판, 핀, 자), 검체통(포르말린통)

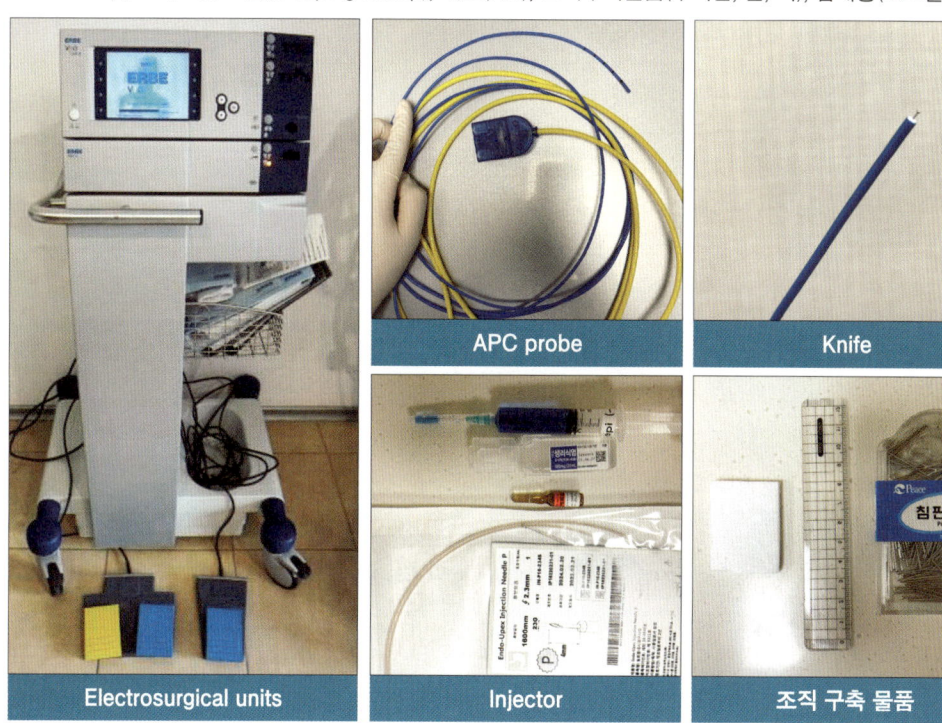

· 시술 과정

①색소내시경(Chromoendoscopy): 병변에 색소를 뿌려서 병변의 정확한 경계 확인

②마킹(Marking): 병변의 정확한 완전 절제를 위한 밑그림(절개를 위한 표시)

③국소 주입(Injection): 출혈, 천공 등의 합병증 없이 점막 절개 및 점막하 박리 처치

④점막 절개(Precutting, Cutting mucosa): 마킹 바깥쪽으로 360도 절개

⑤점막하층 박리(Submucosal dissection): 절개도를 이용해 병변의 점막하 부위 절개

⑥완전 절제(Complete resection) 및 조직 회수

> **! 잠깐** 시술 전 시스템의 연결 상태 확인 필수

모든 내시경 검사 시의 동일 사항이지만, 시술 전 시스템 본체에 내시경을 연결하여 영상 상태, 송기, 송수, 흡인 작동이 정상적으로 이루어지는지를 미리 꼭 확인하여 시술 중 기계적 문제로 시술에 방해가 되거나 중단되는 일은 없도록 해야 해요!

내시경 점막하 박리술 과정에 대해서 자세히 알고 싶어요. 색소내시경이 뭔가요?

먼저, 병변(선종 또는 암)을 염색하여 경계를 명확히 확인할 수 있는 색소내시경에 대해 알아볼게요. 상당수의 선종이나 암은 경계가 불분명한데 시술 후 이러한 병변이 완전히 절제되지 못하고 일부 병변이 남는다면 너무 안타깝겠죠? 그래서 병변의 경계가 애매한 경우에 절제 범위를 명확하게 확인하기 위해서 색소(메틸렌 블루 또는 인디고카민)를 카테터로 병변 주변에 분사해요.

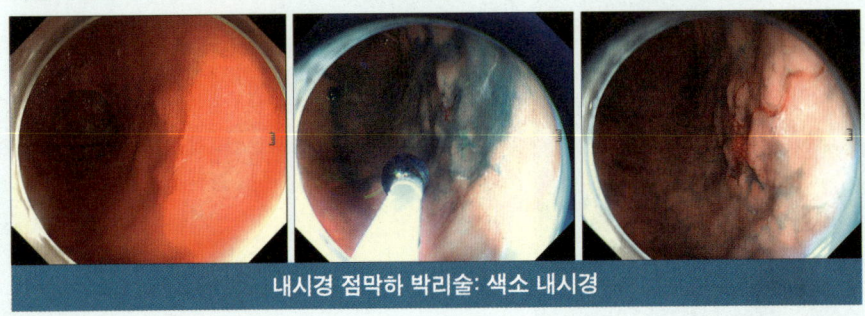
내시경 점막하 박리술: 색소 내시경

> **+ 한 걸음 더** 색소내시경

내시경 점막하 박리술을 할 때는 병변의 경계를 명확하게 관찰하기 위해 색소내시경으로 확인하고 시술을 진행해요. 시술자 선호도에 따라서 내시경 점막하 박리술 과정에 포함하기도 하고 생략하기도 해요. 그래서 시술자에게 색소내시경의 시행 여부를 문의하여 필요하다고 확인되면 색소를 미리 준비해요. 필요시 NBI 기능(특정 파장의 빛만 선택하여 점막 표면의 모세혈관 패턴을 관찰)으로 대체하기도 해요.

색소내시경 후의 다음 과정은 뭐죠?

다음 단계는 절제할 병변을 표시하는 거예요. 확인된 병변에서 일정 간격(5~10mm)이 떨어진 정상 점막 부위에 APC probe 또는 knife의 Tip 끝부분을 이용하여 이용하여 표시해요. 나중에 병변을 정확하게 절제하기 위해서 필요한 작업이에요. 이 과정을 마킹(Marking)이라고 해요.

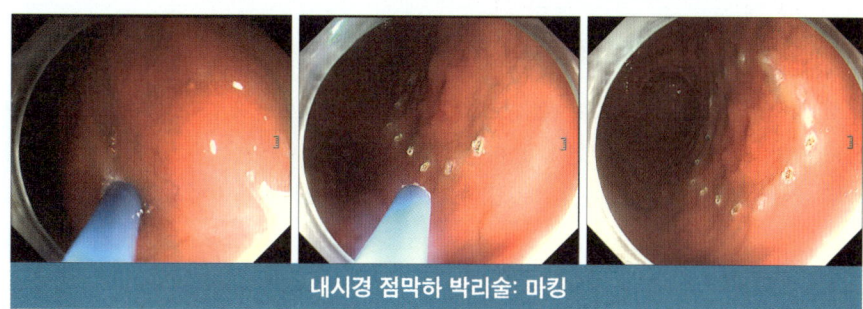

내시경 점막하 박리술: 마킹

와! 생각보다 시술 과정이 섬세하네요.

내시경 점막하 박리술에서 주의할 합병증은 출혈과 더불어 천공이에요. 그래서 병변을 절개하기 전에 병변의 점막하층에 에피네프린과 생리식염수(소량의 염색약 포함)가 혼합된 용액을 주입하여 병변의 점막하 부위를 띄워요. 이 과정을 국소 주입(Injection)이라고 해요.

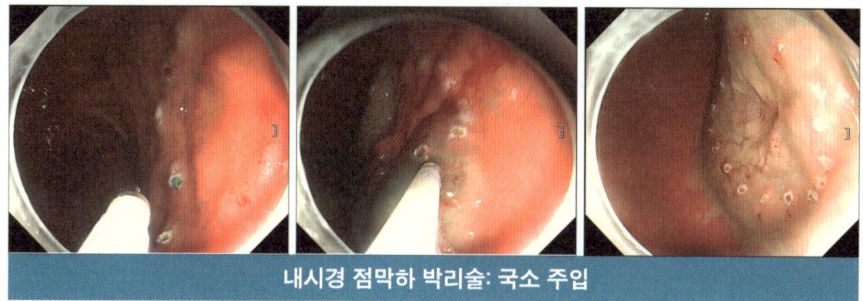

내시경 점막하 박리술: 국소 주입

그러면 이제 병변을 절개하겠네요?

맞아요. 병변의 완전 절제를 위해서 절개도(Needle knife, IT knife, Dual knife, Hook knife 등)를 이용하여 마킹한 부위보다 약간 떨어진 바깥쪽 정상 점막을 360도 절개해요. 이 과정을 점막 절개(Precutting, Cutting mucosa)라고 해요.

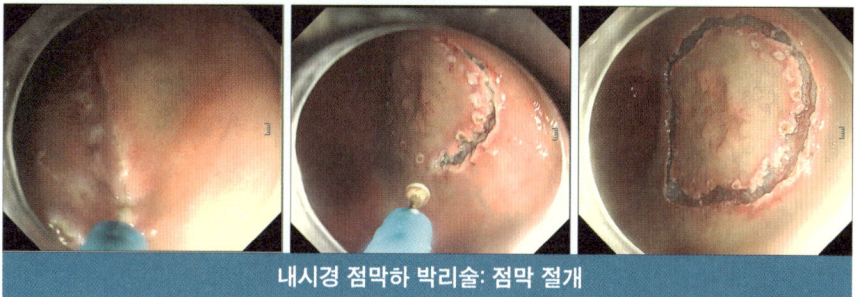

내시경 점막하 박리술: 점막 절개

➕ 한 걸음 더   절개도(Knife) 종류와 특징

내시경 점막하 박리술에 사용되는 절개도의 종류는 선단부의 모양에 따라서 다양하게 구분돼요. 하지만 Marking과 절개에는 Dual knife가 주로 이용되고 절개와 박리 시에는 IT knife가 주로 이용돼요. 섬유화된 병변은 IT knife로는 잘 안 잘리는 경우가 있어서 Needle knife와 Dual knife의 사용을 선호해요. Hook knife는 조직을 당겨서 절개하므로 안전하게 박리가 가능하지만 조작이 어려워서 많이 이용하지는 않아요.

Needle knife	IT knife	Dual knife	Hook knife
끝이 뾰족함	절연체	끝이 뭉툭함	90도 갈고리 모양
모든 방향의 절개 가능 (당기는 절개는 안됨)	내시경 선단을 병변과 평행하게 조작해야 절개 가능	모든 방향의 절개 가능 (당기는 절개는 안됨)	갈고리 모양의 선단부가 병변을 당겨 절개 가능
Marking, 절개, 박리 (주로 절개에 이용)	절개, 박리 (주로 박리에 이용)	Marking, 절개, 박리 (주로 절개에 이용)	박리
천공 위험 있으나 섬유화 병변도 잘 자름	선단부가 절연체이므로 Needle 보다는 천공 위험 감소	천공 위험 있으나 섬유화 병변도 잘 자름	천공의 위험이 낮으나 조작이 번거롭고 적게 잘림

 병변의 점막하층 박리는 어떻게 하나요?

 점막 절개 부위에 다시 국소 주입을 하면 병변이 위로 올라가면서 점막하층이 드러나요. 드러난 점막하층 부위를 절개도를 이용하여 서서히 절개하는데, 이 과정을 점막하층 박리 (Submucosal dissection)라고 해요.

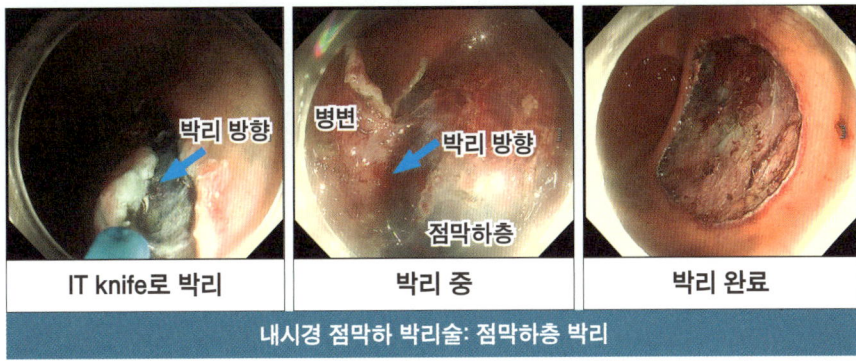

내시경 점막하 박리술: 점막하층 박리

그러면 이제 박리해서 완전 절제된 조직을 회수해야겠네요?

맞아요. 조직이 절제되면 조직이 잘리거나 손상되지 않게 부속기구(Grasping forcep, Net 등)을 이용하여 조심스럽게 조직을 회수해요. 회수된 조직을 구축판에 펼쳐 핀으로 Mapping하여 절제된 조직 옆에 자를 놓고 병변 크기 및 길이를 측정하고 Mapping한 조직을 포르말린 용액이 담긴 검체통에 넣어서 병리과에 보내요.

✓ TIP 지혈 도구 챙기기

점막하층의 박리 중 또는 박리 후에 출혈이 발생되면 출혈 부위에 열 응고 지혈술(아르곤 플라즈마 지혈술, 전기 응고법) 또는 클립 지혈술을 시행해요. 간혹 점막하 절제술로 발생한 궤양 부위에 출혈 예방 또는 지혈 목적으로 분말 지혈술을 시행하기도 해요. 따라서 시술 중 또는 시술 후에 사용할 지혈 도구를 미리 준비해 두어야 해요.

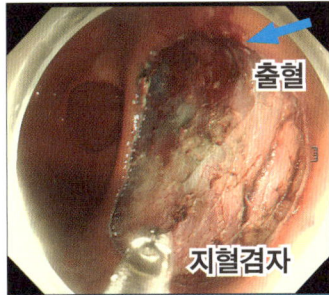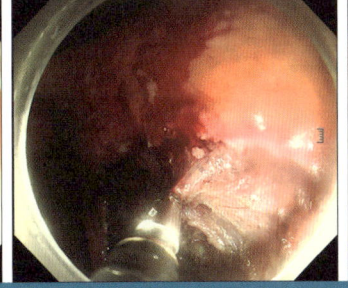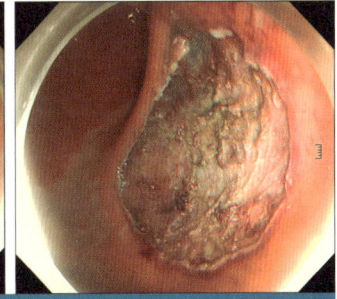

내시경 점막하 박리술: 응고 지혈술

➕ 한 걸음 더 조직 구축 방법

①회수된 조직을 구축한다.
②생리식염수로 점막 표면에 붙은 분비물을 조직이 손상되지 않도록 닦아낸다.
③회수된 조직을 조직구축판 위에 올려놓는다.
④아르곤 플라즈마 지혈술로 표시한 시술 부위가 다 절제되었는지 확인한다.
⑤병변을 중심으로 하여 가장자리가 안으로 밀리지 않게 핀으로 고정한다.
⑥내시경상의 육안으로 보이던 병변과 회수된 조직의 모양이 일치하게 조직을 구축한다.
⑦간호사와 시술의는 구축된 조직을 PACS 영상으로 남긴다.
⑧간호사는 구축한 조직이 포르말린에 잠기도록 뒤집어서 검체통에 넣는다.

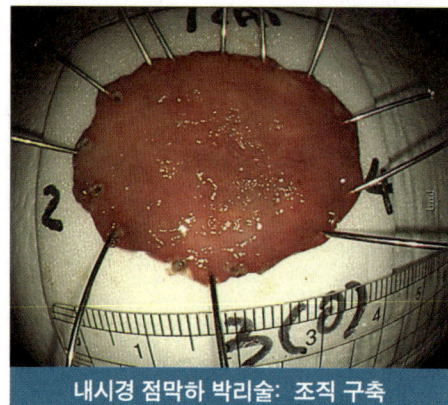

내시경 점막하 박리술: 조직 구축

내시경 점막하 박리술의 소요 시간은 어떻게 되나요?

시술 시간은 평균 30분에서 1시간 정도 소요되는데, 상황에 따라 시술 시간이 길어지면 2시간 정도 걸리기도 해요. 내시경 접근이 어려운 병변이거나 시술 중 출혈이 자주 발생하여 지혈술이 필요하게 되면 시술 시간은 더 길어질 수 있어요.

시술 후에 환자 간호는 어떻게 해야 하는지도 알려주세요.

시술 후 바로 처방에 따라 흉부 X-ray를 촬영하여 복강 내 Free air를 확인하고 천공이 있는지 파악하게 돼요. 금식을 유지한 상태에서 시술 후 발생한 조직 결손 부위 치료를 위해 위산분비억제제와 위점막 보호제를 처방하도록 해요. 시술 후 장내 가스로 인해서 복통을 호소할 수도 있는데, 시술을 위해 주입된 장내 가스로 통증이 발생한 것을 환자에게 설명하고 시간이 지나 가스가 배출되면 통증이 호전될 것을 설명하여 안심시켜요. 물론, 복통이 심하다면 필요시 진통제를 투여해요. 하지만 시간이 지나도 복통이 호전되지 않고 악화되면 천공 여부를 재확인해야 하고, 혈변이나 흑색변 또는 토혈은 없는지, 시술 후 환자를 잘 관찰하도록 해요.

시술 후에 식사는 언제부터 할 수 있나요?

 병원마다 다를 수 있지만, 일반적으로 출혈 및 천공 같은 합병증이 없으면 시술 다음 날에 물부터 마셔보고 괜찮으면 저녁부터 식사를 시작해요. 식사는 미음으로 시작하고 식사 후 환자에게 이상이 없으면 대개 3일 정도는 죽을 먹을 것을 교육한답니다.

 시술이 끝나고 혹시 어떤 증상이 있을 때 의료진에게 알리도록 설명해야 할까요?

 시술 후의 천공과 출혈이 가장 큰 합병증이에요. 천공은 지속적인 복통을 호소한다면 의심해 볼 수 있고 천공으로 인해서 복강 내 공기가 많이 차면 호흡곤란 또는 쇼크가 동반될 수도 있어요. 만약 시술 후 출혈이 지속되면 토혈(Hematemesis)나 흑색변(Melena) 또는 혈변(Hematochezia)이 발생해요. 이러한 증상과 더불어 갑작스러운 식은땀, 현기증, 발열 및 오한, 심계항진(Palpitation) 등도 시술 후 출혈과 연관된 증상일 수 있어서 환자에게 이러한 증상이 있으면 의료진에게 알리도록 미리 교육해 둬야 해요.

 내시경 점막하 박리술은 입원해서 치료하게 된다고 하셨는데, 입원 기간은 대략 얼마나 되나요?

 입원 1일째에 필요한 기본 검사를 시행하고 환자에게 이상이 없으면 입원 2일째에 시술을 해요. 시술 후 합병증이 없다면 입원 3일째 저녁부터 식사를 시작하고 입원 4일째 식이 후에도 환자 이상 소견(복통, 위장관 출혈 등)이 없으면 퇴원해요. 이렇게 보통 입원 기간은 3박 4일 정도이지만 병원마다 1~2일의 차이가 있을 수 있어요. 시술 후 필요시 출혈 여부를 확인하는 이차 위내시경(Second-look endoscopy)을 시행하기도 해요.

 퇴원 시 환자에게 어떤 주의 사항을 교육해야 할까요?

 시술로 발생한 조직 결손 부위(인공 궤양)가 완전 치유되기까지 4~8주가 소요되기 때문에 그 기간에는 궤양에 준하는 관리를 받아요. 퇴원 후 3일까지는 죽을 권하고 자극적이고 단단한 음식은 먹지 않도록 교육해요. 술은 최소 4주 동안 금하고 시술 후 2주부터 가벼운 운동은 가능하다고 안내해요. 지연 천공이나 지연 출혈이 퇴원 후에도 발생할 수 있기 때문에 앞서 얘기한 천공이나 위장관 출혈 증상 및 징후가 발생하면 즉시 병원에 내원하도록 설명해야 해요. 만약 시술 전에 복용을 중단한 약물(항혈소판제, 항응고제 등)을 지속적으로 복용하지 않으면 기저 질환(뇌경색, 심혈관 질환 등)이 재발할 수 있기 때문에 의료진과 상의하여 적정 복용 시기를 환자에게 알려줘야 하죠.

그렇군요. 그러면 내시경 점막하 박리술을 받은 환자의 간호 관리는 어떻게 되나요?

 시술 후 환자에게 집에 가서도 특별한 증상이 없는지 확인하라고 해요. 그리고 1~2주 후에 외래로 내원하도록 하여 시술로 제거된 병변의 조직검사에 대한 결과에서 최종 병리 소견 및 완전 절제 여부 등을 확인하죠. 조직검사 결과 확인이 중요한 이유는 병리 소견에 따라서 향후 내시경 추적 기간이 달라지고 완전 절제 여부에 따라 추가적인 시술 또는 수술이 필요한지를 결정할 수 있기 때문이지요. 하지만 선종이든 암이든 공통된 사항은 시술 후 8주 정도 후에는 추적 내시경으로 궤양이 호전되었는지를 확인한답니다.

Case 대장에 큰 선종 또는 점막에 국한된 조기암인 경우

타원에서 건강검진으로 대장내시경을 시행한 60세 여자 환자. 대장내시경 검사에서 하행결장에 2.5cm 정도의 평편한 과립성 종양이 발견되어 조직검사를 시행하였다. 조직검사 결과, 선종으로 확인되어 상급병원에서 치료받기 위해 내원하였다. 어떻게 치료할 수 있을까?

 선생님! 이 환자의 용종은 일반적인 대장 용종의 크기(<1cm)보다 크네요? 이럴 땐 어떻게 제거해야 하나요?

 이 경우에도 개복수술 없이 대장내시경을 통하여 내시경 점막하 박리술로 병변을 절제할 수 있어요.

 대장에 내시경 점막하 박리술을 어떤 때 시행하나요?

 점막에 국한된 병변(선종 또는 암)에 한해서 시술자의 판단에 따라 시술 방법을 결정해요. 대개 올가미 절제술로 일괄 제거가 어려운 병변일 때 내시경 점막하 박리술을 시행해요. 급여 기준으로 본다면 ①점막에 국한된 궤양이 없는 5cm 이하의 분화형 조기암, ②2cm 이상의 측방발육형종양, ③2cm 이상의 무경성의 용종, ④섬유화를 동반한 선종의 경우에 대장내시경 점막하 박리술을 시행할 수 있어요. 하지만 위내시경 점막하 박리술보다 시술 빈도가 낮고 시술 난이도가 높으며 대장벽은 위벽보다 더 얇아서 시술 관련 천공의 위험성이 높아요.

➕ 한 걸음 더   측방발육형종양(Laterally spreading tumor)

대장 벽을 따라서 측방향으로 성장하면서 지름이 10mm 이상으로 다소 크기가 큰 선종을 말해요. 용종형 선종에 비해 악성화가 높고 점막 침윤 가능성도 크다고 알려져 있어요. 측방발육성종양은 형태에 따라서 과립형(Granular type)과 비과립형(Non-granular type)으로 나뉘어요. 과립형은 균일과립형(Homogenous type)과 결절혼합형(Nodular mixed type)으로, 비과립형은 평탄유기형(Flat elevated type)과 위함몰형(Pseudo-depressed type)으로 나뉘어요.

1. 과립형(Granular type)

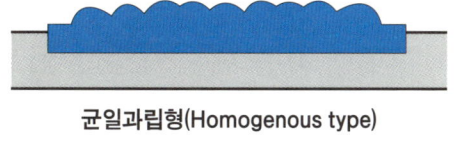

균일과립형(Homogenous type)

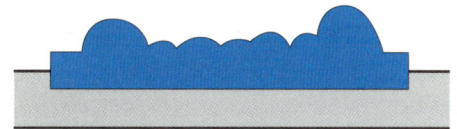

결절혼합형(Nodular mixed type)

2. 비과립형(Non-granular type)

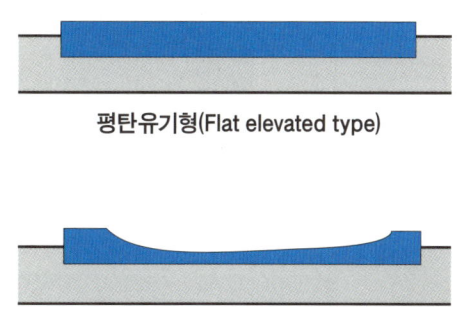

평탄유기형(Flat elevated type)

위함몰형(Pseudo-depressed type)

 위내시경 점막하 박리술과 시술 전 환자 준비 사항에 차이가 있나요?

 시술 전 준비 사항은 대부분 동일해요. 단지 대장내시경 점막하 박리술은 일반적인 대장내시경의 검사 전 준비 사항처럼 대장 내부가 깨끗하게 청소되어야 더 정확하고 안전한 시술을 받을 수 있어요. 그래서 시술 최소 3~7일 전부터 음식을 조절하며 검사 전날 장 정결제를 복용하여 장을 완전히 깨끗하게 비우도록 해요.

 대장내시경 점막하 박리술과 위내시경 점막하 박리술은 준비 물품과 시술 방법이 다른가요?

 아니요. 준비 물품 및 시술 방법은 동일해요. 하지만 앞서 얘기한 것처럼 장벽이 위벽에 비해 얇아 천공의 위험성이 더 높기 때문에 대장 병변 절제에 사용되는 절개도 끝부분(Knife Tip)의 길이(1mm)가 상부 위장관 절개도 끝부분의 길이(2mm)보다 더 짧아요. 대장은 구불구불하고 병변 위치에 따라 일괄 절제가 어려운 경우도 많고, 점막하 박리술을 이용한 일괄 절제에 걸리는 시간이 적지 않기도 해요. 그리고 대장벽은 위벽보다 훨씬 얇기에 위내시경 점막하 박리술에 이용되는 고주파 전기 수술기의 모드와 동일한 세팅으로 대장내시경 점막하 박리술을 시행하면 합병증의 위험이 높으므로 모드 설정에 주의해야 해요(단, 시술자에 따라 다를 수 있음).

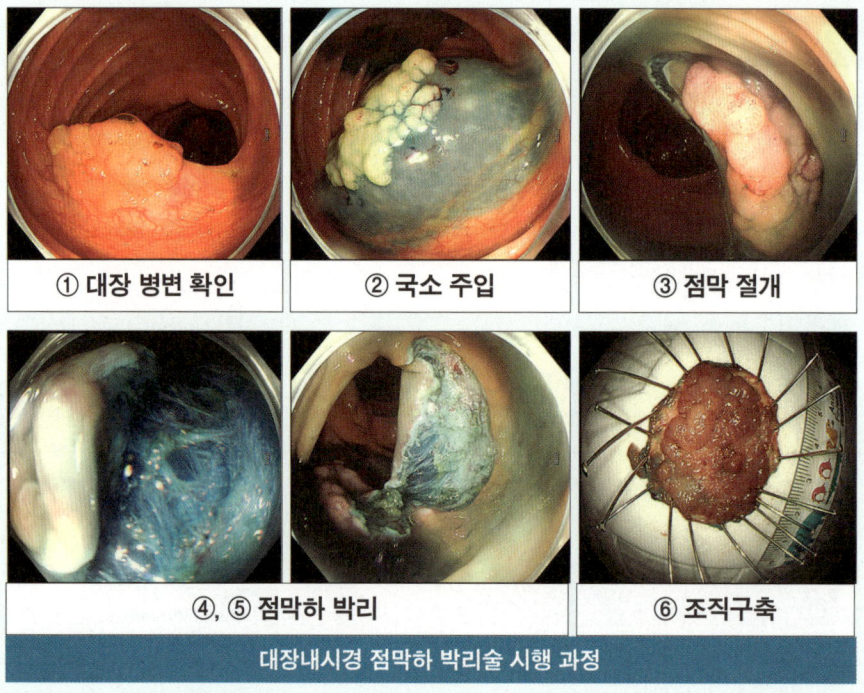

대장내시경 점막하 박리술 시행 과정

대장내시경 점막하 박리술의 시술 후 관리는 어떤가요?

위내시경 점막하 박리술은 위산억제제와 위점막보호제를 사용하는데, 대장에서는 위산을 분비하지 않으므로 대장내시경 점막하 박리술은 이런 약제를 사용하지 않아요. 이 외에 식이 관리 또는 시술 후 환자 간호 관리는 위내시경 점막하 박리술과 대장내시경 점막하 박리술과 큰 차이가 없어요.

4 내시경 역행 담췌관 조영술
(열나고 배가 아프고 몸이 노래요)

Case

기저질환은 없으며, 2년 전 건강검진으로 시행한 복부초음파에서 무증상 담석을 진단받은 병력이 있는 52세 남자 환자. 최근 발생한 오심 구토를 동반한 상복부 통증과 황달 및 발열을 호소하며 응급실에 내원하였다. 응급실에서 시행한 피검사에 CRP, Total bilirubin, Direct bilirubin, AST/ALT 수치가 상승하여 복부 컴퓨터단층촬영도 시행하였다. 복부 컴퓨터단층촬영에서 담석에 의한 총담관 확장 소견이 관찰되었다. 어떤 치료와 간호가 필요할까?

선생님! 이 환자도 내시경을 해야 하나요?

담관이 결석으로 막혀 담즙이 배설되지 않은 담관 결석에 의한 담관염으로 생각되네요. 하지만 더 정확한 진단 및 치료 목적으로 내시경 역행 담췌관 조영술(Endoscopic Retrograde Cholangio Pancreatography, ERCP)을 시행해야 해요. 이 검사를 통해 담석을 확인하고 제거하는 시술(Stone remove)을 할 수 있어요.

➕ 한 걸음 더   담즙의 생성-저장-배출 과정

· 담즙의 생성: 간세포에서 생성되어 담소관을 거쳐 담도를 통해 배출
· 담즙의 저장: 담낭(Gall bladder)이라는 작은 배 모양의 근육성 저장낭에 저장
· 담즙의 배출: 담즙은 담도를 통해 십이지장으로 배출

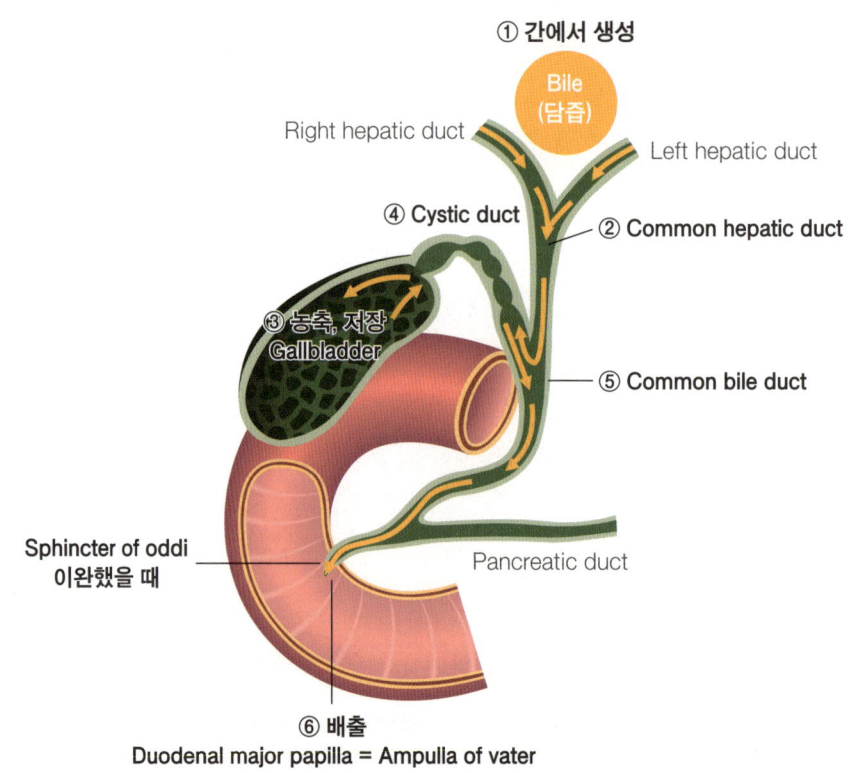

담석이 확인되면 바로 내시경을 하는 건가요?

시술 전에 담석(Stone)의 특징(크기, 위치, 개수, 모양)과 담관의 직경 등을 파악하기 위해 영상 검사(복부초음파, 복부 컴퓨터단층촬영, 자가공명담췌관조영술)를 먼저 시행하기도 해요. 시술에 필요한 준비 물품 및 시술 방법을 미리 계획해야 빠르고 정확한 시술을 할 수 있기 때문이죠.

담관에 있는 담석을 내시경으로 어떻게 제거하나요?

십이지장(측시경)으로 십이지장 유두부(Ampulla Of Vater, AOV)까지 접근하여 유두 괄약근 절개술(Endoscopic SphincTerotomy, EST) 또는 유두부 풍선 확장술(Endoscopic Papillary Balloon Dilatation, EPBD)을 시행하여 유두부 입구를 넓힌 후 기구(Balloon, Basket 등)를 이용하여 담석을 포획하여 제거해요.

내시경을 이용하여 담석 제거가 가능하다니 너무 신기해요. 그런데 유두부 입구는 왜 넓히는 건가요?

 담췌관 입구인 십이지장 유두부는 구멍이 좁아서 결석이 자연 배출되기 어렵고, 기구를 이용해도 좁은 구멍으로 결석이 나오기는 어려워요. 따라서 시술 시 결석 제거를 용이하게 하기 위해서 유두부를 넓혀 주어야 해요.

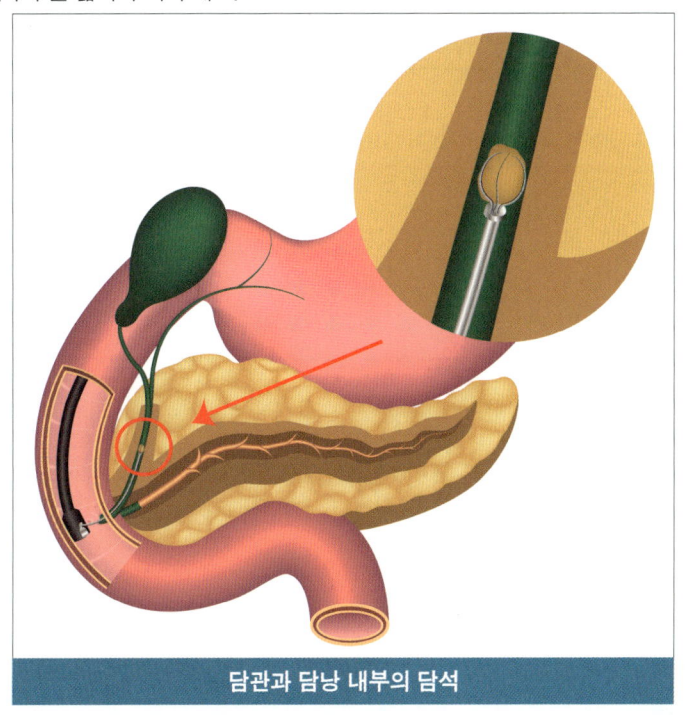

담관과 담낭 내부의 담석

 그렇군요. 유두부 입구를 넓히는 방법에는 어떤 것이 있는지 궁금해요.

 ①유두 괄약근 절개술이 있는데, 이는 절개도를 이용하여 유두부 입구를 절개하는 방법이에요. 다음으로 ②유두부 풍선 확장술은 풍선을 이용하여 유두부 입구를 확장하는 방법이 있어요. 대개 유두 괄약근 절개술을 이용하지만 두 방법을 혼용하기도 해요. 만약 큰 담석을 제거해야 할 때는 유두 괄약근 절개술 후에 유두부 풍선 확장술을 시행해요. 하지만 이처럼 유두 괄약근 절개술 후에 유두부 풍선 확장술을 이어서 하는 경우에는 출혈의 위험성이 있을 수 있으므로 주의해야 해요.

➕ 한 걸음 더   유두 괄약근 절개술의 효용성

유두 괄약근 절개술은 췌담도 내시경의 기본 시술이에요. 담관 결석 제거뿐만이 아니라 담관 배액, 췌담관 관련 암에 대한 조직검사, 스텐트 삽입 등을 위한 ERCP 시술 시작 시에 시행하는 첫 번째 시술이랍니다. 때로는 특별한 처치 없이 담도 내 찌꺼기(Sludge)가 많아 담즙 배액을 원활하게 하기 위해서 유두 괄약근 절개술을 시행하여 유두부를 넓혀주어 담즙이 잘 배액되도록 해요. 하지만 연속적으로 시술받은 환자는 2번째 시술부터는 유두 괄약근 절개술을 생략할 수 있어요.

유두 괄약근 절개술을 위해서 준비해야 할 물품은 무엇인가요?

준비해야 할 기구 물품은 다음과 같아요. 고주파 전기 수술기, 유도선(Guidewire), 절개도(Papillotome), 생리식염수 또는 증류수, 조영제, 주사기 등을 준비해요.

➕ 한 걸음 더   절개도의 종류

절개도는 선단의 모양에 따라서 당김형(Pull type), 밀기형(Push type), 침형(Needle type) 등으로 구분돼요. 각 형태에 따라서 사용되는 용도가 다르기 때문에 절개도를 종류별로 알아둘 필요가 있어요.

일반적으로 가장 많이 사용하는 것은 당김형 절개도이고, 수술 등으로 정상 해부학적 구조와 반대 위치로 변한 경우에는 밀기형 절개도의 사용이 추천되고 있어요. 만약 유두부 입구 진입이 실패한다면 직접 담관 입구를 노출 시키기 위해서 침형 절개도를 사용해요.

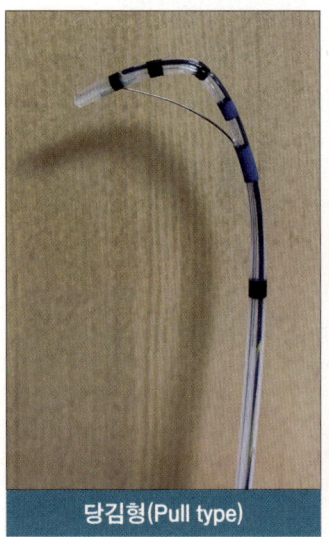
당김형(Pull type)

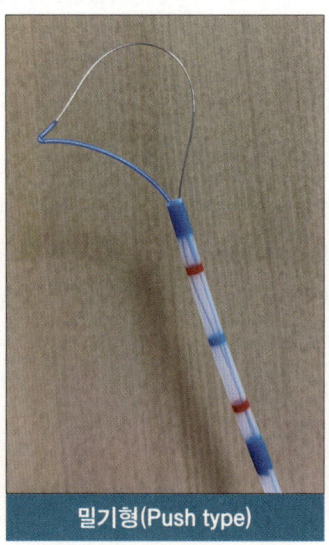
밀기형(Push type)

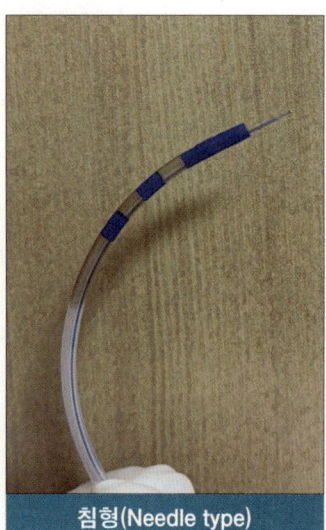
침형(Needle type)

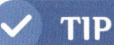 **도관과 절개도의 사전 준비**

시술 시 사용하게 될 도관과 절개도는 실제 사용하기 전에 미리 준비해 두는 것이 좋아요. 시술 중에 바로 사용할 수 있도록 점검해 두는 거죠.

특히 절개도는 선단부가 제대로 작동하는지 확인하기 위해서 손잡이를 당겨봐요(A, B). 선단부에 이상이 없는 것을 확인한 후 내부 공기 제거와 유도선(Guidewire)의 원활한 삽입을 위해서 도관과 절개도 내부에 생리식염수를 통과시켜요(C). 검사가 시작되기 전에 유도선을 미리 도관과 절개도 안으로 넣어 시술 시 바로 사용할 수 있도록 미리 준비해 두도록 해요. 또한 절개도는 항상 고주파 전기 수술기와 함께 사용하므로 고주파 전기 수술기도 미리 세팅해요(수술기 모드 설정, Patch 부착, 발판 준비 등).

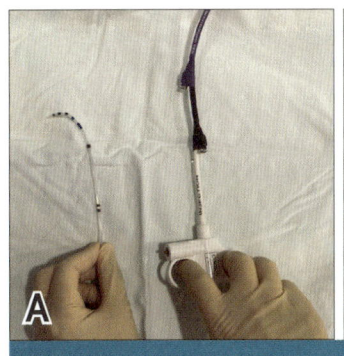 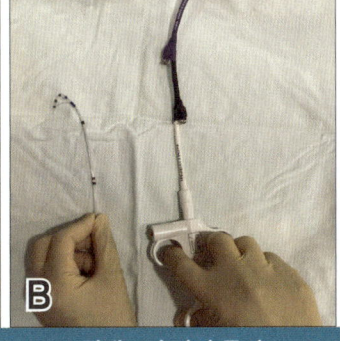 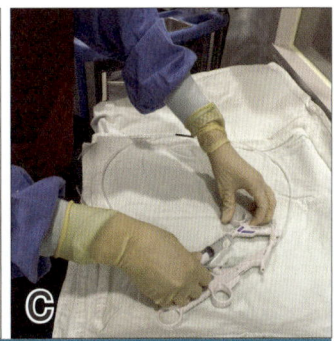

절개도의 사전 준비

 유두 괄약근 절개술의 실제 시술 과정은 어떻게 되나요?

 네, 그러면 사진을 보면서 시술 과정을 알아보도록 해요.

①십이지장경(측시경)을 통해서 도관 또는 절개도 선단부를 십이지장 유두부 입구로 진입 시킨 후 유도선(Guidewire)을 올려 담관으로 삽관해요.

②조영제를 주입하여 유도선(Guidewire)이 담관으로 제대로 진입한 것을 확인해요.

③담관으로 진입이 잘되었다면 유두 괄약근 절개도(Papillotome)를 손잡이를 통해 당겨요.

④절개도 선단부가 구부러지면서 절개 철선이 평편하게 노출되면 이를 통해서 유두부를 절개해요(단, 절개도 조작 중에 절개도가 유두 밖으로 빠지는 경우가 있어 유도선(Guidewire)이 담관 내로 삽입된 상태에서 시행).

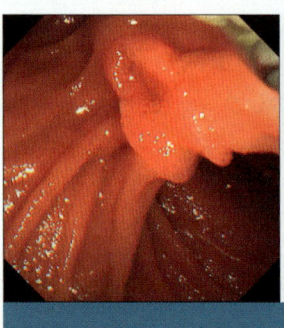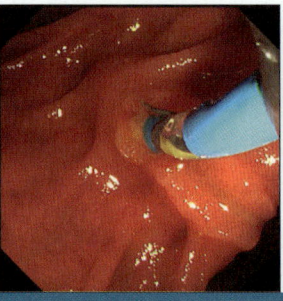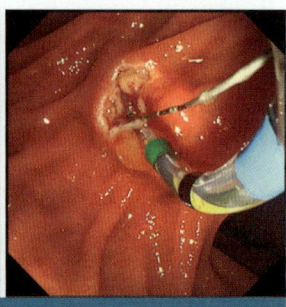

유두 괄약근의 절개술 과정

유두부를 절개하면 피가 많이 날 것 같아요. 만약에 항혈소판제나 항응고제를 복용 중인 환자라면 출혈 위험이 있으니 약을 중단해야겠어요.

유두 괄약근 절개술 시행해야 하는 경우에는 5~7일 전부터 약 복용을 중단해요. 물론, 응급 상황으로 시술을 빨리해야 하는 경우에는 항혈소판제나 항응고제의 복용을 5~7일간 중단하지 못했어도 시술을 시행하기도 해요(상황에 따라, 환자 및 시술자마다 다름).

시술 전 환자 문진 시에 확인해야 할 사항은 뭐가 있을까요?

좋은 질문이에요. 안전하게 유두 괄약근 절개술을 시행하기 위해서는 시술 전 환자 정보를 정확히 파악하는 것이 필수예요. 다른 내시경 시술과 마찬가지로 환자의 기본 정보(성별, 나이, 기저 질환, 위절제술 등의 복부 수술력, 조영제 알레르기 등) 및 복용 약물(항응고제 및 항혈소판제제 등)을 파악하는 것은 중요해요.

내시경을 하는데 위절제술과 같은 복부 수술력을 왜 환자에게 물어 봐야 하나요?

위절제술과 같은 복부 수술을 했다면 유두부로 진입하는 해부학적 구조가 정상 구조와 다를 수 있어요. 이런 경우는 절개해야 할 유두부 방향이 정상 구조와 비교하여 반대로 위치하기 때문에 많이 사용하는 당김형 괄약근 절개도보다는 밀기형 또는 침형 괄약근 절개도를 이용해요. 그래서 시술 전에 환자가 어떤 수술을 받았는지 파악하고 그에 맞는 기구를 미리 준비해야 해요.

➕ 한 걸음 더 유두부의 해부학적 구조와 유두 괄약근 절개의 범위 및 방향

성공적인 유두 괄약근 절개술을 위해서는 십이지장 유두부의 해부학적 구조를 비롯하여, 사용하는 기구 및 기본적인 술기에 대해 알고 있어야 해요.

유두부를 중심으로 아래로 세로주름(Longitudinal)이 있고 위쪽으로 매듭주름(Hooding fold)과 윤상주름(Circular fold)이 있어요. 유두 개구부에서 담도는 11~12시 방향으로 십이지장 벽에 대하여 25~30도 각도로 주행하고, 췌관은 1~2시 방향으로 60도 각도로 주행하고 있죠.

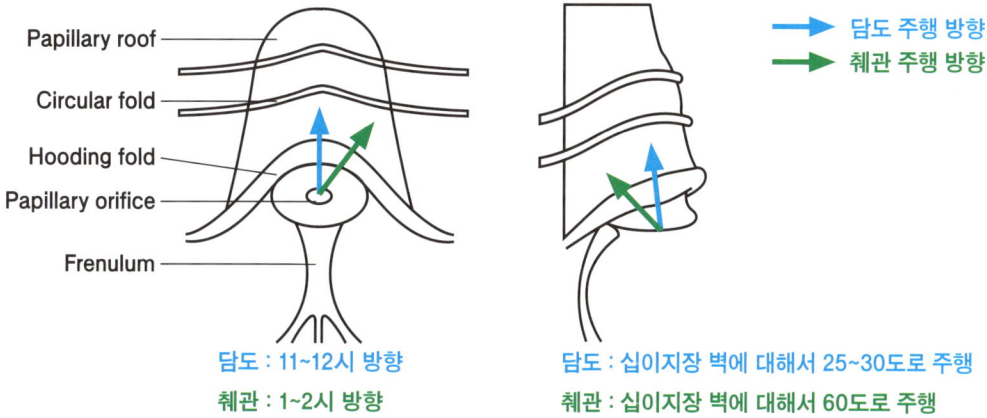

- 유두 괄약근의 절개 범위
  - 소절개(Small incision): Papillary orifice로부터 매듭주름까지 절개
  - 중절개(Medium incision): 소절개와 대절개의 중간 부위까지 절개
  - 대절개(Large incision): 십이지장의 윤상주름과 만나는 지점까지 절개
    * 담석 제거 등은 가능한 대절개를 하는 것이 바람직함

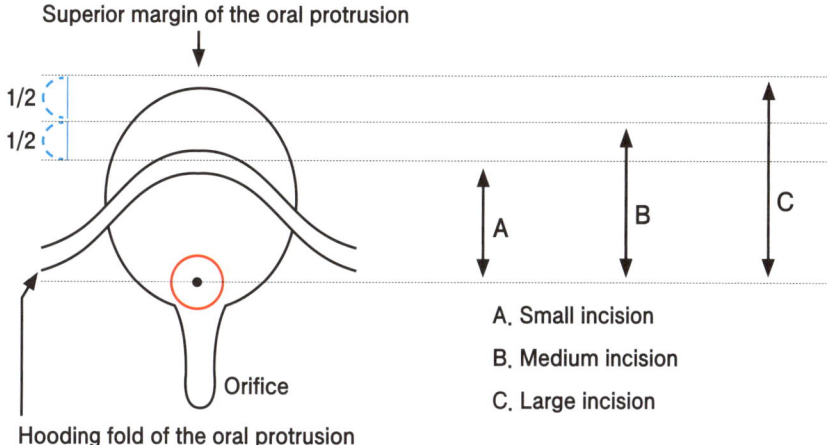

- 절개 방향
  유두 괄약근의 절개 방향은 담관 주행과 동일하게 11~12시 방향을 유지하여 절개해요.

유두부 풍선 확장술은 어떨 때에 하나요?

 유두부 풍선 확장술은 유두 괄약근을 절개하지 않고 유두부를 넓힐 수 있으므로 합병증(출혈, 천공 등) 발생을 낮출 수 있고 유두 괄약근의 손상을 최소화할 수 있어요. 그렇기 때문에 담관 결석의 크기가 10mm 이하로 작은 경우나 유두 괄약근 절개로 합병증(출혈, 천공) 위험성이 높은 경우(위 부분절제술, 유두부 주위 게실, 항응고제 복용 등)에 유두 괄약근의 절개 없이 유두부 풍선 확장술만 이용해요. 하지만 결석의 크기가 10mm 이상으로 큰 경우에는 유두부 입구를 더 넓히기 위해서 유두 괄약근을 절개한 후에 풍선 확장술을 시행해요.

 그렇군요. 유두부 풍선 확장술을 위해서는 어떤 물품을 준비해야 하는지 알려주세요.

 유두부 풍선 확장술은 말 그대로 유두부를 풍선으로 팽창시켜 넓혀주는 방법이므로 확장용 풍선 도관과 풍선 확장기가 필요해요. 그 밖에 필요한 물품은 유도선(Guidewire), 생리식염수, 조영제 등이 있어요. ERCP 시술에는 유도선(Guidewire), 생리식염수, 조영제는 항상 필수랍니다.

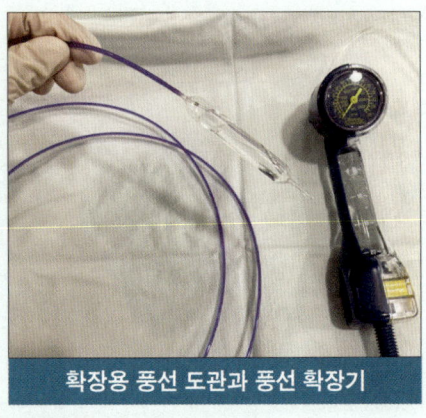
확장용 풍선 도관과 풍선 확장기

 그러면 유두부 풍선 확장술의 시술 과정은 어떻게 되나요?

 다음 순서에 따라 풍선 확장술을 시행해요.

①담관 삽관에 성공한 삽입관을 통해서 담관 조영 검사를 하여 제거할 담관 결석의 최대 직경을 파악하고 사용할 풍선의 직경을 결정해요.

②시술에 사용될 풍선 안에 조영제를 넣고 빼기를 반복해서 시술 시 풍선 내에 공기가 주입되지 않도록 해요(풍선 내 공기가 남아 있으면 X-ray 영상에서 풍선 모양이 제대로 보이지 않을 수 있어요).

③풍선 내에 조영제를 모두 제거한 후 도관이 꺾인 부위가 없는지 확인해요.

④풍선 확장기를 준비하고 나중에 풍선이 잘 펴지는지 X-ray 투시기로 확인하기 위해 조영제를 풍선 확장기의 주사기 안에 채워 넣어요.

⑤삽입관의 내강을 통해서 유도선(Guidewire)을 담관 내로 충분히 삽입한 후에 삽입관은 제거하고, 미리 준비한 허탈된 상태의 확장용 풍선 도관을 유도관 따라서 진입시켜요.

⑥내시경 화면을 보면서 확장용 풍선의 중간 부위가 유두부 입구에 위치하도록 해요.

⑦X-ray 투시기와 내시경 화면을 계속 관찰하면서 시술자와 호흡을 맞추어 조영제를 풍선 내로 주입하면서 목표로 하는 풍선의 직경과 압력까지 풍선을 천천히 팽창시켜요. 이때, 적정 시간을 유지하기 위해 정해진 시간(보통 1분 정도)을 확인하며 시술자에게 알려요(예: 풍선을 몇 분간 확장하였는지).

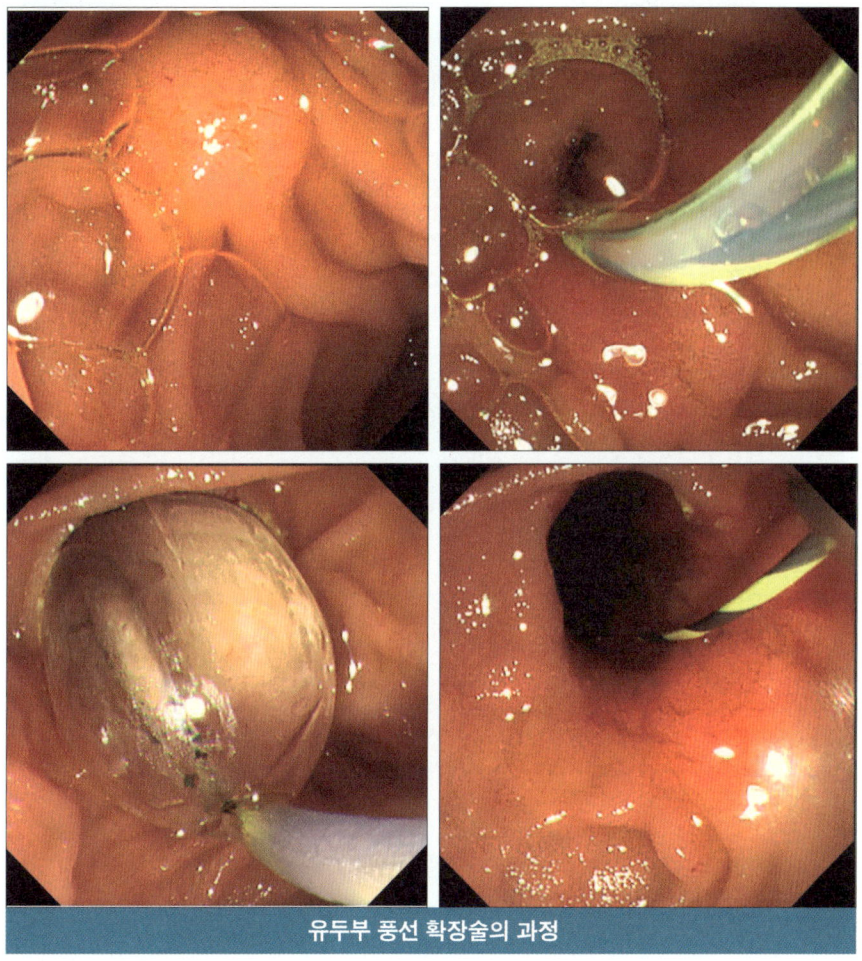

유두부 풍선 확장술의 과정

 유두부 입구를 넓혔으니 이제 결석을 제거하는 건가요? 어떤 방법으로 제거하는지 궁금해요.

 유두부를 절개 또는 풍선으로 확장한 후에 바스켓(Basket)이나 담석 제거용 풍선 도관(Balloon)을 이용하여 담관 결석을 제거해요.

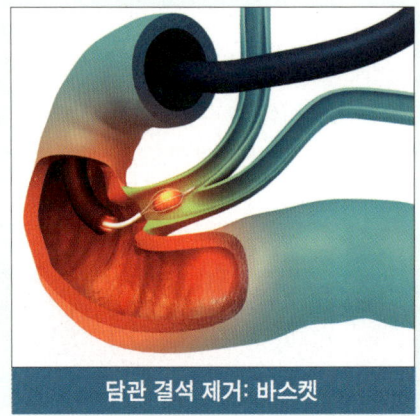
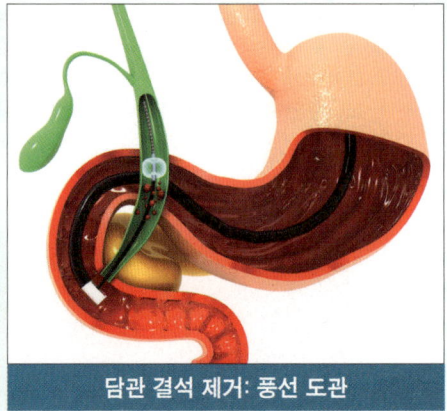

담관 결석 제거: 바스켓 / 담관 결석 제거: 풍선 도관

담관 결석을 제거할 때 사용하는 바스켓은 뭔가요?

바스켓은 담관 내 결석을 포획해 제거할 수 있는 도구로, 용도에 따라서 바스켓의 종류는 다양해요. 간호사는 각 제품의 특성을 이해하고 상황에 따라서 적절한 바스켓을 제공해야 하죠. 예를 들면 말초 간내 담관과 같이 좁고 접근하기 어려운 위치의 담석은 유도선(Guidewire) 삽입이 가능한 바스켓을 준비해요. 또한 보통 4개의 철선으로 구성된 바스켓을 기본적으로 사용하지만, 담석이 많이 부서졌을 땐 철선이 여러 가닥으로 촘촘하게 되어 있거나 8개 철선으로 된 바스켓을 이용해요. 물론 제거 결석의 크기에 따라서 사용하는 바스켓 크기도 달라져야 해요.

✓ TIP 바스켓(Basket)의 종류

- **크기**

    5~45mm(가장 많이 사용하는 크기: 15~30mm)

- **철선 수**

    - 유도선이 통과되는 바스켓(Wire-guided basket): 좁고 접근이 어려운 간내 담관으로 올라간 결석 포획에 유리하며 바스켓의 정확한 진입에 도움
    - 4선 바스켓: 큰 담석 포획에 유리
    - 8선 바스켓, 나선 형태의 8선 바스켓: 부서지거나 작은 담석 포획에 유리

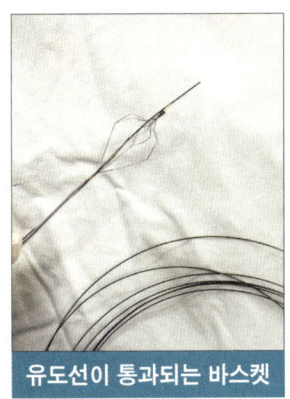 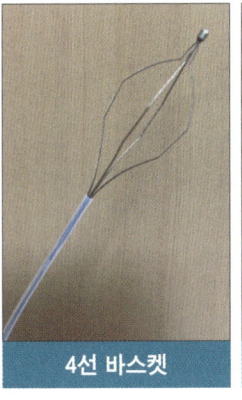 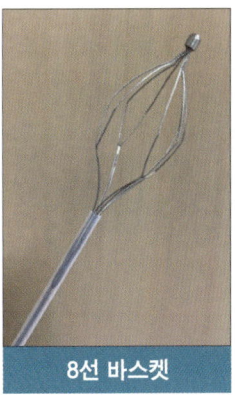 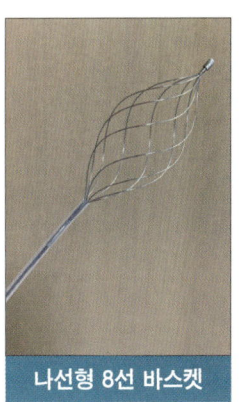

| 유도선이 통과되는 바스켓 | 4선 바스켓 | 8선 바스켓 | 나선형 8선 바스켓 |

 바스켓을 사용하기 전에 어떤 준비를 하나요?

 먼저 담관 결석의 모양과 크기에 따라 사용해야 할 바스켓을 준비해요. 바스켓의 열림과 닫힘 기능이 정상인지 확인하고 유도 철사의 손상 및 변형 여부를 점검해요. 그리고 조영제 사용 시 공기가 들어가는 것을 예방하기 위해서 준비된 바스켓 내관에 생리식염수를 통과시켜 놓아요.(공기가 들어가면 담석과의 구분이 어려울 수 있어요!)

✓ TIP 바스켓 사용 노하우

방사선 영상을 확인하며 시술자와 호흡을 맞추어 간호사는 바스켓을 펼쳤다 조였다 반복하여 담관의 결석을 포획하는 중요한 역할을 해야 해요. 총담관에 여러 개의 결석이 있을 때는 결석을 한꺼번에 제거하고 싶은 욕심에 가장 상부 결석부터 제거하고 싶어져요. 하지만 한꺼번에 많은 결석은 제거하면 여러 부작용(담관 손상, 바스켓 끼임 등)이 발생할 수 있으니 주의해야 해요. 가장 하부 결석부터 순서대로 조심스럽게 제거하는 것이 쉽고 안전해요. 그리고 바스켓으로 담관 결석을 포획한 후에는 바스켓을 지나치게 조이지 말고 열어 놓은 상태로 유두부를 통과하고, 유두부 통과 직전에는 반 정도 닫아서 결석을 놓치지 않게 하고 힘 전달이 좀 더 잘 되도록 해요.

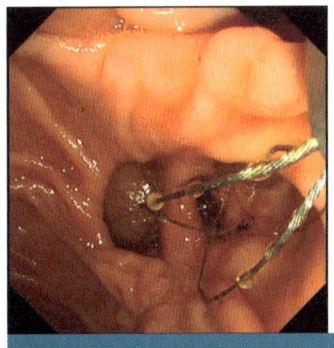 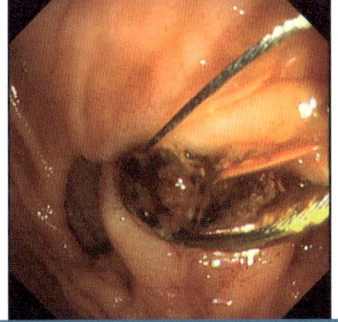 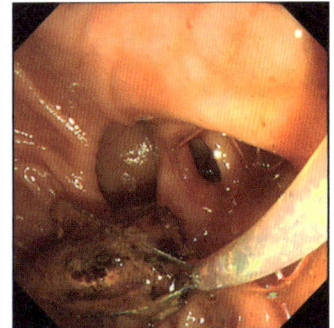

바스켓으로 담관 결석 제거

바스켓으로 담관 결석 제거하는 법은 잘 이해했어요. 풍선 도관은 언제 이용하나요?

 바스켓은 담관 결석을 잡고 당기는 힘이 잘 전달되어 일반적인 결석 제거에 이용돼요. 반면에 풍선 도관은 바스켓으로 잡기 어려운 담관 내부의 작은 담석이나 찌꺼기(Sludge) 등을 제거하는 데 주로 이용해요. 그런데 담관이 너무 확장되어 담관 직경이 풍선 직경보다 큰 경우에는 풍선 옆으로 담석이나 찌꺼기(Sludge)가 빠져나가 제거가 용이하지 않다는 단점이 있어요.

 풍선 도관을 이용하여 결석을 제거할 때 간호사의 역할에 대해 알려주세요.

 풍선 도관을 사용하기 전에 풍선에 이상(터지거나 새지 않는지 여부)이 없는지를 꼭 확인해야 해요. 풍선 도관을 담석 상부에 위치시킨 후 풍선을 담관의 직경이나 직경보다 약간 크게 확장하여 서서히 풍선을 십이지장 내로 밀어 내리면서 결석을 제거해요. 이때 간호사는 유도관(Guidewire)이 빠지지 않도록 주의해야 해요(시술자가 풍선 도관을 십이지장 쪽으로 내리면 간호사는 유도관이 빠지지 않도록 담관 안으로 천천히 밀어 넣어줘요).

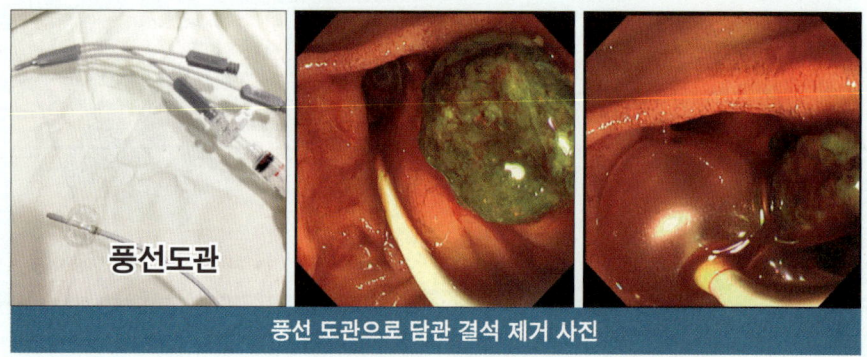

풍선 도관으로 담관 결석 제거 사진

 수술하지 않고 내시경으로 결석을 제거하는 방법은 너무 신기한 것 같아요. 담관에 있는 결석은 이렇게 내시경으로 다 제거가 가능한가요?

 일반적인 경우에는 내시경으로 담관 결석의 제거가 가능하지만, 내시경으로 담관 결석의 제거가 어려운 상황도 있어요. 첫째로 유두부까지 접근이 어려운 경우(위절제술 등의 위장관 수술로 인한 해부학적 변형), 둘째로 유두 괄약근 절개술이 어려운 경우(유두부 주위 게실), 셋째로 결석의 크기가 커서(15~20mm 이상) 바스켓과 풍선 도관으로 결석 제거를 실패한 경우가 대표적이죠.

바스켓과 풍선 도관으로도 결석을 제거하지 못하면 어떻게 하나요?

 결석의 크기가 15~20mm 이상으로 크거나 결석이 15~20mm 이하의 크기라도 결석을 제거하기에 유두부나 담관이 작거나 좁은 경우에 기계적 쇄석술을 시행해요. 기계적 쇄석술은 쇄석기를 이용하여 포획한 거대 결석을 물리적 압력으로 파괴하는 방법이에요. 하지만 결석이 너무 단단하거나 바스켓으로 포획이 어려워서 기계적 쇄석술도 실패했다면 충격파 쇄석술(전기수압 또는 레이저)을 이용하기도 해요.

 그렇군요. 기계적 쇄석술에 대해 더 알고 싶어요.

 기계적 쇄석술은 앞서 얘기한 것처럼 바스켓, 풍선 도관을 이용하여 제거가 어려운 크기의 담석(15~20mm 이상)이나 다발성 담석 또는 담석의 크기가 크지 않아도 원위부 총담관의 직경이 작거나 협착이 있는 경우에 시행해요. 결석을 분쇄하여 작은 절편으로 만들면 결석 적출이 용이하기 때문이에요. 만약 이와 같은 상황에서 쇄석 없이 결석을 잡은 바스켓을 무리하게 잡아 빼면 결석 유두부 끼임(Impaction)이 발생할 수 있고 담관 및 유두부의 열상, 천공 및 출혈 등의 문제가 생길 수 있어요.

 기계적 쇄석술에 사용하는 도구와 쇄석 방법이 궁금해요.

 기계적 쇄석술에 사용되는 도구는 일반적 바스켓보다 굵고 강한 강선의 바스켓(A), 금속 외피·쇄석기 핸들(B)로 구성되어 있어요. 결석을 바스켓으로 포획한 후 쇄석기 핸들을 작동하여 바스켓을 금속 외피 안으로 조이면서 포획된 결석을 파괴해요. 바스켓은 제조사 별로 조금씩 특성이 다를 수 있어요.

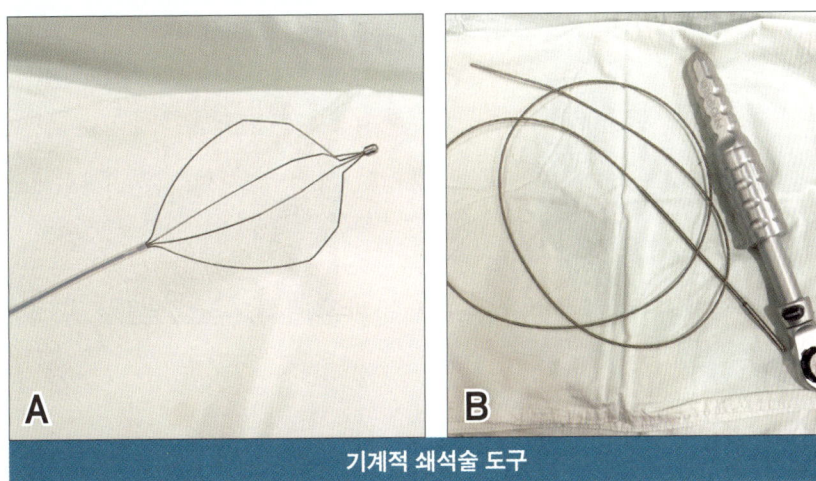

기계적 쇄석술 도구

Case

상복부 통증과 고열로 응급실에 내원한 65세 여자 환자. 시행한 피검사에서 황달과 간수치 상승을 보였다. 복부 컴퓨터단층촬영에서 여러 개의 거대 총담관 결석이 관찰되었고 크기가 가장 큰 결석은 2.5cm이다. 십이지장경을 통한 기계적 쇄석술로 여러 결석을 분쇄한 후 바스켓으로 제거하였으나 2.5cm 크기의 결석은 담관 안에 끼임(Impaction)되어 있고 바스켓이 펴지지 않아서 쇄석술을 시행하지 못하였다. 어떻게 해야 할까?

이 환자와 같이 담관 결석 제거를 실패한 경우에는 어떻게 하나요?

일시적 담관 스텐트 삽입술을 시행할 수 있어요. 이 시술은 비교적 시행 방법이 쉬운 편으로, 스텐트를 삽입해서 담즙이 배액될 뿐 아니라 담관 결석의 끼임(Impaction)을 방지해요. 그리고 마찰에 의해 담석의 크기를 감소시켜 추후 담석 제거를 용이하게 할 수 있어요. 이때 스텐트는 한 개 또는 두 개를 삽입해요.

일시적이요? 삽입된 스텐트는 환자 몸에 얼마 동안 삽입되어 있는 건가요?

결석이 남아있다면 그 기간에는 담관 스텐트 삽입 유지가 필요해요. 주로 플라스틱 스텐트가 사용되고 있어요. 하지만 미생물이나 음식물, 찌꺼기(Sludge) 등으로 스텐트 폐색이 발생하여 담관염이나 황달이 생길 수 있어서 대개 3~6개월 간격으로 스텐트를 제거하거나 교체해야 해요. 스텐트의 제거 또는 교체 전에는 X-ray를 촬영하여 스텐트가 정상 위치에 있는지 확인해야 하죠.

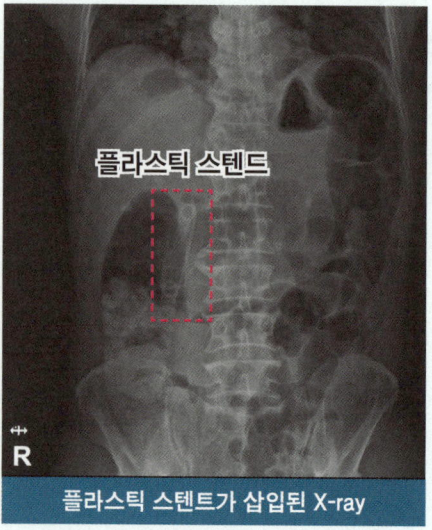

플라스틱 스텐트가 삽입된 X-ray

남은 결석이 있으면 담관 스텐트를 삽입한다고 했는데 그 외에 스텐트를 삽입하는 다른 상황은 없나요?

 내시경을 이용하여 유두부를 통해서 십이지장과 담관 사이에 플라스틱 또는 금속 스텐트를 삽입하는 내적 배액법을 내시경 역행 담즙 배액술(Endoscopic Retrograde Biliary Drainage, ERBD)이라고 해요. 이러한 내시경 역행 담즙 배액술은 담관 결석 제거에 실패한 경우뿐만이 아니라 만성 췌장염에 대한 담관 폐쇄 및 악성 담관 폐쇄로 배액술이 필요한 경우, 수술이 불가능한 유두부 종양 환자의 경우, 수술 전 감압을 위한 담관 협착 부위의 스텐트 삽입이 필요한 경우 등과 같이 담관의 내강을 확보가 필요할 때 시행할 수 있어요.

 그러고 보니 스텐트 재질의 종류가 한 가지가 아닌가 보네요?

 재질에 따라 플라스틱 스텐트와 자가 팽창형 금속 스텐트로 구분해요.

 플라스틱 스텐트와 금속 스텐트의 특징이 궁금해요.

 플라스틱 스텐트는 가격이 저렴하고 제거와 교환이 가능하지만 일정 구경의 스텐트 이상으로 더 굵어진다고 해도 스텐트의 배액 효과는 증대되지 않아요. 특히, 삽입 3개월 이후에는 스텐트가 막힐 수 있어서 장기적으로 삽입을 유지해야 한다면 정기적으로 교체해 줘야 해요.

금속 스텐트는 스텐트 내 피막 존재 여부에 따라 피막형과 비피막형으로 구분돼요. 금속 스텐트는 직경이 커서 플라스틱 스텐트보다는 개통 기간이 길다는 장점이 있으나 가격이 비싸요. 피막형은 추후 제거는 가능하지만, 스텐트가 이탈(Migration)될 수 있다는 단점이 있어요. 피막형과 달리 비피막형 금속 스텐트는 내시경으로 제거가 불가능하므로 제거가 필요 없는 담관암인 경우에 많이 사용해요.

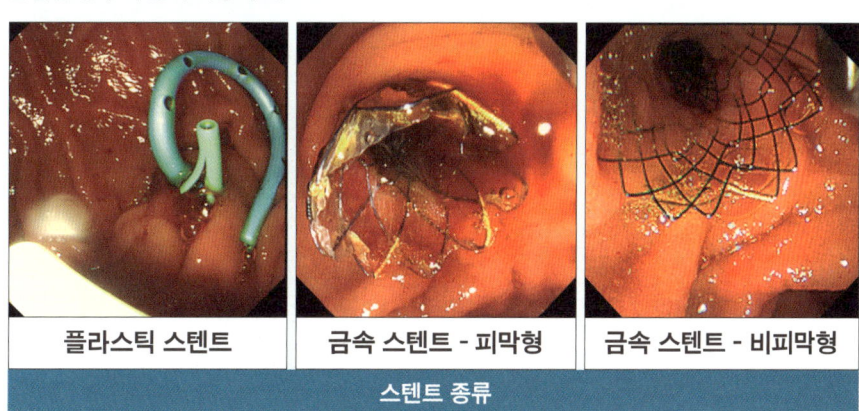

스텐트 종류

✅ TIP 플라스틱 스텐트와 금속 스텐트의 비교 정리

	플라스틱 스텐트	금속 스텐트
종류	- 직선형(Straight) - 돼지 꼬리형(Pigtail)	- 피막형(Covered) - 비피막형(Uncovered)
장점	- 저렴한 가격 - 제거와 교환이 가능	- 직경이 커서 배액이 용이 - 개통 기간이 김
단점	- 유치 기간이 짧음 - 스텐트 이탈 가능성	- 비싼 가격 - 내시경으로 위치 조정 및 제거가 불가능
유지 기간	대략 3개월	대략 6개월 이상

➕ 한 걸음 더 — 내시경 역행 담췌관 조영술 후 췌장염 예방법
: 췌관 스텐트 삽입술

내시경 역행 담췌관 조영술 후의 췌장염(Post-ERCP Pancreatitis, PEP)은 ERCP의 가장 흔하고 심한 합병증으로 환자의 10%에서는 중증 췌장염으로 진행하여 사망에 이르기도 해요. 발생 이유는 다음과 같아요.

①췌관의 폐쇄: 유두부 괄약근 절개술 또는 전기적 손상에 의한 유두부 입구 부종으로 췌장액의 흐름 폐색
②조영제와 카테터가 췌관을 자극
③췌관내 감염: 십이지장 내용물의 역류, 내시경 기구 또는 겸자공을 통해 감염

따라서 담도 삽관을 최소화하고 췌관의 조영 횟수와 조영제의 양을 최소화하는 것이 PEP 예방을 위해서 권고돼요.

유두 괄약근 기능 이상, 과거 PEP 병력, 췌관에 유도선(Guidewire)을 조작하는 경우, 정상적인 유두부에 풍선 확장술을 시행한 경우, 췌관 괄약근 절개술을 시행한 경우 등의 PEP 고위험군 환자에서 췌관 스텐트는 삽입은 PEP의 빈도와 중등도를 줄이는 데 효과적이라고 해요. 따라서 ERCP 시술 후에 췌관에 예방적 스텐트 삽입이 널리 이용되고 있어요(췌관 스텐트는 긴 쪽이 췌관 안쪽으로 들어가도록 삽입해요).

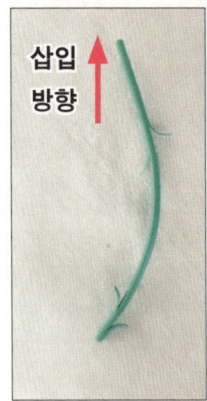
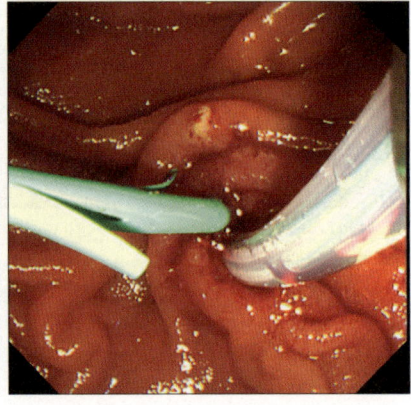

➕ 한 걸음 더 담즙 배액의 또 다른 방법: 내시경 경비 담도 배액술

내시경 경비 담도 배액술(Endoscopic NasoBiliary Drainage, ENBD)는 일시적 또는 단기간의 담즙 배액을 목적으로 내시경을 이용하여 담관에 잘 유지하도록 긴 도관을 폐쇄 상부를 지나 유치시키고 도관의 한쪽 끝은 코를 통해 체외로 빼내어 주는 시술이에요. 단점으로는 배액관이 코를 통해 외부에 위치한 배액 주머니에 연결되어 있어 장기간 유지하는 데 어려움이 있어요. 하지만 담즙의 배액 상태를 눈으로 직접 확인할 수 있고 언제든 담도의 재촬영이 가능하며 배액관 제거가 간편하다는 장점이 있답니다.

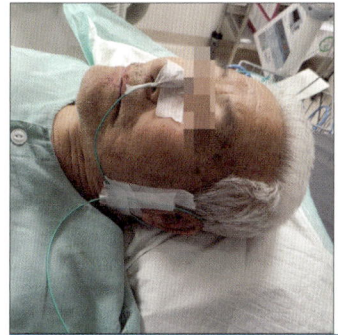 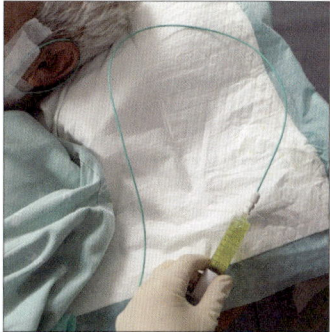 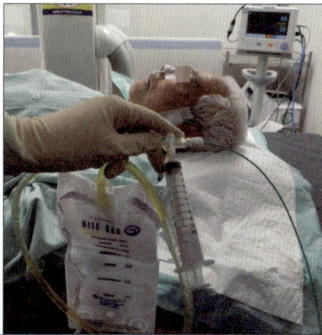

내시경적 경비 담도 배액술을 시행한 환자

5. 정맥류 결찰술
(간경변증 환자가 토혈을 해요)

Case 식도 정맥류 결찰술

내원 1일 전 발생한 토혈로 응급실에 내원한 69세 여자 환자. 환자는 B형 간염에 의한 간경변증을 진단받았으나 특별한 치료 없이 지냈다고 한다. 내원 당시 측정한 혈압은 100/60mmHg, 맥박은 110회/분, 호흡수는 20회/분, 체온은 36.6도이었고 피검사에서 Hb는 7.0g/dL였다. 내원 당시 응급실에서 시행한 위내시경 검사 결과는 다음과 같았다. 어떻게 할까?

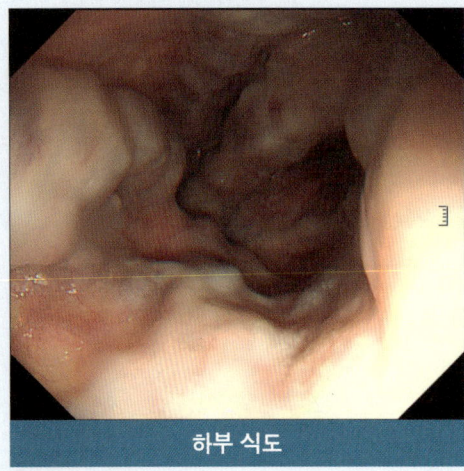
하부 식도

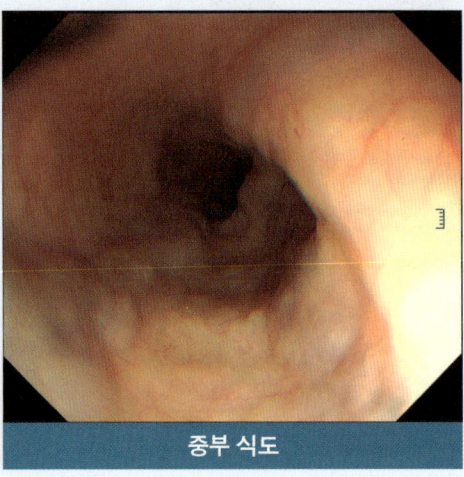
중부 식도

 이 환자의 내시경 사진은 뭐가 문제예요? 어느 부위인지 위치도 잘 모르겠어요.

 내시경에서 보이는 부위는 식도예요. 일반적인 식도 표면은 매끈하지만, 이 경우는 식도 정맥이 혹처럼 울퉁불퉁하게 부풀어 비대해 보이죠? 이를 식도 정맥류라고 해요.

 하지 정맥류는 많이 들어봤는데 식도 정맥류라는 것도 있군요? 그렇다면 식도 정맥류는 왜 생기는 건가요?

 식도 정맥류는 간문맥의 압력 상승(문맥 고혈압)으로 인해 발생해요. 문맥 고혈압은 간이 딱딱해지는 간경변증이 주된 원인으로 병이 진행되었을 때 발생해요. 식도 정맥류는 혈액의 흐름이 정체되어 발생하므로 정맥이 일정 부분까지 부풀어 오르다가 한계에 다다르면 터지면서 출혈이 생길 수 있어요. 위식도 정맥류는 출혈이 발생하면 쇼크 또는 사망률이 12~22%에 달하는 응급 질환이에요.

❗ 잠깐) 간경화? 간경변증?

신규 간호사라면 헷갈려할 수도 있겠지만, 간경화와 간경변증은 서로 다른 질환이 아니에요. 간경변증은 학술적인 병명이고 간경화는 간경변증의 일반화된 명칭이에요. 그래서 간경화와 간경변증은 같은 의미랍니다.

대량 출혈이 된다면 정말 무서울 것 같아요. 식도 정맥류는 어떤 증상이 있나요?

식도 정맥류가 있더라도 터져서 출혈이 생기지 않으면 증상이 없는 경우가 많아요. 만약에 출혈이 경미 하면 특별한 자각 증상이 없이 대변 색깔이 짜장처럼 검게 나오는 흑색변(Melena)으로 병원에 내원하기도 해요. 하지만 정맥류가 점점 커지다가 터지면 대량 출혈에 따른 토혈(Hematemesis)이 발생해요. 이때 많은 양의 출혈로 쇼크 증상 및 징후(어지럼증, 전신쇠약, 식은땀, 빈맥, 저혈압 등)가 나타나요.

➕ 한 걸음 더) 문맥 고혈압

위장관과 비장 등의 복부 기관에서 유입된 정맥은 간문맥에서 합쳐져서 간으로 유입돼요. 그런데 간경변증으로 인해 간 내부가 딱딱해지면 간문맥의 혈류에 저항을 받아 혈관 압력이 높아지는데, 이것을 문맥 고혈압(문맥압 항진증)이라고 해요. 간문맥의 압력이 높아지면 간으로 들어가지 못한 많은 양의 혈액이 위와 식도 및 비장 혈관을 따라서 우회해요. 이러한 우회 과정 때문에 비장 비대가 발생하고 위와 식도 주변 정맥으로 돌아가는 혈류량이 많아지면서 혈관이 풍선처럼 늘어나는데 이를 위·식도 정맥류라고 해요.

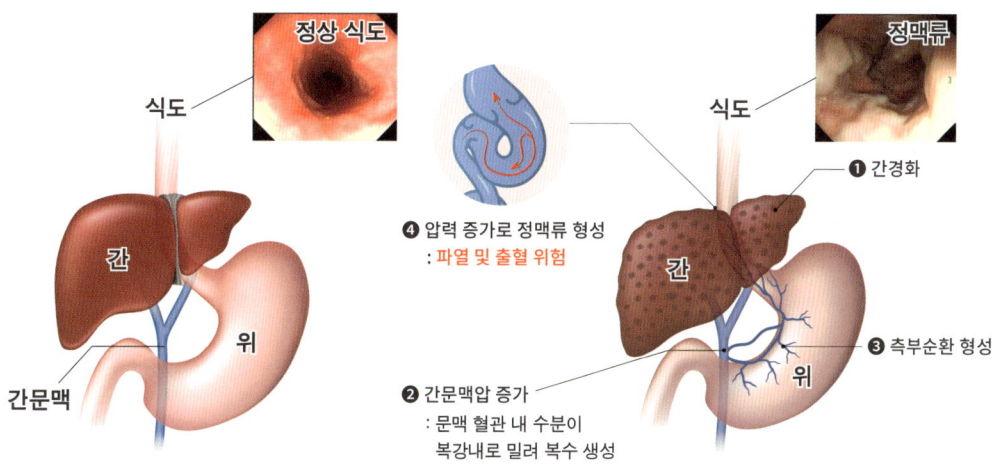

식도 정맥류는 언제 어떻게 진단되나요?

 간경변증 환자에게서 식도 정맥류 여부를 확인하기 위해서 정기적으로 위내시경을 권장해요. 간경변증 환자는 간의 기능이 저하됨에 따라서 식도 정맥류 발생 빈도도 증가하기 때문이죠. 복부 조영제 컴퓨터단층촬영을 통해 식도와 위 주위의 정맥류 발달 상황을 볼 수도 있어요. 반대로 토혈로 병원에 내원하여 시행한 위내시경에서 우연히 식도 정맥류를 발견하여 간경변증이 있음을 알게 되기도 해요.

 아! 간경변증 환자에게서 토혈, 흑색변 등 위장관 출혈이 의심되면 식도 정맥류의 출혈을 먼저 생각해야겠네요?

 맞아요. 간경변증 환자가 토혈을 하여 시행하게 된 위내시경의 50% 이상에서 식도 정맥류가 발견돼요. 이때 내시경 검사를 통해서 식도와 위점막의 정맥류를 직접 관찰하여 출혈 부위를 정확히 파악하고 정맥류 출혈 위험도를 평가해야 해요. 대부분 출혈 위험도는 적색 징후 또는 정맥류의 크기 유무로 판단해요.

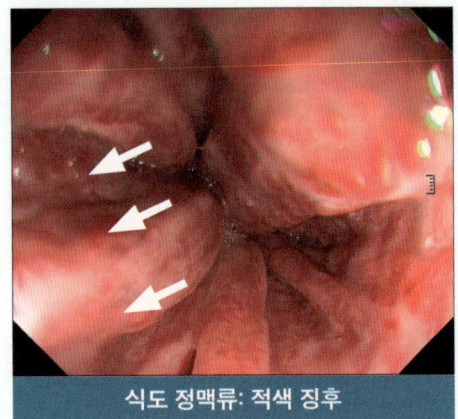

식도 정맥류: 적색 징후

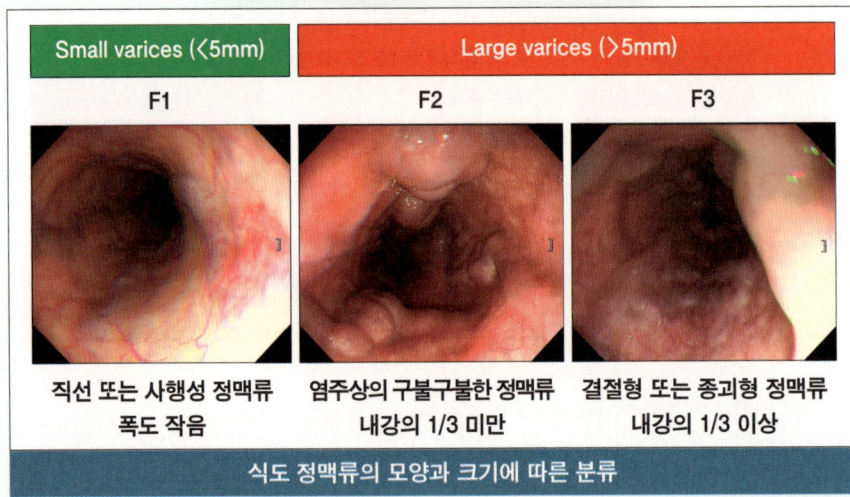

식도 정맥류의 모양과 크기에 따른 분류

큰 정맥류(F3)는 살짝만 건드려도 터질 것 같네요. 내시경으로 치료할 수 있는지 궁금해요.

 정맥류로부터 활동성 출혈이 관찰되거나 또는 출혈이 없더라도 정맥류 표면에 혈괴(Blood clot)나 백태(White nipple)가 붙어 있는 적색 징후를 보이는 큰 정맥류(F2, F3)가 관찰될 때 식도 정맥류 결찰술(Esophageal Varix Ligation, EVL)이라는 내시경 지혈법을 시행해요.

 정맥류 결찰술이요? 정맥류를 묶는다는 건가요?

 맞아요. 내시경을 통하여 출혈이 발생하는 식도 정맥류를 관찰하고 위치를 정확하게 파악한 후에 고무 밴드로 정맥류를 꽈리 모양으로 묶어줘서 괴사시키는 방법이에요. 그러면 출혈이 멈추고 정맥류는 소실되면서 시간이 지나면 결찰된 부위는 흉터(Scar) 형태로 남아요. 정맥류 결찰술은 부작용이 적고 치료 효과가 높아 가장 많이 이용하는 시술이랍니다.

 식도 정맥류 결찰술에 대해서 더 알고 싶어요.

 식도 정맥류 결찰술은 두 가지 방법이 있어요. 초기에는 단발성 결찰술로 하나의 고무 밴드를 내시경 선단부에 장착하여 1회 내시경 삽입으로 1회 결찰이 가능한 방법을 사용했어요. 이후 개발된 다발성 결찰술은 내시경 선단부에 여러 개의 고무 밴드를 장착하여 1회 삽입으로 정맥류를 여러 번 묶는 게 가능하게 되었어요. 단발성 결찰술과 다발성 결찰술의 준비 물품과 시술 방법이 다르기 때문에 시술 전에 미리 시술자에게 어떤 방법의 결찰술을 할지 물어보고 시술을 준비하는 것이 좋아요.

 식도 정맥류 결찰술 전에 환자의 준비 사항은 뭐가 있을까요?

 일반적인 위내시경 검사와 동일하게 8시간 이상 금식을 하고 환자 정보(과거력 및 약제 복용, 치아 흔들림, 틀니 여부 등) 및 동의서 여부도 확인해요. 정맥주사 라인을 확보하고 진정제 사용 여부를 확인하는 것도 필요해요.

 식도 정맥류 결찰술을 하기 전에 간호사는 어떤 물품을 준비해야 하나요?

 다발성 결찰술과 단발성 결찰술의 준비 물품은 차이가 있어요. 먼저 다발성 결찰술에 대해 알려 줄게요. 다발성 결찰술을 위해서는 다음과 같은 준비 물품이 필요해요.

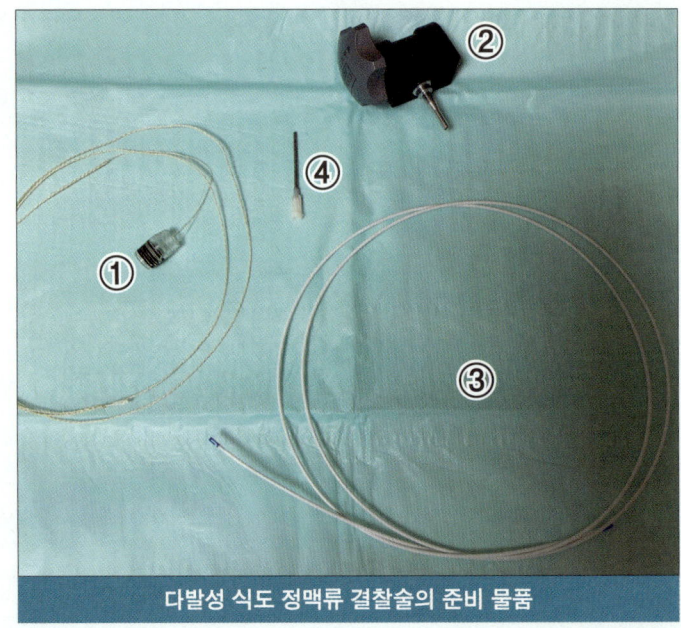

다발성 식도 정맥류 결찰술의 준비 물품

①Opti-Vu® barrel with preloaded 'Band' 및 Attached 'Trigger cord'(6개의 O-형 고무밴드가 장착된 투명통)

②Multi-band ligator handle(방향 조절기와 손잡이)

③Loading catheter(실 연결을 위한 가이드 와이어)

④Irrigation adapter(물 투입 시 Syringe 연결 핀)

다발성 결찰술의 물품을 시술 전에 어떻게 준비하나요?

①겸자구에 고무캡이 장착된 상태에서 핸들을 장착해요.

②(Loading catheter를 넣기 전) Irrigation adaptor를 이용하여 구멍을 뚫어 줘요.

③구멍이 뚫리면 그 안으로 Loading catheter를 삽입해요.

④Catheter가 선단부로 나오는 것을 확인하고 Trigger cord를 장착해요.

⑤결찰밴드 캡의 검은색 줄이 흡인구와 일치하도록 장착해요(Barrel을 Scope에 끼울 때 Trigger cord가 끼지 않도록 주의하고 시술 시 시야를 가리지 않기 위해서 실의 위치가 5시와 11시 방향으로 위치하도록 해요).

⑥⑦Trigger cord를 Catheter의 핸들 쪽으로 빼내어 매듭을 핸들의 홈에 끼워줘요.

⑧핸들 부분 Trigger cord를 팽팽하게 잡아당겨 고정해요(이때 너무 힘을 주어 잡아당기면 결찰밴드가 Shooter 될 수 있으므로 조심해야 해요).

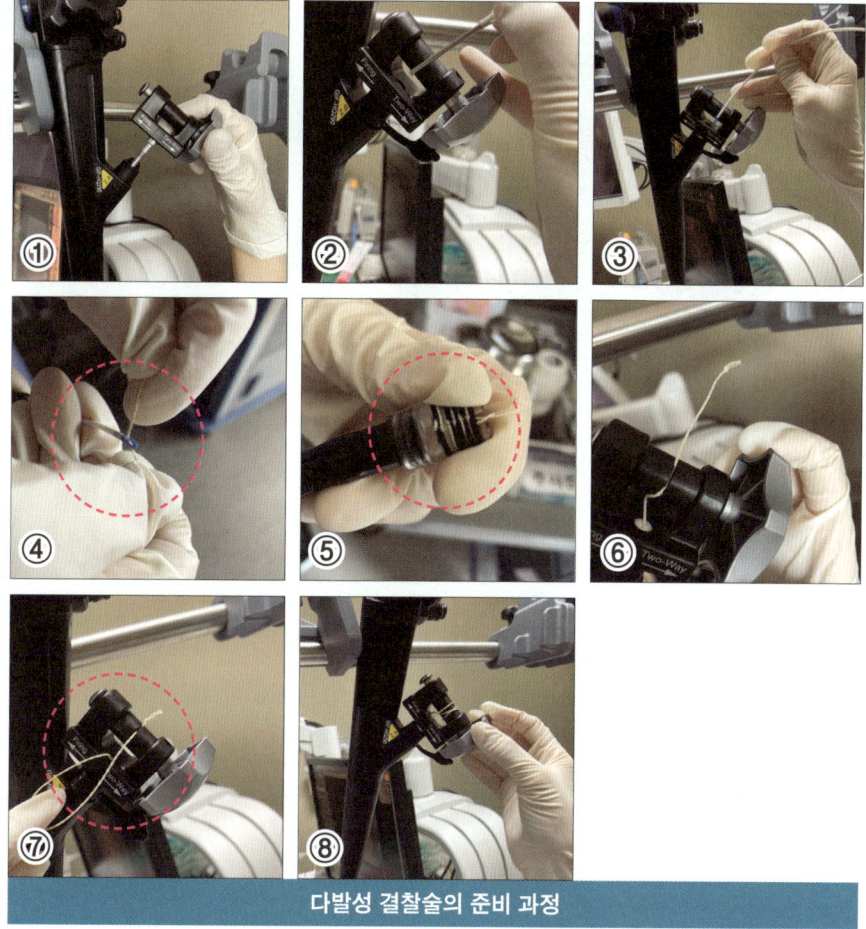

다발성 결찰술의 준비 과정

이렇게 물품을 준비가 되면 시술할 때 간호사는 어떤 것을 하면 되는지도 궁금해요.

시술자는 Multi band가 장착된 내시경을 삽입하여 결찰할 목표 정맥류에 바짝 붙인 후 내시경 흡인 장치를 작동하여 정맥류가 붉은 구슬 모양이 될 때까지 캡 안으로 충분히 흡인하여 끌어당겨요. 시술자의 지시에 따라 간호사는 EVL handle을 시계 방향으로 일정한 속도로 반 바퀴 정도 돌리면 캡에 장착된 Band가 돌출되면서 정맥류가 묶여요. 다발성 결찰술은 Band를 여러 번 사용할 수 있기 때문에 추가적으로 결찰이 필요한 다른 정맥류에 같은 방법으로 시행할 수 있어요.

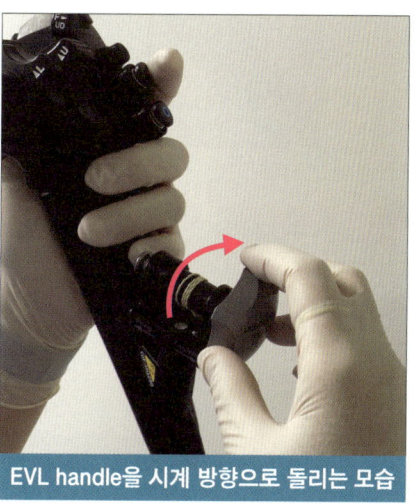

EVL handle을 시계 방향으로 돌리는 모습

[PART 3] 케이스로 보는 치료 내시경

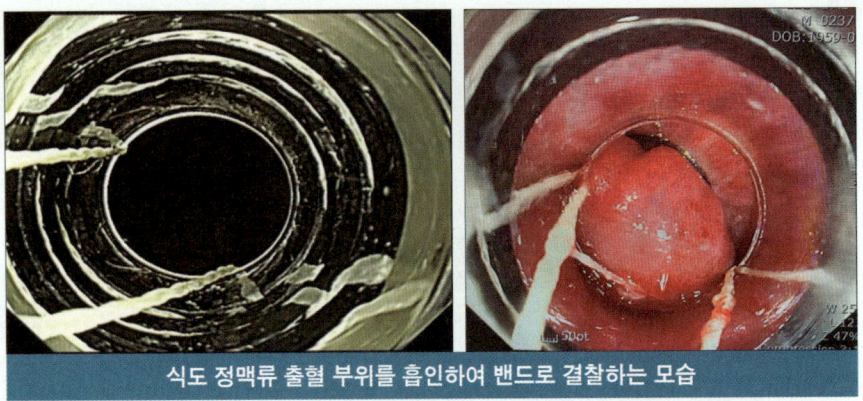

식도 정맥류 출혈 부위를 흡인하여 밴드로 결찰하는 모습

Multi band로는 한 번의 내시경 삽입으로 여러 번을 결찰할 수 있다고 하셨는데, 그러면 한 번에 몇 번까지 결찰이 가능한가요?

제품마다 다를 수가 있지만, Cook 회사의 Multi band를 예로 들면, 한번 내시경 삽입으로 6번의 Band 결찰이 가능해요. 5번째 밴드는 투명한 색으로 다른 밴드(검은색)와 색깔이 다르기 때문에 유효 밴드 숫자 확인(밴드가 하나 남았음)을 할 수 있게 되어 있어요.

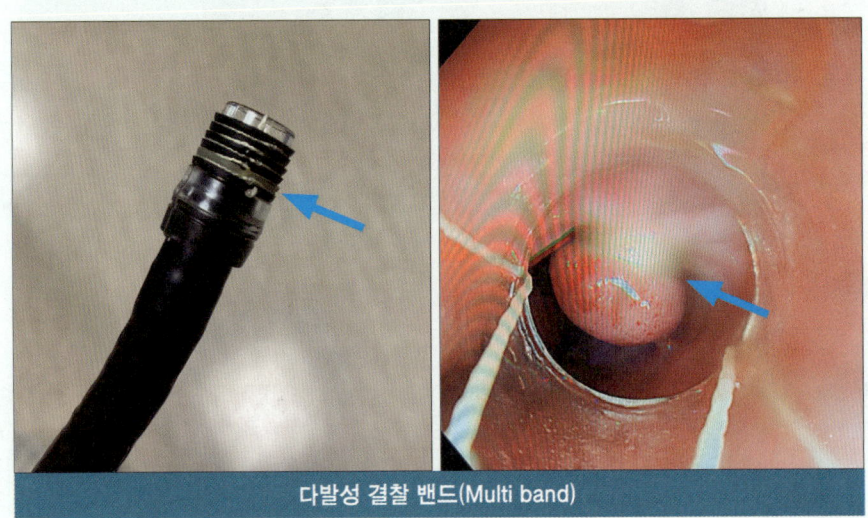

다발성 결찰 밴드(Multi band)

다발 결찰술에 대해 알았으니 단발성 결찰술에 대해 알려주세요.

단발성 결찰술을 위한 준비 물품은 다음과 같아요.

①Flexible overtube
②Device(O링 장착용 캡)
③5cc 주사기

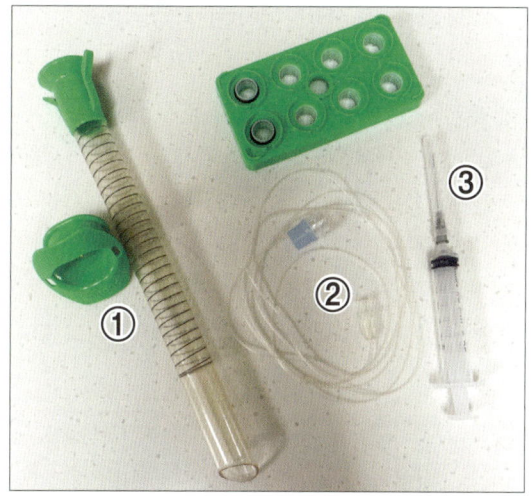

단발성 결찰술의 물품을 시술 전에 어떻게 준비하나요?

①내시경에 Device 장착하기
  : 내시경 선단부에 Device(O링 장착용 캡)를 장착해요. 장착한 Device를 내시경 선단부에 테이프로 고정해요.
②내시경에 Device 튜브 고정하기
  : Device의 튜브는 내시경을 따라 펴 주고 한두 군데 정도 테이핑하여 고정해 줘요.
③튜브와 공기 주입용에 필요한 주사기 5cc를 연결해요.
④Device에 O링 장착하기

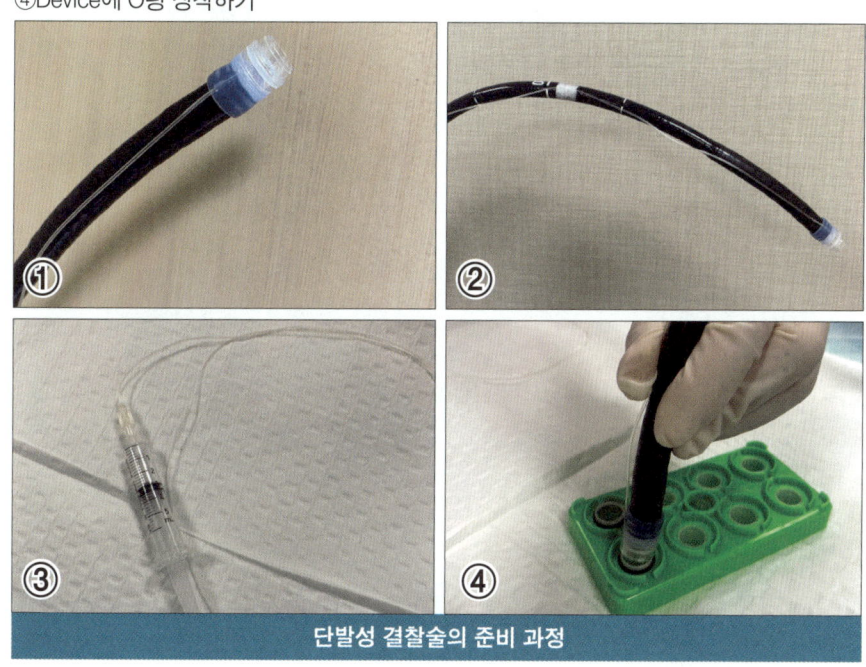
단발성 결찰술의 준비 과정

Device에 O링(결찰밴드)을 어떻게 장착하는지 궁금해요.

 내시경과 함께 장착된 Device를 O링 장착 용구의 슬라이드 환원용 구멍(O링 장착 용구의 중앙 구멍)에 삽입한 후 눌러서 Device의 슬라이드통 안으로 O링이 들어가게 해요. 슬라이드통이 안으로 들어가게 되면 Device를 결찰용 O링이 장착되어 있는 구멍에 수직으로 삽입한 후 누르면 O링이 장착돼요.

 준비 물품 외에 단발 결찰술의 준비 사항 중 다발 결찰술의 준비 사항과 다른 점이 있나요?

 단발성 결찰술은 다발성 결찰술과 달리 내시경 Scope에 Flexible overtube를 장착하여 내시경과 같이 환자 구강을 통해 삽입해요. 이때 삽입에 용이하도록 내시경 표면 전체에 윤활제를 충분히 도포해서 사용해요.

➕ 한 걸음 더 Flexible overtube

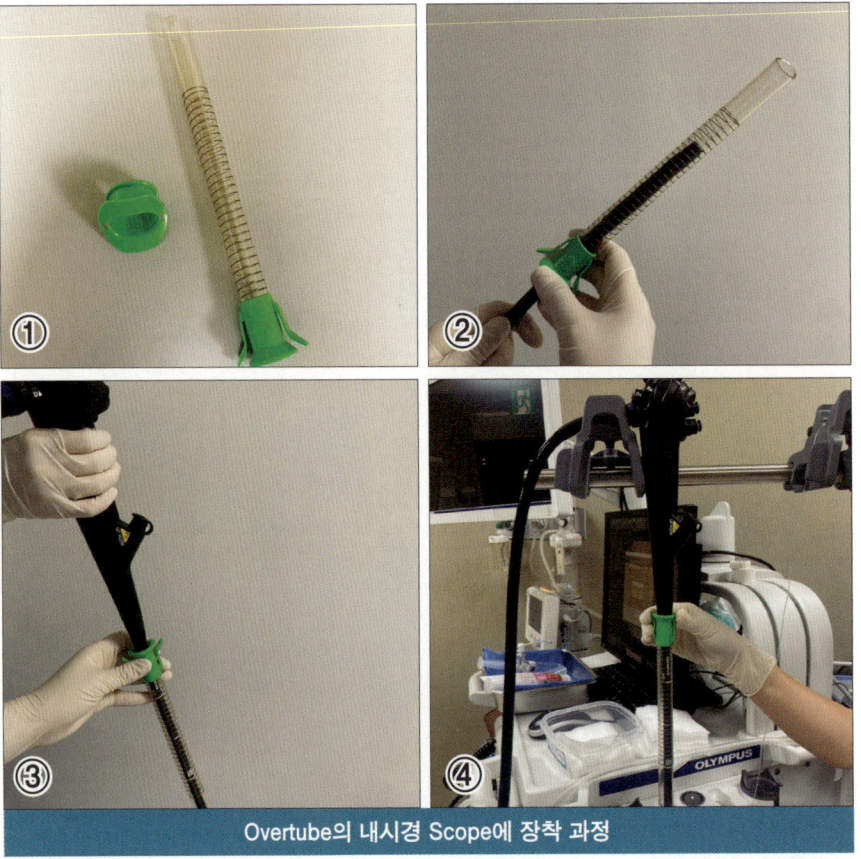

Overtube의 내시경 Scope에 장착 과정

- **준비 방법**
  ① 마우스피스와 Overtube 준비
  ② 내시경을 환자에게 삽입하기 전 내시경 선단부를 통해 튜브를 넣어줘요.
  ③ 내시경 Scope의 끝까지 튜브를 장착하고
  ④ 내시경 Scope를 거치대에 걸어 놓아요.

- **삽입 방법**
  내시경 Scope에 미리 장착해 둔 Overtube 표면에 윤활제를 충분히 도포해요. Overtube를 장착한 상태로 내시경을 환자에게 삽입하여 식도 부근에서 튜브를 식도 쪽으로 천천히 밀어 넣어 줘요. 이때 튜브를 세게 밀어 넣으면 식도가 손상될 수 있으므로 조심히 밀어 넣어야 해요.

- **삽입 이유**
  식도 정맥류 출혈 부위에 EVL band를 결찰하기에 앞서 본 기구를 삽입하는데, 이는 반복적인 삽관을 돕는 보조적인 목적으로 이용되는 기구예요. 목구멍과 식도에 상처를 주지 않도록 본 기구를 먼저 식도에 위치시켜 시술을 돕고 환자의 식도를 보호해 줘요. Tube의 라텍스 고무막은 내시경으로 주입한 Air와 겸자구로 주입된 약제의 역류를 방지해줘요.

- **주의 사항**
  Overtube를 잘못 삽입해서 식도 천공이 발생할 수 있는데 수술적 치료가 어렵고 패혈증으로 악화될 수 있으므로 주의해야 돼요.

 단발 결찰술의 시술 방법은 다발 결찰술과 어떤 차이가 있나요? 이때 간호사가 해야 할 일에 대해서도 알고 싶어요.

 시술자는 식도에 위치되어 있는 Flexible overtube를 따라 내시경을 삽입하여 결찰 목표가 되는 정맥류를 정면으로 마주 보게 하고 다발 결찰술과 같은 방법으로 정맥류를 Device(O링 장착용 캡) 안으로 붉은 구슬 같은 모양이 될 때까지 충분히 끌어당겨요. 시술자의 지시에 따라 간호사는 Device의 튜브에 연결된 공기 주입용 주사기에 2mL의 공기를 주입하면 슬라이드 통이 앞으로 돌출하면서 결찰용 O링이 이탈되고 정맥류가 결찰돼요. 추가적인 결찰이 필요하면 내시경을 환자의 몸 밖으로 빼낸 후에 Device를 재장착하고 내시경을 다시 삽입하여 동일한 방법으로 추가 결찰술을 시행해요. 그래서 단발 결찰술은 여러 번 내시경을 삽입해야 하는 번거로움이 있어요. 하지만 다발 결찰술보다 병변의 시야를 더 잘 확보할 수 있어요.

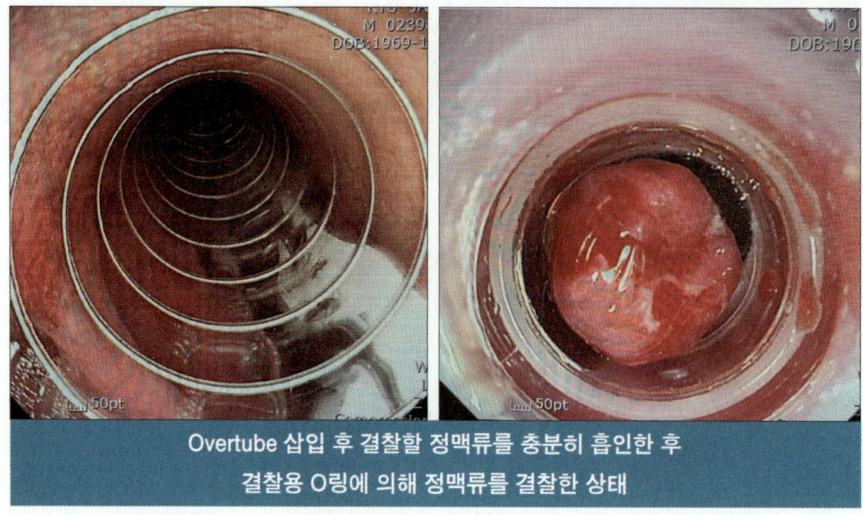

Overtube 삽입 후 결찰할 정맥류를 충분히 흡인한 후
결찰용 O링에 의해 정맥류를 결찰한 상태

 식도 정맥류 결찰술 후의 주의 사항에 대해 알려 주세요.

 보통 시술 당일에는 금식을 하고 시술한 다음 날에는 환자 상태 확인 후 물부터 시작해서 식이를 시작해요. 내시경 치료 실패 혹은 대량 출혈로 시술을 못 하면 응급으로 풍선 확장술 튜브(Sengstaken Blakemore tube, SB tube)를 삽입해야 되므로 미리 준비해 두는 것이 좋아요.

시술 후 가슴 부위 통증이 수일간 지속되고 삼킴 곤란이 있을 수 있으나 시술 후 일시적인 증상일 수 있어요. 하지만 재출혈, 감염, 궤양, 협착, 식도 천공과 같은 심한 합병증이 드물지만 발생할 수도 있어요. 그래서 시술 후 환자에게 흉통이 지속될 수 있고 발열 및 재 출혈(시술 후 토혈이나 흑색변)의 지속 증상이 발생하면 바로 병원에 연락하거나 내원할 것을 설명해요. 또한 심한 기침 등으로 결찰이 풀릴 수 있기 때문에 환자에게 주의할 것을 교육하고 식도의 긴장을 낮추기 위해 환자에게 4시간 정도 옆으로 눕는 자세를 유지할 것을 설명해요.

Case 위정맥류 지혈술-내시경 정맥류 폐쇄술

매일 소주 1병씩 20년 동안 마신 환자로 6개월 전에 간경화를 진단받고 특별한 치료 없이 지내던 50세 남자 환자. 집에서 지내던 중에 대량 토혈을 2차례하고 응급실로 내원하였다. 내원 당시 측정한 혈압은 110/60mmHg, 맥박은 92회/분, 호흡은 20회/분, 체온은 36.3도였다. 피검사에서 혈색소는 6.5g/dL로 감소하였고 응급실에서 시행한 위내시경 검사 결과 위분문부와 위저부 후벽 쪽으로 융기성 정맥류가 보이고 출혈이 관찰되었다. 어떤 치료와 간호가 필요할까?

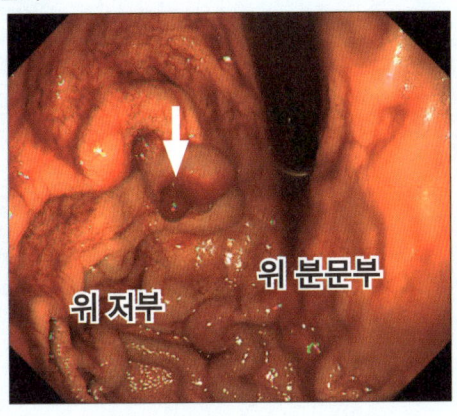

케이스 환자의 내시경에서도 출혈이 있는 거죠? 여기는 어느 부위인가요?

위저부 정맥류가 관찰되고, 활동성 출혈이 있네요.

활동성 출혈이라 그런지 피가 더 많이 나는 것 같아요. 이런 경우도 결찰술을 할 수 있나요?

위저부 정맥류 출혈은 식도 정맥류에 비해서 층이 두껍고 크기도 커서 결찰을 제대로 할 수 없어요. 그래서 위정맥류(특히, 위저부 정맥류)는 내시경 정맥류 폐쇄술(Endoscopic Variceal Obliteration, EVO)를 주로 시행해요.

내시경 정맥류 폐쇄술이 뭔가요?

2-N-butyl cyanoacrylate(Histoacryl®) 조직 접착제를 정맥류에 주입하여 지혈 및 정맥류 소실을 유도하는 시술법이에요. Cyanoacrylate 계통의 조직 접착제는 하지 정맥류의 폐쇄와 피부 내 창상 유합에 사용되어 온 조직 접착체의 일종으로 혈액과 접착되면 즉시 고형화되어 위정맥류의 다량 출혈 환자에게 많이 사용돼요.

 ## 2-N-butyl cyanoacrylate(Histoacryl®) 조직 접착제 사용 시 준비 물품

조직 접착제만을 주입하면 바로 응고되어 카테터나 내시경 손상이 발생하므로 접착제가 굳는 시간을 늦추기 위해서 리피오돌을 섞어서 사용해요. 하지만 접착제 농도가 너무 낮으면 경화 지연으로 전신 혈관으로 접착제가 유입되어 색전증 등의 합병증이 발생하므로 대개 리피오돌과 히스토아크릴은 1:1의 비율로 섞어서 사용하고 있답니다.

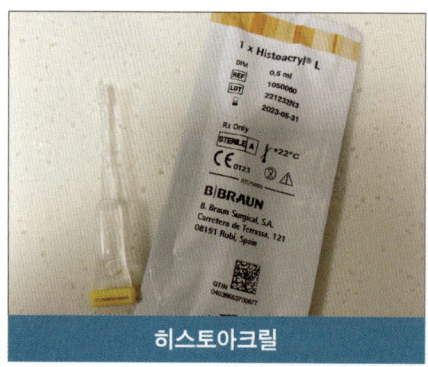
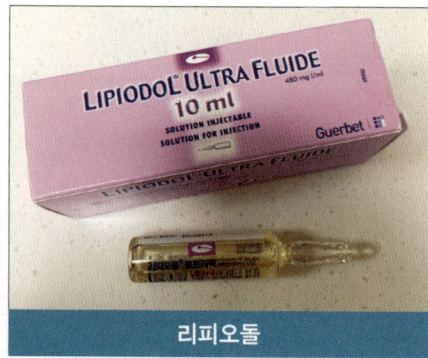

· 준비 물품

　10cc 주사기, 3cc 주사기, Injector, 18G Needle, 멸균 가위, 고글, 히스토아크릴, 리피오돌, 생리식염수

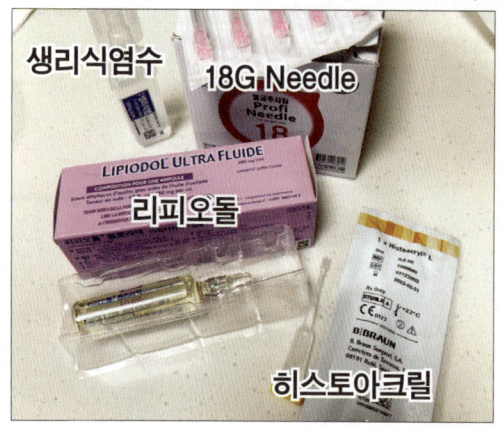
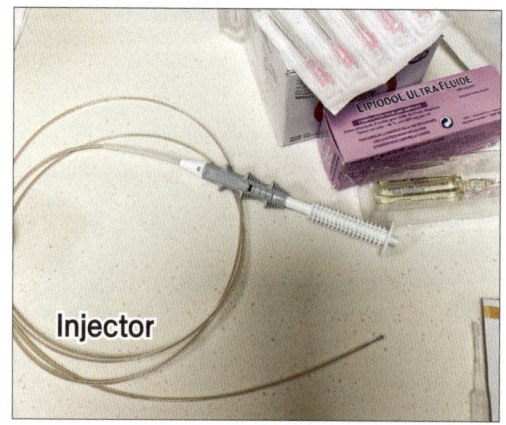

· 약품 준비

　①3cc 주사기: 리피오돌 1cc, 0.5cc 각각 재어 준비

　　(리피오돌은 점성이 있으므로 18G Needle로 교체해서 재는 것이 용이)

　②10cc 주사기: 생리식염수 10cc 준비

　③Injector 생리식염수로 도관 통과시킴

　④리피오돌 0.5cc + 히스토아크릴 0.5cc 혼합(리피오돌:히스토아크릴=1:1)

· 주의 사항

　조직 접착제 주입이 결정되면 냉장 보관된 히스토아크릴을 준비해 놓고 접착제 주입 직전에 히스토아크릴 튜브를 멸균 가위로 잘라 리피오돌과 재빨리 혼합해요. 히스토아크릴이 금방 굳을 수 있으니 주의해야 해요.

조직 접착제 사용이 어렵네요. 조직 접착제 관련하여 시술 전의 준비 사항이 궁금해요.

 조직 접착제 사용 시 시술자 안구 손상, 내시경 기구 손상, 천자침의 정맥류 내 박힘 등의 위험이 있어요. 시술자는 보안경 같은 안정 장구를 사용하고 일부에서는 내시경 채널 내부에서 조직 접착제가 응고되는 것을 막기 위해 오일과 같은 물질을 통과시키기도 해요. 시술을 하다 보면 히스토아크릴이 Injector 안에서 굳을 수 있기 때문에 시술 전 미리 Injector를 여러 개 준비하는 것이 좋아요.

 조직 접착제 주입 시에 간호사는 무엇을 하면 되나요?

 내시경 정맥 폐쇄술이 결정되면 간호사는 생리식염수를 관류시킨 Injector를 시술자에게 건네줘요. 시술자는 Injector를 겸자구를 통해 삽입하고 Injection needle을 출혈 부위에 찔러요. Needle이 정맥류 내부에 잘 들어갔는지 확인하기 위해서 시술자 오더에 따라 생리식염수를 소량 주입해요. 조직 접작체를 주입하고자 하는 정확한 위치가 확인되면 간호사는 준비해 놓은 리피오돌 0.5cc에 히스토아크릴(Histoacryl®) 0.5cc를 재빨리 혼합한 후 혼합된 약물 총 1cc을 주입해 줘요. 그리고 리피오돌 1cc를 추가적으로 주입하여 Injector 내 혼합 약물을 밀어 넣어 주고 Injector 내부에 남아있는 약물을 완전히 주입하기 위하여 2cc의 생리식염수를 주입해요.

 내시경 정맥 폐쇄술에서 조직 접합제와 관련된 시술 주의 사항에 대해 알려주세요.

 조직 접합제는 금방 굳기 때문에 시술자는 내시경의 흡입관이 약제에 의해 손상되는 것을 예방하기 위해 20초 동안 흡입(Suction)을 삼가야 해야 해요. 내시경을 제거한 후에는 즉시 알코올로 흡인한 후 선단부 부위를 세척해요. 또한 Injector 팁에 남아 있는 조직 접합제에 의해 내시경 겸자구가 손상될 수 있으므로 Injector는 겸자구에서 빼지 않고 Needle만 Injector 내부로 넣은 상태에서 내시경과 함께 빼낸 후 Needle을 포함한 Injector 팁 부분만 가위로 잘라내기도 해요.

 시술 중과 시술 후의 환자 간호가 궁금해요.

 시술 중에는 출혈 부위의 빠른 발견과 원활한 시술 진행을 위해서 환자에게 트림을 참고 심호흡을 할 수 있도록 격려하고 적절한 자세 변경을 유도해요. 시술 시 다량 토혈을 한다면 고개를 옆으로 돌려서 흡인되지 않도록 예방해요.

시술 후에는 필요시 환자에게 수액과 수혈 공급을 해주고 활력징후를 측정하여 환자 상태를 세심하게 관찰해야 해요. 시술 후 접착제에 의한 색전으로 전신 합병증(뇌, 폐, 문맥, 비장에 침범) 또는 후복강 농양 등이 발생할 수 있으므로 시술 후 불편한 증상이 지속되면 의료진에게 알릴 것을 환자에게 설명해요.

6 경피적 내시경 위루술
(뇌경색 환자가 사레가 자주 들려요)

> **Case**
>
> 뇌경색으로 인한 실어증, 연하곤란, 잦은 기관 흡인 및 전신쇠약으로 병원에 입원한 80세 남자 환자. 환자는 8주 동안 비위관으로 유동식을 공급받았고 비디오 투시 연하기능검사 (VideoFluoroscopic Swallow Study, VFSS)에서 삼킴 장애에 따른 기도 흡인이 확인되었다. 장기간 비위관 삽입을 유지해야 하는 상황이라 PEG가 고려되고 있다. PEG 시술은 어떻게 하는 것일까?

 이 환자는 삼킴 장애가 있으니 입으로 음식을 먹기가 어렵겠네요?

 맞아요. 이 환자는 입으로 음식물을 계속 주면 흡인성 폐렴 발생 위험이 매우 높아요.

 그러면 현재 유지 중인 비위관을 통해서 음식을 지속적으로 투여해야겠네요?

 네. 비위관을 통한 영양 공급은 비침습적이어서 경장 영양 공급으로 많이 이용되고 있어요. 하지만 2~4주마다 교환해야 하고 흡인성 폐렴, 역류성 식도염, 기계적 자극에 의한 식도 손상 등이 발생하는 단점이 있어요.

✓ TIP 비위관(Nasogastric tube, 'Naso=비, Gastric=위')

비위관은 코를 통하여 위로 넣는 고무나 플라스틱 재질의 관이에요. 위의 내용물을 빼내거나 음식물을 직접 먹기 힘든 환자에게 영양 공급이나 약물을 투여하기 위하기 위해서 사용해요. 고안한 사람의 이름(Levin)을 따서 Levin tube 또는 L-tube라고도 하는데, 환자나 보호자에게는 '콧줄'이라는 용어가 더 친숙해요. 환자나 보호자에게 설명할 때 참고하면 유용하겠죠?

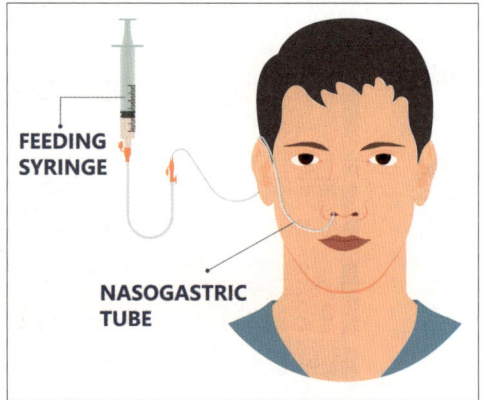

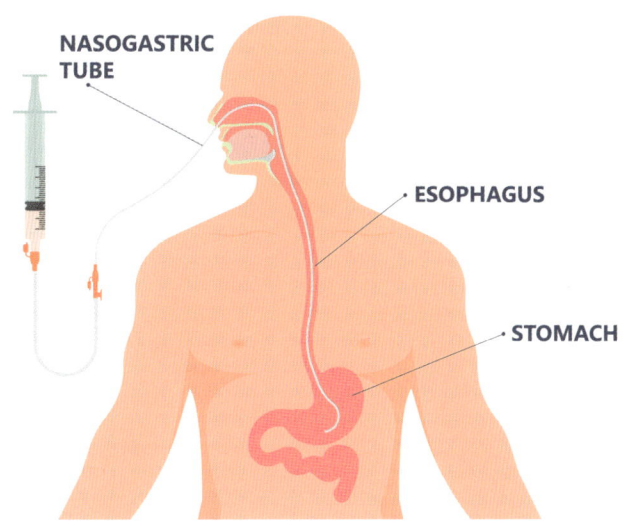

 비위관을 장기적으로 사용하면 환자가 매우 불편하고 고통스러울 것 같아요.

 그래서 장기간 비위관이 필요한 환자에게 위루술(Gastrostomy)을 시행하기도 해요. 과거 수술적 위루술이 비교적 간편하고 효과적이어서 시행하였지만, 전신마취가 필요한 경우도 있고 수술에 따른 합병증의 위험이 있었어요. 최근에는 전신마취가 필요 없고 합병증이 적은 비수술적 방법인 경피적 내시경 위루술(Percutaneous Endoscopy Gastrostomy, PEG)을 주로 이용해요.

 경피적 내시경 위루술이 뭔가요?

 위에 직접 관을 삽입하여 영양 공급을 하는 방법이에요. 위내시경을 환자에게 삽입한 후 위루관을 장착할 위벽의 적정한 위치(주로 하체부 전벽)를 찾아서 복부 피부를 통해서 위 내부로 구멍을 뚫고 위루관을 복부 피부와 위 벽에 안착시킨 후에 위루관을 통해서 영양 공급을 해요.

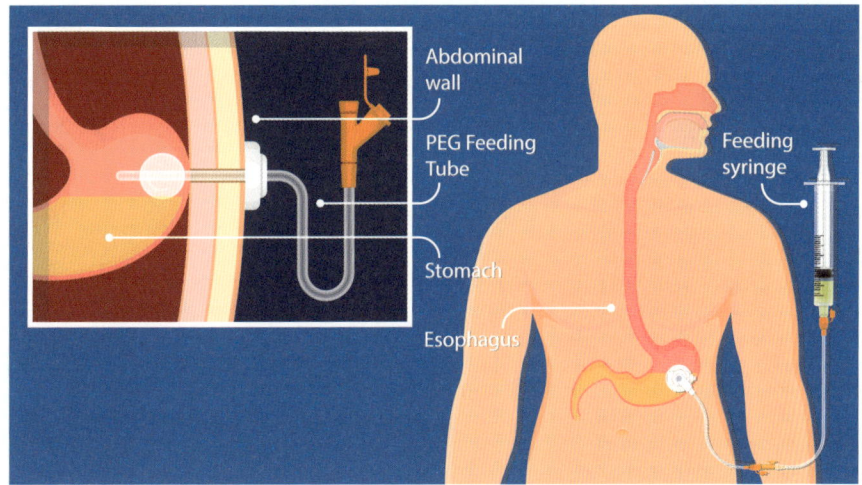

경피적 내시경 위루술은 어떤 때에 하는 건가요?

 대개 수 주 이상의 장기간 경구 섭취가 불가능한 환자 또는 경구 섭취로 흡인성 폐렴 같은 문제가 자주 발생하는 환자에게 시행해요. 일반적으로 뇌졸중, 파킨슨병, 구강암, 인후두암 식도 부위의 악성 종양에 의한 협착, 안면 손상 등의 질환을 가진 환자에게 많이 시행해요.

 그러면 장기간 경구 섭취가 어려운 환자는 모두 경피적 내시경 위루술을 하게 되는 건가요?

 대개는 그렇지만 경피적 내시경 위루술은 시행 전에 환자 상태를 먼저 잘 살펴봐야 해요. 혈역학적 불안정, 패혈증, 장기 파열 등 위내시경이 불가능한 모든 상황이나 식도와 인후두의 완전 폐쇄로 내시경 삽입이 불가능한 경우, 대량의 복수, 출혈 위험도가 매우 높을 경우 등은 금기 사항이에요. 또한 말기 암환자와 같이 생존 기간이 3개월 이내로 너무 짧은 경우는 경피적 내시경 위루술을 추천하지 않아요.

 경피적 내시경 위루술 전에 미리 확인해야 하는 환자 상태나 주의 사항은 없나요?

 경피적 내시경 위루술은 시술에 따른 출혈 위험도가 높아요. 그래서 위 내부 복벽에 구멍을 뚫을 때 출혈을 예방하고 시술 후 출혈의 합병증을 예방하기 위해 시술 전 혈액검사(CBC, ABO/Rh, PT, aPTT)를 시행해요. 또한 항혈전제나 항응고제가 출혈을 악화할 수 있으므로 반드시 시술자와 상의하여 복용을 미리 중단해요. 그리고 위에 해부학적 변이가 있으면 시술이 어렵거나 불가하므로 영상 검사(X-ray, CT 등)를 미리 시행하여 시술이 가능한지를 확인할 필요가 있죠.

 경피적 내시경 위루술 시술 전에 항혈전에나 항응고제 외에는 주의할 약물은 없나요?

 좋은 질문이에요. 그 외에도 위산 분비 억제제가 투여되고 있었는지 확인해야 해요. 산분비를 억제하는 프로톤 펌프 억제제(Proton Pump Inhibitor, PPI), 히스타민 수용체 차단제(H_2 blocker) 등은 위 내의 산도(pH)를 높여 위 내 세균이 증식되어 창상 감염이 증가할 수 있으므로 시술 24시간 전부터는 위산 분비 억제제(PPI, H_2 blocker 등)를 투약하지 않는답니다.

경피적 내시경 위루술 시술 전에 준비할 사항은 뭔가요?

 시술을 위해서 8시간 이상의 금식해야 해요. 시술 후에는 국소 및 전신 감염을 예방하기 위해서 경피적 내시경 위루술 시행 30분 전에 1회 분량의 예방적 항생제를 투여해요. 또한 위루술 삽입은 구강을 통해 튜브가 삽입되기 때문에 구강을 청결하게 하고 시술과 관련된 물품(드레싱 세트, 위루술 세트 등)은 멸균거즈, 무균 장갑과 소독포를 이용하여 무균 상태를 유지하며 준비해요.

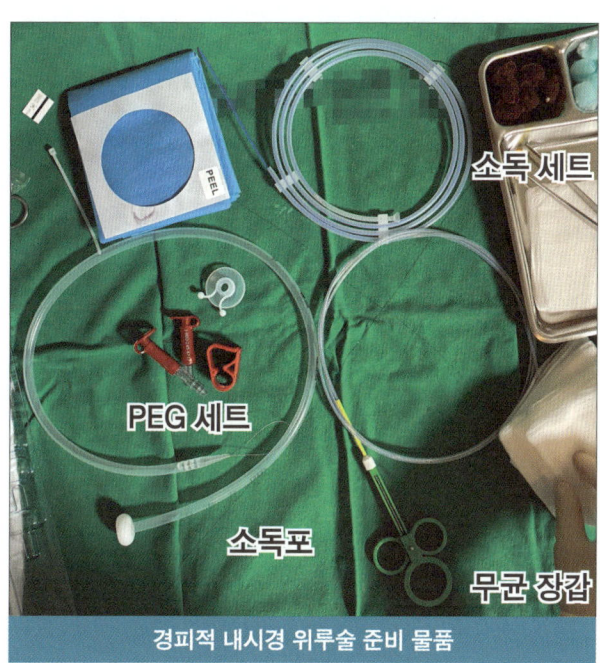

경피적 내시경 위루술 준비 물품

 경피적 내시경 위루술 방법이 궁금해요.

 경피적 내시경 위루술 Kit의 종류에 따라서 당김형(Pull type, Dome-type tube), 밀기형(Push type, Balloon-type tube), 삽입기형(Introduce type) 등이 있어요. 가장 보편적으로는 당김형을 사용해요.

당김형은 다음과 같은 과정으로 시술이 진행돼요.

① 천자 부위 표시 및 소독
  : 내시경을 삽입하여 공기를 넣은 후 불빛을 이용하여 복벽에 비춰지는 불빛의 위치
   (보통 좌측 늑골 연골의 중간 부위와 배꼽 사이) 또는 복벽을 눌러서 위벽이 눌려지는 부위
   (보통 위체부 전벽)를 천자 부위로 선정하고 표시

② 천자 부위에 소독포 덮기

③ 천자 부위 피부 절개 및 천자침 삽입 준비: 국소 마취 후 피부 절개

④ 내시경 화면을 보면서 피부 절개 부위를 통해서 천자침을 위벽으로 삽입

⑤ 위 내부에 천자침이 나오는 것을 확인하면서 서서히 천자침을 삽입

⑥ 위 내부에 진입한 천자침 확인(너무 깊이 삽입하여 반대편 위벽에 상처 유발 주의)

⑦ 천자침이 위 내부에 제대로 삽입된 후 유도선(Guidewire)을 천자침을 통해서 위 내부로 넣음

⑧ 위 내부로 삽입된 유도선을 위내시경을 통한 올가미로 잡고, 내시경과 함께 입 밖으로 꺼냄

⑨ 입 밖으로 빼낸 유도선을 PEG tube에 매듭을 묶음

⑩ PEG tube 매듭을 묶은 후 유도선을 잡아당김
  (이때 PEG tube를 입을 통해 위 안으로 들어가게 함)

⑪ 복벽을 누르면서 유도선을 서서히 잡아당김

⑫ 유도선을 통해서 복벽으로 나온 PEG tube를 밖으로 서서히 당김

⑬ PEG tube를 적정 길이로 자름

⑭ PEG tube를 고정함

⑮ PEG tube에 필요한 물품을 장착함

⑯ PEG tube를 소독하고 시술을 종료함

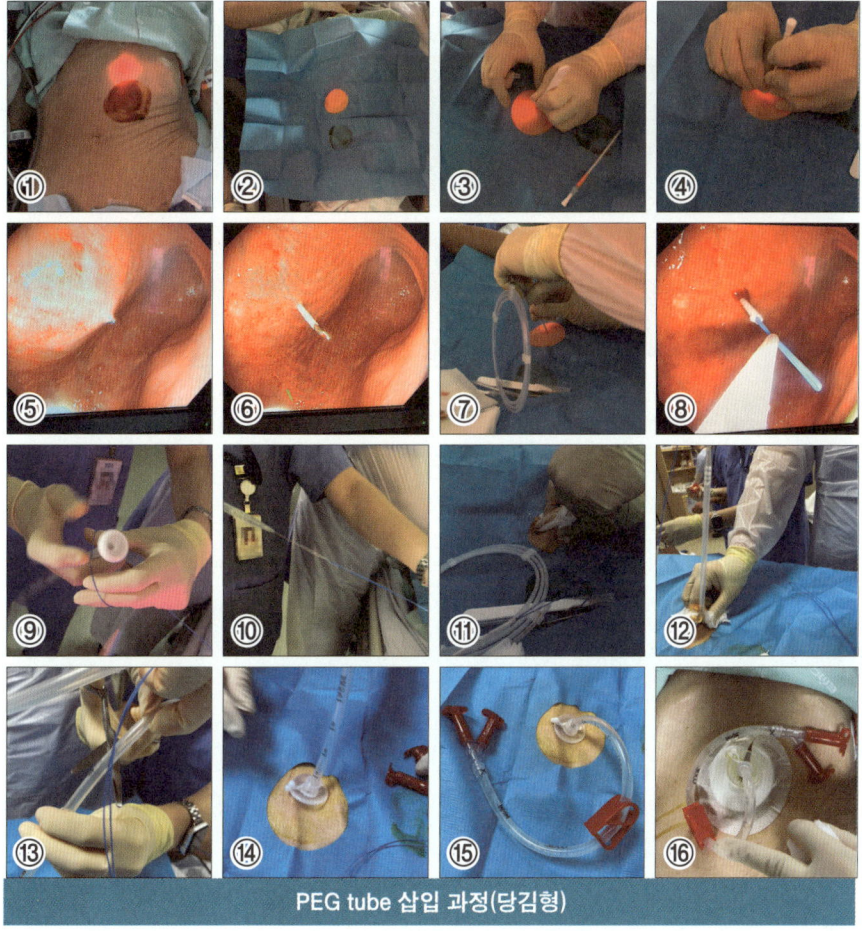

PEG tube 삽입 과정(당김형)

당김형을 많이 사용한다고 했는데, 밀기형과는 어떤 차이가 있는지 궁금해요.

보통 당김형으로 위루술을 시행하지만, 위루관 삽입 시 입으로 위루관이 통과하므로 감염 위험이 있고 위루관 교환 시마다 내시경이 필요하다는 번거로움이 있어요. 반면에 밀기형은 위에 직접 튜브를 삽입하기 때문에 감염 위험이 적고 교환 시에 내시경이 필요하지 않아요. 하지만 당김형에 비해서 밀기형은 교체 주기가 짧다는 단점이 있어요.

구분	당김형(Dome-type) 튜브	밀기형(Balloon-type) 튜브
장점	- 긴 교체 주기(6개월~1년)	- 교체가 간단(내시경 없이 가능) - 삽입 시 창상 감염 위험도가 낮음
단점	- 교체 시 반드시 내시경이 필요 - 삽입 시 창상 감염 위험도가 더 높음	- 짧은 교체 주기(3~6개월) - 풍선 누수 가능성으로 7~14일 사이에 Balloon inflation(증류수 교환)이 필요

경피적 내시경 위루술 후에 바로 식이가 가능하나요?

예전에는 시술 시행 후 24시간 동안 금식을 유지했어요. 최근에는 복부 팽만감과 장음이 들리거나 복부 합병증이 없으면 4시간이 지나서 물을 투여하고 그 후 1시간이 지나도 이상이 없으면 식이를 시작하기도 해요.

식이 공급 시 주의 사항은 뭐가 있을까요?

식이 공급 시에는 유동식을 빠른 속도로 주입하지 말고, 상체를 약간 세워서(30~45도) 역류가 발생하지 않도록 주의해야 해요. 식이 공급 후에는 반드시 물 50cc 정도를 Flushing하여 튜브가 막히지 않도록 해요.

시술 후 위루관 관리 방법과 보호자에게 설명해야 할 내용에 대해서 알려주세요.

경피적 내시경 위루술을 처음 시행하는 경우는 입원하여 위루관을 삽입하고 2~3일간 입원한 상태에서 합병증(감염, 출혈)이 없는지 확인해요. 시술 후 한 달 동안은 베타딘 또는 클로르헥시딘 용액으로 매일 소독해 줘요. 시술 1개월 이후는 거즈나 면봉에 깨끗한 물로 적셔서 시술 부위를 잘 닦고 건조시킨 후 가볍게 거즈로 덮어 줘요. 퇴원 후 위루관 주변 피부는 소독을 통해 청결하게 관리하고 열감이 있는지 자주 관찰하고 위루관 주변으로 새는지도 자주 봐야 해요. 만약에 위루관 삽입 부위에 발적과 분비물이 있다면 바로 병원에 오도록 설명해요.

경피적 내시경 위루술 후에 위루관 교체를 할 때는 꼭 병원에 와야겠네요.

당김형에 사용되는 Dome-type tube는 대개 6개월마다 교체해요. 당김형 위루관을 교체하는 경우는 교체 후 평소와 같은 식이가 가능하기 때문에 입원 없이 내시경실에서 위루관을 교체한 후 바로 귀가할 수 있어요. 그리고 밀기형에 사용되는 Balloon-type tube는 내시경 사용이 필요하지 않기 때문에 내시경실이 아닌 외래 또는 응급실에서도 바로 교체할 수 있어요.

만약 환자가 집에서 생활하다가 갑자기 위루관이 빠지면 어떻게 대처해야 해야 하나요?

일반적으로 위루관이 제거되면 2일 정도 이내에 저절로 삽입 부위가 막히기 때문에 위루관이 의도하지 않게 빠지면 깨끗한 거즈로 빠진 부위를 빈틈없이 막고 지체 없이 응급실이나 외래로 방문해야 해요. 혹시나 병원에 입원 중에 이런 상황이 발생한다면 위루관 재삽입 전까지 임시방편으로 유치도뇨관(Foley catheter)를 삽입하는 것도 한 방법이에요.

➕ 한 걸음 더 방사선 투시 위루술(Percutaneous Radiologic Gastrostomy, PRG)

간혹 경피적 내시경 위루술을 시행하기 어렵거나 시술에 실패하는 경우가 있어요. 내시경이 식도를 통해서 입으로 삽입하는 것이 불가능하거나 복부 비만이 심한 경우가 대표적인 예이죠. 이럴 때는 투시 촬영실에서 방사선 영상을 통해서 복벽에서 위 내부로 접근하는 안전한 천자 경로를 확보하여 위루술을 시행하기도 하는데 이를 방사선 투시 위루술이라고 해요.

✓ TIP 위루술 후 관리 체크리스트

- **식이 시작 시**
  - ☐ 식이 때는 30~45도 상체를 세움
  - ☐ PEG tube를 처음 삽입한 경우: 합병증이 없으면 시술 4시간 후 식이 시작
  - ☐ PEG tube를 교환한 경우: 평소와 동일 용량으로 식이 시작
  - ☐ PEG tube를 제거한 경우: 경구로 섭취 가능하면 Tube를 제거한 후 2시간부터 식이 시작

- **Tube 소독 시**
  - ☐ 첫 시술 후 한 달 동안은 베타딘 또는 클로르헥시딘 용액으로 매일 소독
  - ☐ 시술 1개월 이후는 거즈나 면봉에 깨끗한 물로 적셔서 시술 부위를 잘 닦고 건조시킨 후 가볍게 거즈로 덮음

7 식도·대장 스텐트 삽입
(식도암 환자가 음식을 삼키기 힘들어해요)

Case 식도 스텐트 삽입

2년 전에 종격동 및 간 림프절 전이를 동반한 식도암을 진단받은 62세 남자 환자. 항암치료를 시작한 후 방사선 치료를 병행하였으나 치료에 반응이 없었다. 최근에는 삼킴 곤란 및 오심 구토가 발생하여 병원에 내원해 위내시경을 시행하였다. 검사 결과, 상절치로부터 26cm 위치에 식도 내강으로 돌출된 식도암이 관찰되었고 좁아진 내강으로 내시경이 통과하지 못하였다. 어떻게 해야 할까?

이 환자는 식도암으로 내시경이 통과하지 못한다고 했는데, 이럴 땐 어떻게 해야 하나요?

수술로 완치가 불가능한 식도암 말기 환자에게 식도의 협착이나 폐쇄가 발생하면 증상 완화를 위해서 과거에는 위장관 우회술을 시행했다고 해요. 하지만 수술에 따른 위험 부담으로 최근에는 수술보다는 내시경을 이용한 스텐트 삽입 시술을 우선적으로 시행해요.

식도에 스텐트를 넣는 건 생소하네요. 어떤 시술이죠?

식도암으로 발생한 식도 협착 부위에 스텐트를 내시경으로 삽입하여 좁아진 부위를 넓혀주는 것으로 삼킴 곤란 등의 증상을 완화해 주는 시술이에요. 최근 다양한 스텐트가 개발되면서 원래의 식도 직경까지 팽창할 수 있게 되었어요. 그래서 수술이 불가능한 악성 종양으로 인한 식도 폐쇄일 때의 치료 방법으로도 많이 시행되고 있어요.

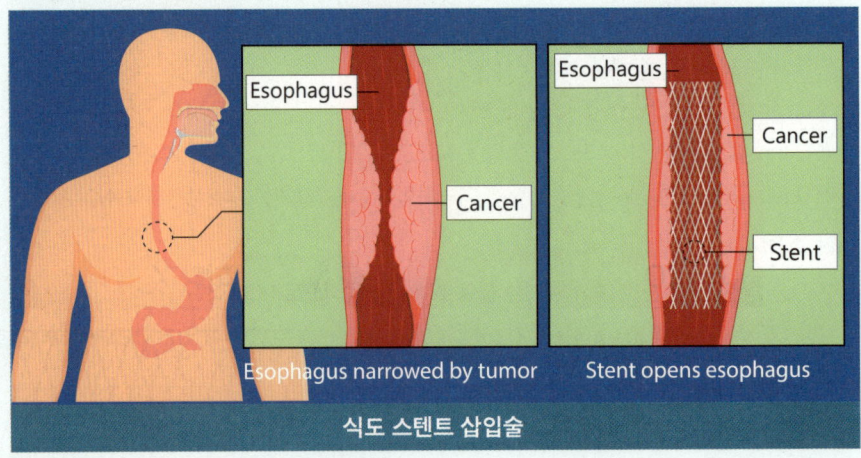

식도 스텐트 삽입술

이 환자처럼 식도의 협착이나 폐쇄가 발생하면 스텐트 삽입 시술밖에 방법이 없는 건가요?

 역류성 식도염이나 부식성 식도 협착 또는 식도 수술 후 발생한 양성 식도 협착이 있을 때는 내시경을 통해 협착된 부분을 풍선으로 부풀리는 풍선 확장술이 첫 번째 치료 방법이에요. 하지만 내시경 풍선 확장술은 종양이 너무 클 경우에는 시행할 수 없으며 시술 후 얼마 지나지 않아 다시 재협착이 발생하기도 해요. 그래서 내시경이 통과하지 못할 정도의 종양의 크기라면 스텐트 삽입 시술을 권장해요.

 어떤 스텐트가 식도에 삽입되는지 궁금해요.

 과거에는 식도 협착에 플라스틱 스텐트를 주로 사용했지만, 병변에서 스텐트가 잘 빠질 수 있는 이탈률이 높고, 증상(연하곤란 등)이 호전되는 빈도가 낮다는 단점이 있어요. 그래서 최근에는 자가 팽창형 금속 스텐트(Self Expandable Metal Stent, SEMS)가 개발되어 많이 사용되고 있어요. 이는 플라스틱 스텐트보다 증상(연하곤란 등)이 호전되는 빈도가 높고, 삽입과 장착이 쉽고 안전하다는 장점이 있답니다.

 금속 스텐트의 종류는 하나인가요?

 앞서 식도 스텐트 부분에서 언급한 것처럼 금속 스텐트는 피막형(Covered stent)과 비피막형(Uncovered stent)이 있어요. 피막형은 금속 그물망(Metal mesh) 겉을 싸고 있는 막이 있고, 비피막형은 금속 그물망(Metal mesh) 겉을 싸고 있는 막이 없는 거예요.

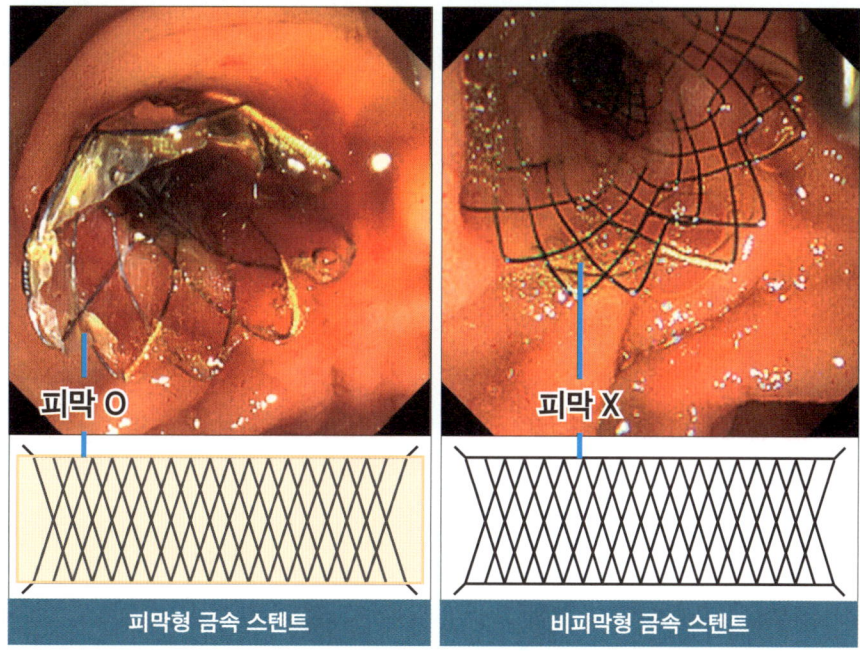

피막형/비피막형 스텐트 각각의 장단점은 뭔가요?

 비피막형 스텐트는 협착 부위에 스텐트 고정이 다소 안정적이라는 장점이 있어요. 하지만 종양이 금속 그물망 안으로 자라 들어오는 종양 내 성장이 발생하여 재협착 발생이 가능하다는 단점이 있죠. 그래서 이후 개발된 피막형 스텐트는 겉을 싸는 막이 있어 종양이 금속 그물망 안으로 침범하기 어렵다는 장점이 있어요. 그 대신 비피막형 스텐트에 비해 일탈이 더 잘 발생한다는 단점이 있어요. 시술자는 피막형/비피막형 스텐트의 장단점을 고려해서 상황에 맞게 스텐트 종류를 선택해요.

 그렇군요. 그러면 식도 스텐트를 삽입하기 전에 환자는 어떤 준비를 해야 하는지 알려주세요.

 상부 위장관에 스텐트 삽입을 위해서는 시술 전날부터 금식해야 해요. 일반적으로 위내시경 검사 전 준비 사항과 동일하죠. 환자의 기본 정보(성별, 나이, 기저 질환, 복부 수술력, 조영제 알러지 등) 파악은 물론이고 시술에 대해 설명하고 동의서를 받는 것도 필수예요. 흔들거리는 치아 확인, 환자 상태를 파악하기 위한 기본 피검사, 심전도, 흉부 X-ray 촬영 등도 시행해요. 스텐트 삽입 시술은 출혈 고위험 시술이므로 항혈소판제 또는 항응고제 복용 여부를 확인하고 시술 전 중단 여부를 시술자와 꼭 상의해야 한답니다.

 식도 스텐트 삽입 전에 간호사는 어떤 준비를 해야 하나요?

 간호사는 시술에 필요한 스텐트 종류(피막형/비피막형)와 길이를 시술자와 상의해서 시술대 옆에 미리 필요한 스텐트를 준비해요. 내시경 스텐트는 방사선 투시하에 진행되는 경우가 일반적이므로 검사에 사용될 조영제와 그 밖에 스텐트 삽입에 필요 여러 물품(도관, 유도선, 생리식염수, 주사기 등)을 준비해요. 만약 진정내시경으로 시술하는 환자일 때는 진정제도 챙겨야 하죠.

식도 스텐트 삽입 과정은 어떻게 되나요? 간호사는 무엇을 하면 될까요?

①환자를 위내시경과 동일하게 좌측와위를 취하게 한 후 검사를 진행해요.

②내시경을 통해서 협착 부위를 확인하고 조영제를 주입하여 방사선 촬영을 하여 협착 위치를 확인하고 길이를 측정해요.

③스텐트 삽입 위치와 길이가 확인되면 유도선(Guidewire)을 넣은 도관(Catheter)을 겸자구를 통해 삽입해요.

④유도선은 협착부 하방 20cm 이상까지 진입시킨 후 유도선을 남겨두고 내시경을 제거해요.

⑤사용할 스텐트(길이는 폐색 부위보다 좀 더 긴 스텐트)의 내관에 생리식염수를 관류(Flushing)하여 시술자에게 전달해요.

⑥시술자는 유도선을 따라 스텐트를 삽입하고 방사선 투시하에 내시경과 스텐트를 협착 부위에 위치시켜요.

⑦스텐트의 적정 위치가 확인되면 간호사는 시술자와 호흡을 맞추어 스텐트를 서서히 풀어 펼쳐줘요(금속 배액관 방출).

⑧조영제를 주입하여 스텐트의 위치와 스텐트가 잘 펴진 것이 확인되면 간호사는 유도선과 Sheath를 밖으로 제거하고 시술을 마쳐요.

✓ TIP 금속 배액관(Metal stent) 방출 방법

스텐트의 끝부분은 Proximal marker(Yellow marker)로 표시되어 있어요. 스텐트가 협착 부위에 올바르게 장착되려면 Yellow marker의 위치를 일정하게 유지하는 것이 중요해요. 따라서 내시경 화면에서 Yellow marker가 움직이지 않도록 주의하며 시술자와 호흡을 맞춰 간호사는 서서히 Sheath를 잡아당겨야 하죠.

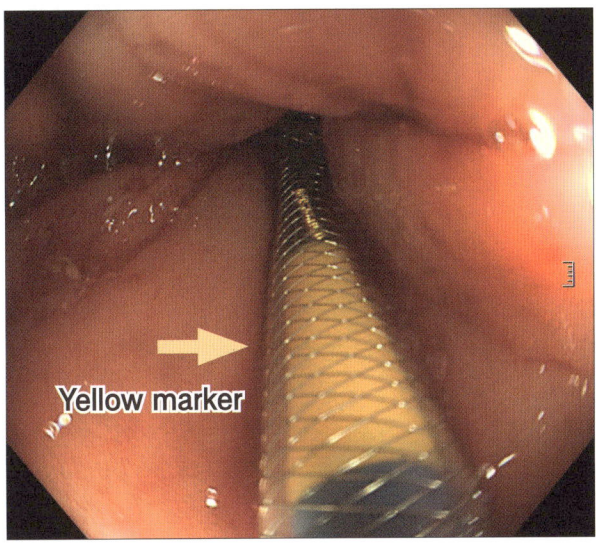

①Sheath는 Red marker와 Black marker가 표시되어 있어요.

②,③간호사는 Sheath를 복부에 지지하며 천천히 당기면서 Red marker(이 부분은 풀고 열어 위치 고정 가능)가 근접하면 시술자에게 알려요.

④,⑤,⑥Black marker(여기를 지나면 풀고 열기가 불가능)에 근접하면 완전히 풀겠다고 알리며 천천히 당겨요.

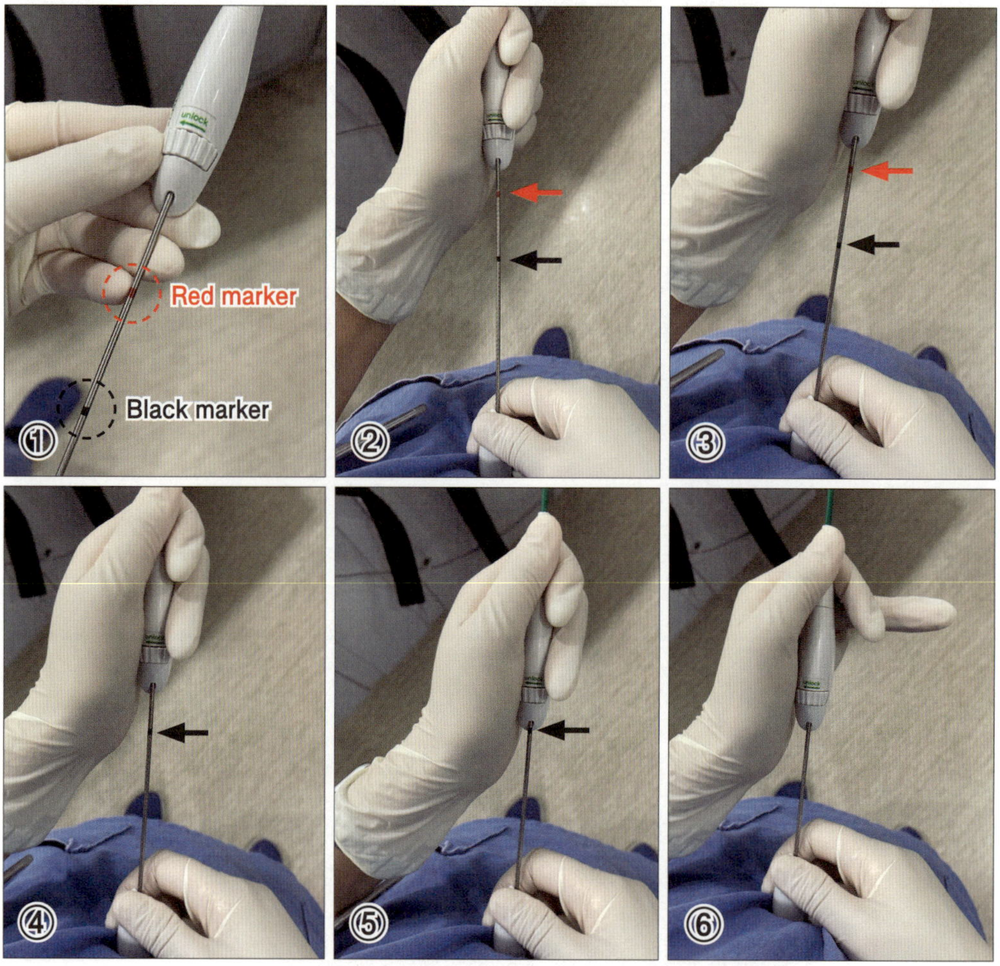

식도 스텐트 삽입 후의 관리는 어떻게 해야 하나요?

드물게 발생하기는 하지만, 스텐트 삽입과 관련하여 주의해야 할 합병증은 출혈과 천공이에요. 내시경, 조영제, X-ray 촬영 등으로 폐쇄 부위의 개통 여부, 스텐트의 위치, 출혈 또는 천공 등의 합병증 여부를 확인해요. 큰 문제 없이 식도 스텐트가 안정되게 삽입된 것이 확인되면 물부터 시작해서 유동식, 잘게 처리한 고형식 순으로 식이를 시작해요.

시술 후에 확인해야 할 주의 사항은 없을까요?

 스텐트 삽입 직후 일시적으로 통증이 발생 할 수 있으나 병변의 협착 정도와 스텐트 직경에 따라서 간혹 10% 이상에서 지속적인 통증을 호소하기도 해요. 만약에 통증이 지속되고 악화되면 내시경 검사를 통해서 스텐트의 기계적 자극은 없는지 확인해요. 또한 스텐트의 이탈이나 스텐트 내 재발육 또는 스텐트 폐쇄가 발생할 수 있으므로 연하곤란 재발 시에 다시 병원에 내원할 것을 환자에게 설명하도록 해요.

Case 대장 스텐트 삽입

최근 1~2주 지속되는 변비로 집 근처에 있는 내과에 내원하여 변비약을 처방받았다는 42세 여자 환자. 변비약 복용 후에 오심 및 상복부 팽만감, 복부 통증, 변비가 지속되어 복부 X-ray 촬영을 한 결과, 비장 만곡에 무언가가 보인다며 큰 병원에 가보도록 권유받았다. 어떤 검사를 하게 될까?

 선생님, 이 환자는 어떤 검사를 해야 할까요?

 변비가 있고 대장 부위에 뭔가가 보인다고 했으니 대장암 등의 질환과 감별이 필요할 것 같네요. 정확한 원인 규명을 위해서 복부 컴퓨터단층촬영과 대장내시경 검사를 할 수 있어요.

 대장내시경 검사를 시행하면 암이 정확히 진단되겠죠? 대장내시경 검사를 하려면 검사 전에 장 정결제를 복용해야겠네요?

 네. 대장내시경 검사 전에는 장 정결제를 복용해 장을 완전히 비운 상태에서 검사를 시행해야 정확한 진단을 할 수가 있어요. 하지만 종양으로 대장 내부가 막혀서 변이 배출되지 못하는 상황에서 무리하게 장 정결제를 복용하면 심한 복통, 구토, 오심 등의 증상을 유발하고 심하면 장천공까지 발생해서 주의해야 해요. 그래서 복부 X-ray 촬영 또는 복부 컴퓨터단층촬영으로 장폐색이 관찰되면 장 정결제 복용 여부를 신중하게 결정해야 하죠.

 내시경으로 대장암이 확인되면 어떤 치료를 하게 되나요?

 내시경 검사를 통해 대장암이 확진되고 컴퓨터단층촬영을 통해 타 장기에 전이가 없으면 외과적으로 대장암을 제거하는 수술을 하게 돼요. 하지만 타 장기의 다발성 전이가 있는 말기 대장암 환자에게는 수술 없이 항암치료를 시작해요.

이 환자는 대장암이 진단되고 수술이 가능하다면 바로 대장암 절제 수술을 해야겠네요?

 맞아요. 장폐색이 오래 지속되면 장괴사도 발생할 수 있어서 응급 절제술이 필요할 수 있어요. 하지만 장폐색 부위 상방이 많은 대변으로 가득 차 대장이 확장된 상태이면 수술 시 시야 확보가 어려워 수술이 어렵고 수술 시 장천공 등의 합병증과 암의 불완전 절제 가능성이 높아져요. 그래서 결장창냄술(Colostomy)을 통해서 대장의 대변을 비워서 장 청소를 하고 장의 부종을 줄인 후 단계적인 대장암 절제술을 하게 돼죠. 하지만 두 번 이상의 수술을 해야 하고 입원 기간이 길어지는 단점이 있어서 최근에는 수술 전에 자가 팽창형 금속 스텐트(Self Expandable Metal Stent, SEMS)를 삽입하여 대장을 감압시킨 후에 대장암 절제술을 시행하기도 해요.

➕ 한 걸음 더 — 결장창냄술(Colostomy)

직장이나 결장에 질병(종양, 염증, 외상, 기형 등)으로 대변 배출을 할 수 없을 때, 복부 표면에 장을 노출(스토마 또는 인공항문)시켜서 대변을 체외로 일시적/영구적으로 배출시키는 수술법이에요. 결장의 손상 부위에 따라 결장루의 위치는 달라져요.

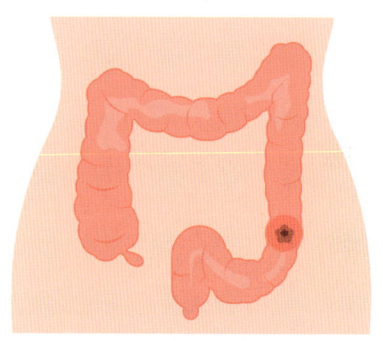

 그렇다면 자가 팽창형 금속 스텐트를 삽입할 때는 무엇을 준비해야 할까요?

 먼저 조영제를 주입하여 방사선 투시 촬영을 하여 정확한 위치를 확인해야 하기 때문에 방사선 촬영 시설이 갖춰진 곳에서 검사를 시행해요. 대장 스텐트 삽입 시술 전에 금식과 장 정결제 또는 관장 등으로 대장 내부에 변을 최대한 줄여 줘요. 시술 전에 시행한 검사(피검사, 심전도, 영상검사 등) 및 활력징후 확인을 통해서 환자 상태를 살피고 필요시 진정제 및 진통제를 투여해요.

시술에 대해 설명해 주고 동의서를 받는 것은 모든 시술에서 필수인 거 아시죠? 간호사는 시술에 필요한 스텐트 종류(피막형/비피막형)와 길이를 시술자와 상의해서 미리 준비해요. 보통 대장암에 의한 장폐색으로 스텐트를 삽입할 때는 피막형보다 이탈률이 적은 비피막형 스텐트를 주로 사용해요.

대장 스텐트 삽입 과정에 대해서도 알려주세요.

① 환자를 대장내시경 검사와 동일하게 좌측와위를 취하게 한 후 양쪽 다리를 구부린 자세에서 검사를 진행해요.
② 시술자는 대장내시경을 종양으로 좁아진(협착) 부위까지 진입해요.
③ 내시경을 통해서 협착 부위를 확인한 후 간호사는 유도선(Guidewire)이 들어간 도관(Catheter)을 시술자에게 건네요. 시술자는 겸자구를 통해 도관을 삽입하여 유도선을 협착 부위에 통과시켜요.
④ 시술자는 도관을 통해 조영제를 주입하여 협착 부위의 Proximal part 및 협착 부위 길이를 예측하고 스텐트의 길이를 결정해요.
⑤ 시술자는 유도선만 남기고 도관을 제거해요. 이때 간호사는 유도선이 빠지지 않도록 시술자가 도관을 제거하는 만큼 유도선을 밀어 넣어줘요(유도선이 빠지지 않게 주의).
⑥ 간호사는 시술자가 지시한 사용할 스텐트(길이는 폐색 부위보다 좀 더 긴 스텐트) 내관에 생리식염수를 관류(Flushing)하여 시술자에게 전달해요.
⑦ 시술자는 유도선을 따라 스텐트를 삽입하고 방사선 투시하에 내시경과 스텐트를 협착 부위에 위치시켜요.
⑧ 스텐트의 적정 위치가 확인되면 간호사는 시술자와 호흡을 맞추어 Yellow marker가 적정한 위치에서 벗어나지 않게 조심하면서 스텐트를 서서히 풀어 펼쳐 줘요(금속 배액관 방출).
⑨ 조영제를 주입하여 스텐트 위치와 스텐트가 잘 펴진 것이 확인되면 간호사는 유도선과 Sheath를 내시경 밖으로 제거하고 시술을 마쳐요.

➕ 한 걸음 더 OTW(Over-The-Wire)와 TTS(Through-The-Scope)

식도 스텐트 삽입은 유도선을 협착 부위에 삽입한 후에 내시경을 제거하고 유도선을 따라서 스텐트를 삽입해요(Over-The-Wire, OTW). 하지만 대장 스텐트 삽입에서는 내시경 제거 없이 도관을 제거한 유도선을 따라서 스텐트를 삽입해요(Through-The-Scope, TTS). 참고로 식도 이외의 장기(위, 대장, 담도)에 스텐트를 삽입할 때는 보통 TTS 시술 방식을 많이 이용하고 있어요.

 대장 스텐트 삽입 시술 후 환자에게 어떤 사항을 교육해야 할까요?

대장 스텐트 삽입 후에는 대장암 절제 수술 전까지 다음의 주의 사항을 환자에게 교육해요. 첫째, 변을 볼 때 너무 무리한 힘을 주지 않도록 해요(스텐트 이탈 예방). 둘째, 변을 본 후에는 스텐트가 몸 밖으로 나오지 않았는지 대변을 확인해요. 셋째, 무른 변을 볼 수 있도록 하제(설사)약을 복용하도록 교육해요. 넷째, 혈변 및 심한 복부 통증이 지속적으로 발생하는 경우에는 병원으로 내원하도록 안내해요.

Case 내시경 풍선 확장술

건강검진 위내시경에서 발견된 하체부 조기 위암으로 병원에 입원하여 위아전절제술(Subtotal gastrectomy)를 시행받은 57세 남자 환자. 퇴원한 지 2주 정도 지나서 환자는 구토를 시작하였고 간격이 짧아지고 횟수가 점점 잦아져서 병원에 내원하였다. 검사한 복부 컴퓨터단층촬영에서는 위 수술로 일부 남아 있는 위(Stomach) 부위가 음식물로 확장되어 있고, 위를 절제하고 위와 소장을 연결한 부위는 매우 좁아진 것으로 추측되었다. 어떻게 해야 할까?

선생님, 이럴 땐 재수술을 해야 하나요?

아마도 위와 소장의 문합 부위가 좁아진듯 보이네요. 이런 경우는 재수술보다는 내시경을 통해 문합 부위가 좁아져 있는지 확인하고 음식물이 통과하지 못할 정도로 좁아져 있다면 내시경 풍선 확장술(Endoscopic balloon dilataion)로 문합 부위를 넓혀주는 시술을 할 수 있어요.

내시경 풍선 확장술이라면 좁아진 부위를 풍선으로 넓힌다는 건가 보네요.

맞아요. 말 그대로 내시경을 통해 협착 부위에 풍선을 이용해서 일정 압력으로 정해진 시간 동안 풍선을 팽창시켜 좁아진 부위를 서서히 넓혀주는 시술이에요.

내시경 풍선 확장술은 어떤 때에 주로 시행되는지 궁금해요.

급성 심근경색이나 호흡부전 환자, 협조가 되지 않는 환자를 제외하고는 위장관 협착이 있는 모든 환자에게 시도할 수 있어요. 예를 들면 수술 후 문합부 협착뿐만 아니라 식도 격막, 부식성 식도 협착, 궤양성 반흔 협착, 방사선 요법 후 식도 협착, 식도 무이완증 등의 경우에도 내시경 풍선 확장술을 시행해요.

내시경 풍선 확장술에 필요한 준비 물품은 무엇인가요?

풍선 확장 도관(CRE^{TM} balloon)과 풍선 확장용 기구(Balloon dilatation gun)가 필요해요. 그 밖에 필요 물품은 유도선, 도관, 증류수, 주사기 등이 있어요.

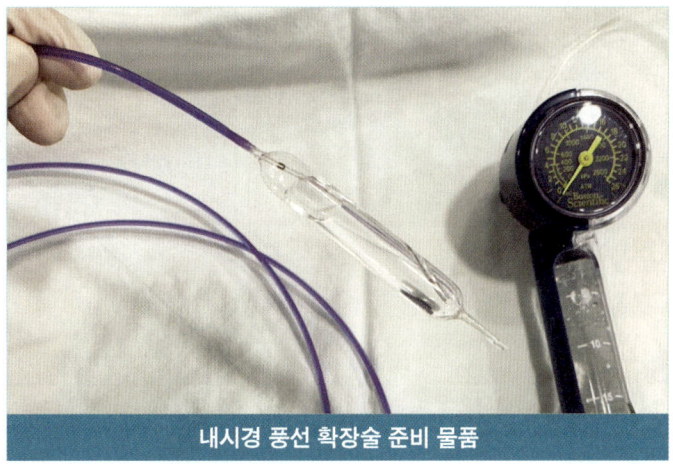

내시경 풍선 확장술 준비 물품

✓ TIP 풍선 확장술 시 의사소통 방법

풍선을 확장한 압력(몇 mm)에 대해 말해 주고, 적정 시간을 유지하기 위해 풍선 확장을 시작한 시간을 얘기한 후 확장한 시간을 1분 간격으로 시술자에게 알려줘요. 예를 들면 "4시 10분에 풍선 확장을 시작하였습니다.", "1분 지났습니다.", "2분 지났습니다." 이런 식으로 시술자에게 얘기해요.

내시경 풍선 확장술의 과정이 궁금해요.

시술 과정은 다음 순서로 이루어져요.

① 위내시경을 통해 좁아진 수술 부위를 확인하고 사용할 풍선의 직경을 결정해요.

② 시술에 사용될 풍선 안에 증류수 넣고 빼기를 반복해서 시술 시 풍선 내에 공기가 주입되지 않도록 해요.

③ 풍선 도관이 꺾인 부위가 없는지 확인해요.

④ 풍선 확장용 기구를 준비하고 기구의 주사기 안에 증류수를 채워 넣어요.

⑤ 도관(Catheter)을 이용하여 유도선(Guide wire)을 협착된 문합 부위 내부로 충분히 삽입한 후 유도선은 유지하고 도관을 제거해요.

⑥ 미리 준비한 허탈된 상태의 풍선 확장 도관을 유도선 따라서 진입시켜요.

⑦ 내시경 화면을 보면서 확장용 풍선의 중간 부위가 수술 문합 부위에 위치하도록 해요.

⑧ 내시경 화면을 계속 관찰하면서 시술자와 호흡을 맞추어 증류수를 풍선 내로 주입하면서 목표로 하는 풍선의 직경과 압력까지 풍선을 천천히 팽창시켜요.

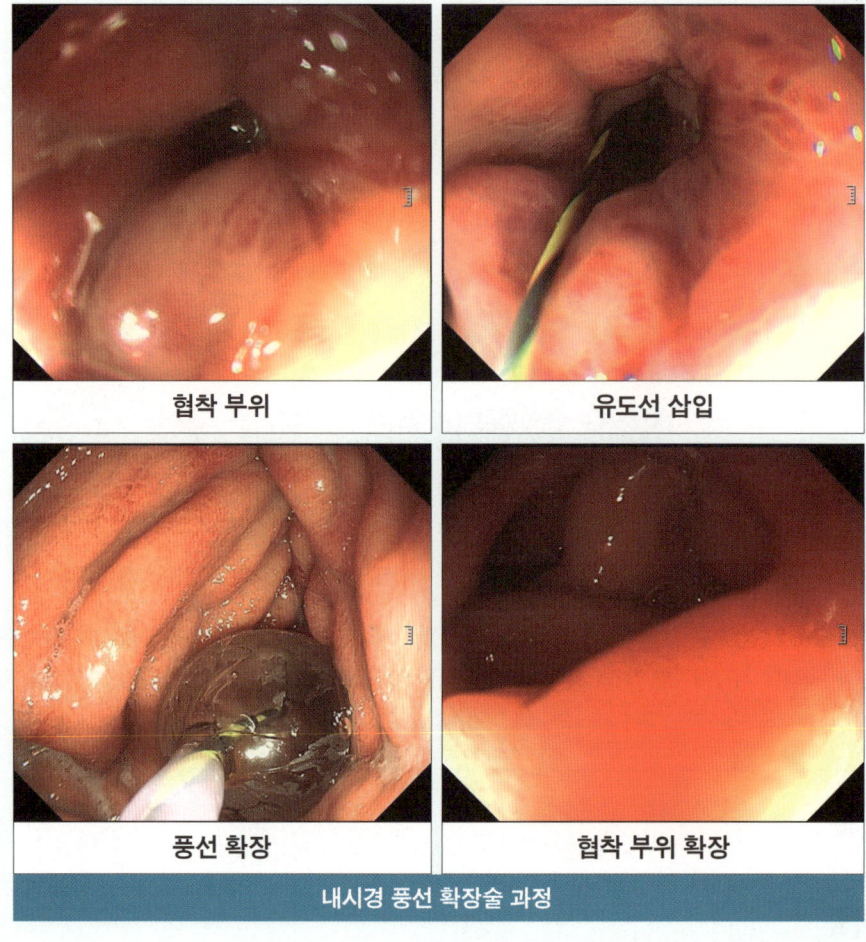

내시경 풍선 확장술 과정

내시경 풍선 확장술을 시행한 후의 환자 관리가 궁금해요.

풍선 확장술의 합병증은 시술 부위에 따라 다르겠지만, 보통 천공, 출혈, 통증 등이 있을 수 있어요. 그중에서 천공이 가장 중요한 합병증으로 시술 후 경부, 흉부 또는 복부에 지속적인 심한 통증이 있으면 방사선 검사를 통해서 천공 여부의 조기 진단에 집중해야 해요. 그래서 시술 후 환자는 금식을 유지하면서 환자의 활력징후와 증상을 잘 관찰하죠. 시술 다음 날 환자의 상태가 안정적이고 흉부 또는 복부 X-ray 촬영에서 이상이 없고 다른 검사에서도 특이 소견이 없다면 유동식으로 식이를 시작해요. 한 번의 시술로 협착이 완화될 수 있으나 환자 상태 및 협착 정도 등을 고려하여 1~2주 간격을 두고 시술을 재시행하기도 해요.

8. 이물 제거
(목에 가시가 걸렸어요)

Case 날카로운 이물 제거

매운탕을 먹다가 가시가 목에 걸린 것 같다고 목에 이물감을 호소하며 응급실에 내원한 65세 남자 환자. 먼저 이비인후과에서 Forcep으로 제거해 보려고 하였으나 실패하여 내시경을 통해 제거 예정이라고 한다. 어떻게 할까?

음식을 먹다가 목에 뼈나 가시가 걸려서 오는 케이스도 제법 있을 것 같아요. 이럴 때는 어떻게 하나요?

상부 위장관 이물이 의심되면 내시경 제거술이 필요한지 또는 얼마나 빨리 시행해야 하는지 파악하는 게 중요해요. 또한 환자의 임상 증상 확인 및 신체 진찰을 통해서 이물에 의한 천공 또는 흡인 등의 합병증이 발생하지 않았는지를 확인하는 것이 중요해요. 예를 들면 이물이 날카로운 물질이라면 천공의 위험성이 높으므로 가능한 한 빨리 제거해야 해요.

이물을 제거하려면 이물을 확인하기 위한 검사가 필요할 것 같아요.

보통 X-ray 촬영을 반드시 시행하여 이물의 위치와 크기, 모양을 확인하고 필요시 컴퓨터단층촬영을 추가하여 합병증 여부를 확인해요. 이러한 영상 검사로 이물이 확인되면 구체적인 치료 계획을 세우게 되죠.

간혹 환자는 증상을 호소하지만, 영상 검사에서는 척추골에 가려져서 이물(생선 가시, 동물 뼈, 금속 등)이 안 보이기도 해요. 이럴 땐 내시경을 시행하여 가시와 같은 이물이 목이나 식도에 걸려 있는지 직접 눈으로 확인하죠. 내시경 검사는 위장관 이물을 가장 정확하게 진단할 수 있으며 동시에 이물 제거까지 가능해요.

내시경을 이용해 위장관의 이물을 제거할 수가 있군요.

맞아요. 옛날에는 장 내부의 이물을 제거하기 위해 수술을 했지만, 최근에는 대부분 이물을 내시경을 통해 적절한 보조기구로 빠르고 간단하게 제거할 수 있어요.

이물이 위장관에 걸렸으면 아무래도 빨리 제거해야겠죠?

네. 실제로 생선 가시뿐만 아니라 닭 뼈, 핀, 이쑤시개, 플라스틱 약 포장지, 날카로운 금속성의 이물, 단추형 건전지(Disk battery) 등의 이물은 소화기 점막의 상처 및 천공을 유발할 수 있으므로 최대한 빨리 제거하도록 해야 해요. 2시간 이내에 제거하는 것이 안전하고, 가능하다면 6시간을 넘기지 않는 것이 필요해요.

둥근 모양의 이물(동전, 옥돌 등)도 식도에 걸렸다면 최소 24시간 이내에 제거해야 해요. 식도 내에 이물이 계속 머물러 있으면 천공, 출혈, 미란, 궤양 열상 등의 합병증 발생 위험이 높아지기 때문이죠.

그러면 내시경을 이용해서 어떻게 제거하나요?

내시경을 삽입하여 이물을 확인한 후 적절한 보조기구(Alligator forcep, Snare, Basket, Net, Grasping forcep 등)를 이용하여 이물을 잡아 밖으로 빼내요. 이물 종류에 따라서 시술 방법에 약간의 차이가 있을 수 있어요.

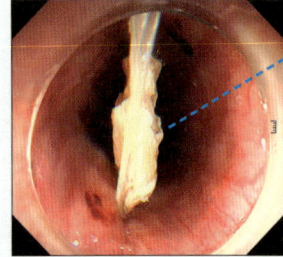 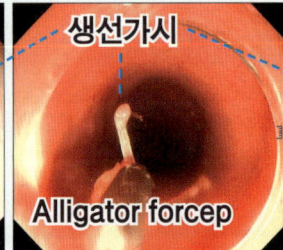 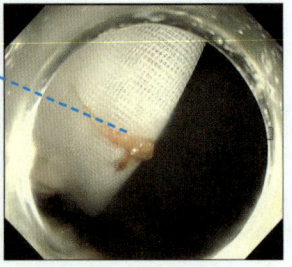

날카로운 이물은 제거하는 과정에서도 내부에 상처를 낼 수도 있을 것 같아요.

맞아요. 그래서 가시처럼 날카로운 이물은 날카로운 부위를 아래쪽으로 향하도록 방향을 바꾸어서 이물을 제거하거나 내시경 선단에 투명캡을 장착하여 시술해요. 때로는 Flexible overtube를 이용하기도 해요.

Overtube라는 것도 있군요. Overtube는 어떤 기구인가요?

 앞서 식도결찰술에서도 설명했듯이 Overtube는 내시경 통과를 용이하게 하기 위해 이용되는 기구예요. 내시경에 Overtube를 미리 장착한 후 내시경을 삽입하여 식도 안으로 진입하면 Overtube를 상부 식도까지 밀어 넣어요. 그러면 내시경으로 이물 제거를 하는 동안에 기도를 안전하게 보호하고 흡입의 위험을 낮추며 날카로운 이물을 제거하는 과정에서 발생할 수 있는 식도 점막 손상을 방지할 수 있어요. 또한 Overtube가 구강에서 식도까지 이어져 있기 때문에 이물이 한 번의 내시경 삽입으로 제거되지 못해서 여러 번 내시경을 삽입해야 하는 경우에 인후부 및 식도 점막 손상을 방지할 수 있어요. 하지만 이물질이 상부식도에 위치해 있다면 Overtube를 밀면서 오히려 상처가 날 수 있기에 사용이 불가할 수도 있어요.

➕ 한 걸음 더 이물질 종류에 따라 필요한 보조기구

정해진 원칙은 없어요. 하지만 이물질의 종류와 상황에 따라서 보조기구를 선택하여 이물질을 제거해요. 다음은 예시 상황이에요.

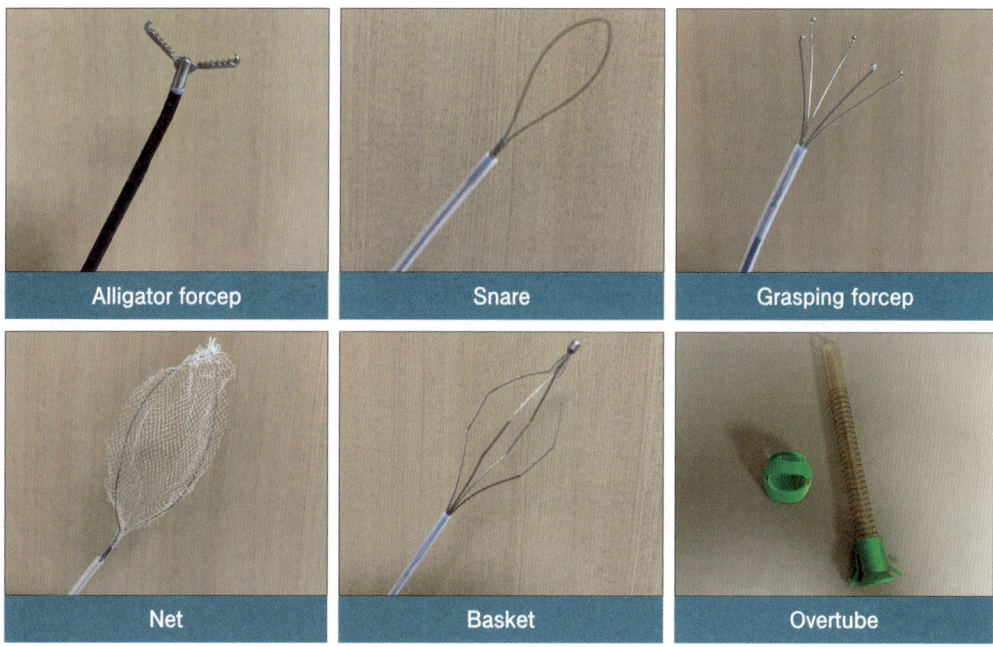

- Alligator forcep: 작은 가시 또는 뼈인 경우
- Snare: 칫솔과 같이 이물질이 길쭉한 경우
- Grasping forcep: 다소 큰 조직(고기 덩어리)인 경우
- Net: 미끌거리는 이물질 또는 다수의 이물질을 모아서 잡아 빼낼 경우
- Basket: 동전, 철사, 돌멩이, 땅콩과 같은 이물질인 경우
- Overtube: 반복적인 내시경 삽입이 필요하거나 이물질이 매우 날카로운 경우

Case 미끄러운 이물 제거

약통 뚜껑을 삼켜서 외래로 내원한 78세 여자 환자. 동네 병원에서 바이옵시 포셉으로 제거를 시도했지만 실패하여 상급병원 방문을 권유받고 내원하였다. 어떤 방법으로 제거할 수 있을까?

약통 뚜껑처럼 납작하고 미끄러운 이물은 어떻게 제거해야 할까요?

이 환자가 내원하던 날 제가 내시경 시술에 참관하여 그날 일이 생생히 기억나요. 바이옵시 포셉보다 좀 더 긴 Alligator forcep으로 여러 번 이물 제거를 시도했는데 식도위접합부의 좁은 부위에 걸려서 이물 제거를 실패했었죠. 이렇게 납작하고 미끄러운 이물은 네트를 이용하여 단단히 고정한 후에 제거하는 것이 좋아요.

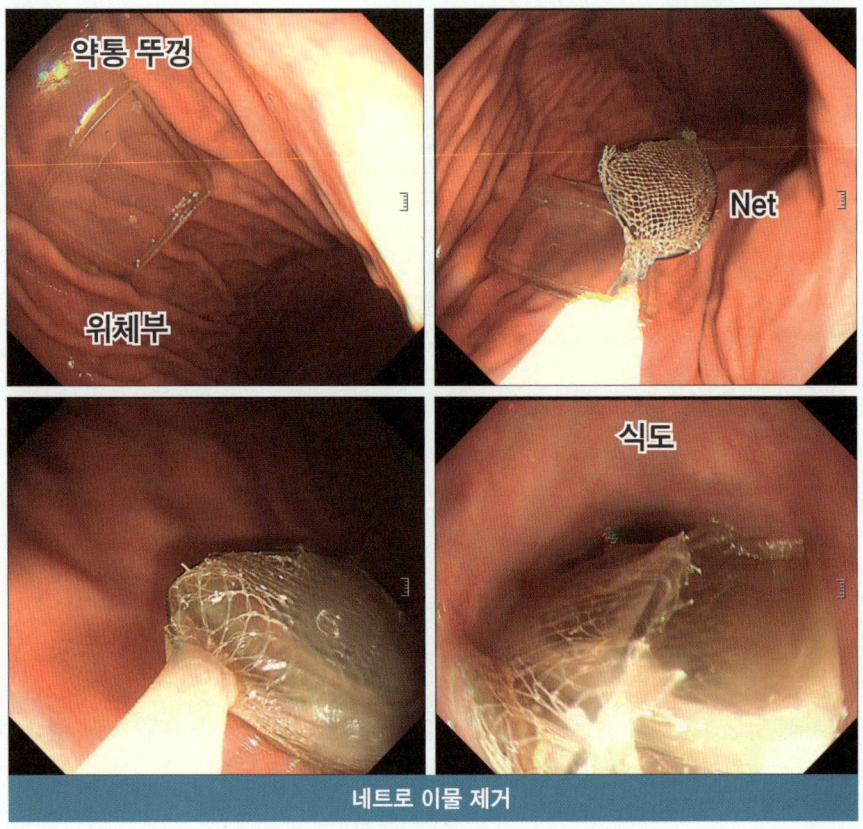
네트로 이물 제거

이물의 종류에 따라서 다양한 부속기구를 이용하여 제거할 수 있네요. 올가미는 언제 사용하나요?

 이물의 종류에 따라서 제거에 이용하는 부속기구는 달라요. 올가미는 길쭉한 이물(칫솔, 볼펜 등)을 제거할 때 주로 이용해요.

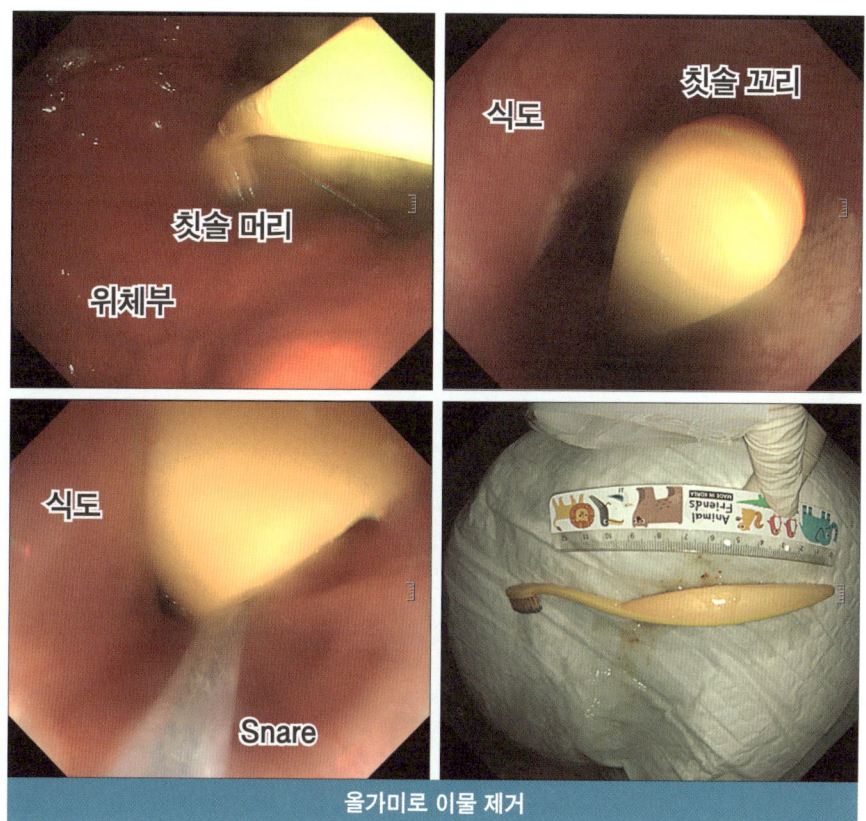

올가미로 이물 제거

 이물질을 제거한 후의 간호 관리가 궁금해요

 내시경으로 이물이 성공적으로 제거됐다고 하더라도 합병증 발생은 항상 유심히 관찰해야 해요. 합병증 발생의 위험이 높다고 판단되면 시술 전뿐만 아니라 이물 제거 후에도 방사선 촬영 등이 필요할 수 있어요. 대개는 증상이 없으면 시술 후 추적 내시경 관찰은 필요 없어요. 하지만 이물을 제거하고 난 후에 발열, 빈맥, 호흡곤란, 흉통, 복통 및 경부의 수포음 등이 없는지를 추적 관찰하고 의심 증상 및 징후가 있다면 바로 병원에 내원하도록 교육해요. 식사는 이물 제거가 잘되었고 합병증이 없다면 보통 수 시간 뒤에 소량의 물을 마셔 보고 이상이 없으면 부드러운 음식부터 먹도록 안내해요.

9 위석 제거
(위에 돌멩이가 있대요)

Case

위 부분 절제술 과거력이 있으며, 소화가 되지 않고 상복부 팽만감 및 통증으로 내원한 56세 여자 환자. 복부 컴퓨터단층촬영 결과, 위 내부에서 위석으로 의심되는 병변이 관찰되었다. 위석은 왜 생기는 것이고, 어떻게 제거해야 할까?

위석이 뭐죠? 위석이라면 위에 돌이 생긴 건가요?

위석은 소화되지 않고 남아 있는 음식물이나 이물질이 축적되어 점차 커져 형성된 위장 안의 덩어리예요. 위석 성분은 모발, 식물(과일, 야채의 섬유소), 동식물 혼합, 약물 등으로 다양해요.

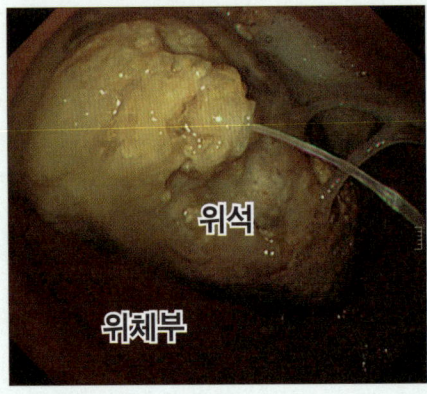
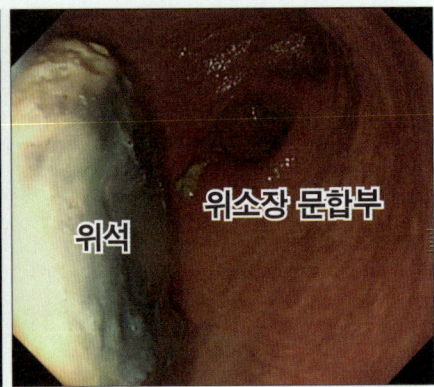

위석은 위장관 내에서 왜 생기나요?

대개 음식물 배출이 늦어져서 음식물이 위 내에 머무는 시간이 길어질수록 잘 생길 수 있어요. 그래서 케이스 환자처럼 위 부분 절제술을 하거나 갑상선 기능저하, 당뇨병성 위장병 등으로 위장 기능이 저하되었을 때 위석이 잘 형성될 수 있는 거죠.

위장관 내에 이러한 위석이 있다면 환자는 어떤 증상을 느끼나요? 통증도 있나요?

위석이 있으면 증상이 없거나 경미하지만 크기와 모양 및 위치에 따라서 복부 통증, 소화불량, 복부 팽만감, 상복부 조기 포만감, 체중감소, 식욕부진, 오심, 구토 등의 다양한 위장관 증상을 호소할 수 있어요. 또한 위석의 물리적 압박으로 궤양이 발생할 수도 있고 위석으로 인한 기계적 장폐쇄 또는 천공 등의 합병증이 발생하기도 해요.

위석이 의심되면 어떤 검사로 진단할 수 있는지 궁금해요.

 위장관 증상이 발생하면 원인 규명을 위해 여러 영상 검사를 진행할 수 있어요. 일반적으로는 복부 컴퓨터단층촬영 또는 내시경 검사로 위석이 발견되죠. 많은 경우 위내시경으로 위석을 눈으로 직접 확인하여 진단하게 돼요.

 내시경을 통해 위석이 관찰되면 바로 제거가 가능한가요?

 위석의 크기가 작으면 저절로 소실되기도 하지만, 보통 위석을 발견하면 내시경을 이용하여 제거하는 것을 권장해요. 위석은 올가미(Snare), 쇄석 바스켓(Lithotripsy basket) 등을 이용하여 위석을 직접 분쇄해서 제거해요. 하지만 위석이 단단하거나 크기가 커서 부속기구로 위석 분쇄가 어려운 경우에는 다른 방법을 시도하기도 해요.

 그렇군요. 다른 방법에는 어떤 것이 있는지도 알려주세요.

 내시경을 통해 주사기로 콜라를 위석에 쏴주거나 Injector로 위석에 콜라를 직접 주입하여 위석을 용해하는 방법도 있어요. 간혹 환자에게 콜라를 직접 마시게 하여 위석이 용해되는 것을 기다리기도 해요. 아르곤 플라즈마 고주파(APC)로 위석 가운데 부분을 길게 태워서 위석을 분쇄하는 방법도 있고요. 하지만 내시경으로 절제를 실패하거나 위석으로 인한 합병증(장폐색, 천공 등)이 발생하는 경우는 수술로 제거해야 해요.

 콜라를 주입한다고요? 일반적으로 우리가 먹는 콜라를 위 내로 주입을 한다니 이러한 치료 방법이 있는지 몰랐어요.

 콜라는 pH 2.6으로 위산과 비슷하여 위 내의 단백 분해 효소를 활성화하고 용해가 잘 되게 하며 콜라에서 발생한 이산화탄소 기포 또는 콜라 성분 중 하나인 탄산수소나트륨이 위석의 용해를 돕는 것으로 알려져 있어요.

정말 신기하네요. 그러면 내시경을 이용한 위석의 분쇄 과정은 어떻게 되는지 자세히 알고싶어요.

①내시경 삽입 전에 내시경 선단부에 투명캡을 씌워요.

②내시경이 위내부에 진입하면 위석의 크기를 가늠하고 잡을 수 있는 크기이면 올가미나 쇄석 바스켓으로 위석을 잡아서 분쇄해요.

③올가미나 쇄석 바스켓으로 위석 분쇄가 어렵거나 실패하면 주사기로 콜라를 위석 부위에 뿌리거나 Injector로 위석 내부에 콜라를 직접 주입해요.

④연화된 위석을 올가미나 쇄석 바스켓으로 조여서 분쇄해요.

⑤분쇄된 위석은 그라스핑 또는 네트를 이용해 여러 차례에 걸쳐 위석 대부분을 입 밖으로 꺼내고 잘게 분쇄된 위석 일부는 장으로 내려가도록 하기도 해요.

! 잠깐 위석을 분쇄할 때 주의할 점

위석이 충분히 작은 크기로 분쇄되지 않은 채 크고 단단한 위석 조각이 소장으로 내려가면 장폐색, 천공과 같은 심각한 합병증이 생길 수 있어요. 그러니 위석을 분쇄할 때는 장을 잘 통과할 수 있도록 충분히 작은 조각으로 만들어야 한답니다.

✓ TIP 내시경 선단부에 캡을 씌우는 이유는?

위석을 바스켓으로 잡아당겼을 때 캡을 씌운 내시경 선단에 강하게 부딪힐 수 있어요. 그래서 내시경 손상을 예방하기 위해서 위석을 분쇄할 때 캡을 씌우는 것이 좋아요.

위석 제거술은 소요 시간이 어떻게 되나요? 이렇게 단단한 위석은 한 번의 내시경 시술로 제거되는지도 궁금해요.

소요 시간은 위석의 크기에 따라 시술 시간이 달라질 수 있어요. 보통 예상 소요 시간은 1~2시간이지만 시술 진행 상황에 따라 변경될 수 있어요. 위석 제거술을 시행한 후 보통 1~2일이 지나서 내시경으로 경과를 관찰한 후 필요에 따라 추가적인 위석 제거술을 시행하기도 해요.

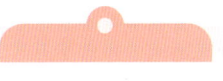

PART 4
기타 내시경실 관리

1. 진정 치료 간호 관리 •220
2. 내시경실 우발증 대처 •226
3. 마약 관리 •230
4. 내시경실 감염 관리 •233
5. 유해화학물질 관리 •238

1 진정 치료 간호 관리

> **Case**
>
> 이번 건강검진에서 처음으로 위내시경 검사를 하게 된 40세 여자 환자. 환자는 위내시경 검사가 힘들까 봐 두려워서 진정으로 검사하기를 원하고 있다. 환자에게 진정내시경에 대해서 어떤 정보를 알려줘야 할까요?

이 환자는 진정내시경을 하게 될 예정인가 봐요. 진정내시경 전에 알아야 할 환자 정보에는 어떤 것이 있나요?

환자에게 적정 용량으로 안전하게 진정제를 사용하기 위해서 특히 나이, 성별, 키·몸무게, 기저질환(심장질환, 호흡기질환, 신장질환, 간질환 등)에 대해서 꼭 알아야 해요. 또한 임산부에게는 진정제가 태아에 어떤 영향을 줄지도 모르기 때문에 여성의 임신 여부는 꼭 확인해야 하죠. 예를 들면 고령이나 저체중, 간경화, 심부전, 천식 등의 환자에게서는 진정제 부작용(저산소증, 혈압저하, 의식 회복 시간 지연 등)의 발생이 더 빈번하므로 진정제 사용에 주의해야 해요.

간혹 진정내시경이 끝나고 마취가 안 되었다고 하는 환자가 많이 있어요. 그럴 때는 어떻게 설명해야 하죠?

환자에게 진정내시경과 마취는 다르다고 잘 이해시켜 줘야 해요. 마취는 의학적으로 자발 호흡이 없는 상태이기 때문에 마취과 전문의의 입회하에 기관 삽관이 필요하여 일반적으로 수술실에서 진행돼요. 하지만 진정내시경에 사용되는 진정제는 마취에 사용되는 약제와 달리 자발 호흡은 유지되는 상태에서 통증이나 의식을 둔화시킴으로써 환자의 불안감과 불편감을 최소화해 주는 역할을 하죠.

진정내시경이 정확히 무엇을 뜻하는지 알고 싶어요.

진정내시경이란 중증도 진정을 말해요. 가수면 상태에서 검사를 시행하고 진정제의 기억상실 효과로 검사가 종료된 후에도 검사를 했다는 기억이 없을 때가 많아요. 중증도 진정은 의식이 둔화되어 큰소리로 부르거나 흔들어 깨워야 반응하고 자발 호흡이 있으면서 심혈관 기능은 유지된 상태이므로 안정된 검사가 가능해요. 하지만 진정 중에 간혹 깊은 진정 상태로 진행되어 저산소증 또는 저혈압 발생의 위험이 있어서 주의가 필요해요.

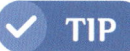 **TIP** 진정 단계(Continuum of depth of sedation)

구분	최소 진정 (Minimal sedation, Axiolsis)	중증도 진정 (Moderate sedation)	깊은진정 (Deep sedation)	전신 마취 (General Anesthesia)
환자 반응	구두 명령에 즉각 반응	큰 목소리나 흔들어 깨우면 반응	통증 및 반복 자극에 겨우 반응	통증 자극에 무반응
기도 유지	영향 없음	추가 조작 불필요	추가 조작이 필요할 수도 있음	추가 조작이 자주 요구됨
자발 호흡	영향 없음	보통 유지됨	저산소증 발생 가능	거의 유지가 안 됨
심혈관 기능	영향 없음	보통 유지됨	보통 유지됨	저하 발생 가능

 진정내시경 전에 준비해야 할 것에는 어떤 것이 있을까요?

 진단명, 검사 및 시술명, 환자 상태, 진정의 정의 및 목적, 주의 사항, 절차, 합병증 등을 설명하고 진정동의서를 받아야 해요. 금식 여부 확인과 환자 감시 장비 및 기도 유지 도구와 진정제 약물을 미리 준비해요. 그리고 진정 전에는 반드시 진정 전 평가가 이루어져야 해요. 진정 전 평가를 위해서 전신상태는 ASA class(American Society of Anesthesiologists classification)로 기도 상태는 Modified mallampati classification으로 평가해요.

한 걸음 더 — 미국 마취과학회 신체 상태 분류(ASA class)

ASA 신체 등급	정의	예시
ASA I	정상의 건강한 환자	전신 질환이 없는 건강한 환자
ASA II	경한 전신 질환을 가진 환자	합병증이 동반되지 않은 고혈압, 경한 호흡기질환, 잘 조절되고 있는 당뇨
ASA III	중증도의 중증의 전신 질환을 가진 환자	안정성 협심증 환자, 일상생활에 장애를 줄 정도의 폐질환자
ASA IV	지속적으로 생명을 위협하는 중증의 전신 질환을 가진 환자	심한 심부전 환자, 불안정성 협심증, 조절되지 않는 만성폐쇄성폐질환, 패혈증
ASA V	수술하지 않으면 생명을 유지할 수 없는 정도의 중증 질환	복부 동맥류 파열, 중증 외상, 종괴 효과를 보이는 뇌출혈

* 응급 수술인 경우 'E'를 추가한다(응급이란, 환자 치료의 지연이 생명이나 신체 일부의 손상을 증가시킬 때를 일컫는다).
* ASA III 이상의 상태에서는 진정에 주의를 요하며 ASA IV 이상 상태에서는 꼭 필요한 상황이 아니면 진정 검사를 피하도록 한다.

➕ 한 걸음 더 기도 평가 방법: Modified mallampati classification

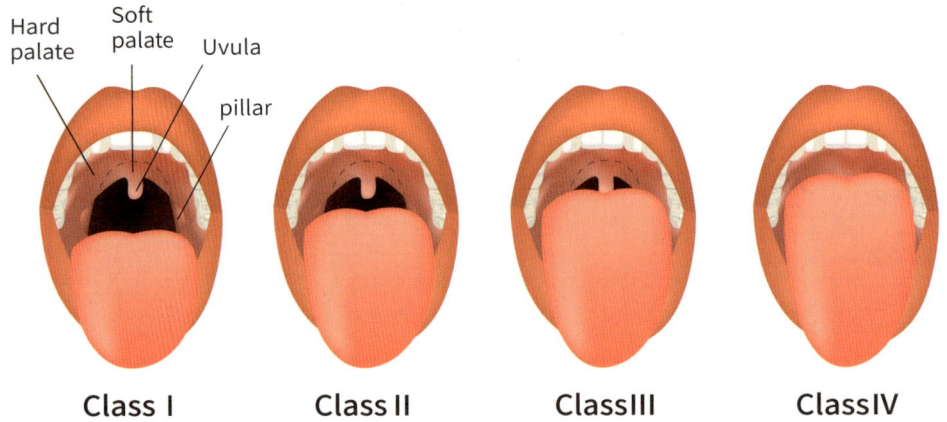

Class 1: 연구개(Soft palate) 전체가 다 보임
Class 2: 목젖(Uvula) 전체가 보임
Class 3: 목젖의 기저부만 보임
Class 4: 연구개 전체가 전혀 보이지 않음

* 환자가 앉은 자세에서 머리를 중립 상태로 하고 입을 크게 벌리고 혀를 최대한 내밀게 한 후에 평가자가 구강 구조를 평가한다(중립 상태의 자세: 몸의 힘을 빼고 바르고 편안하게 있을 때의 자세로 각 관절에 운동 범위의 한 가운데 즉, 중립에 위치했을 때의 자세).

 진정내시경 시 주로 사용하는 약제로는 뭐가 있을까요?

 병원마다 사용하는 진정제의 종류는 다를 수 있지만, 성인에게 사용하는 진정제로는 주로 미다졸람(Midazolam) 또는 프로포폴(Propofol)이 있어요. 대개 진정제 효과와 부작용을 고려하여 발현 시간과 작용 시간이 짧은 약물 사용을 선호하고 적은 양을 여러 번 나누어 주입하는 게 안전해요. 그러기 위해서는 약물의 특징과 주의점을 잘 알고 있어야 약물을 알맞게 사용할 수 있어요. 다음 표로 주로 많이 사용하는 두 약물을 비교해서 알아보도록 해요.

약제	Midazolam	Propofol
작용 시간	1~2분	1분 미만
최고 효과	3~4분	1~2분
투여량	초기 용량 1~2mg, 최대 용량 6mg	초기 용량 10~40mg, 최대 용량 400mg
작용 시간	15~80분	4~8분
부작용	호흡 기능 저하, (드물게) 심장 율동 부전과 공격성 및 분노 억제 실패 (Paradoxical reaction)	주사 부위 통증, 심혈관계 부작용 (심박출량, 체혈관 저항, 동맥압 감소), 호흡 저하
특징	- 간에서 대사되어 신장을 통해 배설 - 고령, 비만, 간 또는 신장 기능이 저하된 환자 약의 제거율 감소로 용량 조절이 필요	- 지용성으로 간에서 빠르게 대사되어 신장으로 배설 - 간경변이나 신부전에 유의한 영향을 받지 않음 - 약물의 안정역이 좁아서 중증도에서 깊은 진정으로 신속하게 진행되기도 함
길항제	있음	없음

표를 보니 Propofol은 길항제가 없고, Midazolam은 길항제가 있네요. Midazolam의 길항제는 무엇인가요?

Flumazenil은 벤조디아제핀의 길항제로 Midazolam 효과를 반전시키기 위해서 사용해요. 따라서 Midazolam으로 진정내시경을 시행한 환자의 검사나 시술이 끝난 후에 환자의 빠른 의식 회복이 필요하거나 호흡 저하 등의 문제가 발생하였을 때 Flumazenil을 투여해요. 하지만 작용 시간이 60분 정도인 Flumazenil과 달리 Midazolam 효능이 최대 80분까지 달하기 때문에 Flumazenil을 투여한 후 환자가 반짝 의식이 돌아오다가 다시 진정되기도 하니 Flumazenil을 투여해도 환자 간호 관리를 지속해야 해요.

진정 치료 간호 관리에서 환자 상태 체크가 지속적으로 이루어져야 한다는 뜻이군요.

 맞아요. 안전한 진정제 사용을 위해서 진정제 투여 시간과 진정제 종류 및 투여한 사람의 서명과 더불어 진정 전·중·후 모두 환자 상태를 잘 살펴야 하고 이를 진정 회복 기록지에 작성해요. 진정 전·중·후 모두 기록지에 환자의 혈압, 맥박, 산소포화도, 호흡수를 확인하여 기재하고 이상 소견(혈압과 맥박이 정상 범위를 벗어나거나 산소포화도가 90% 이하 등)이 있으면 의사에게 알려요. 검사 중에는 5~10분마다 활력징후를 측정하고, 회복 시에도 5~10분마다 활력징후를 30분 정도 모니터링해요.

진정기록지(예시)

· 진정 전

	시간	약물	SBP	DBP	맥박	호흡수	SpO$_2$	서명
1	08:50		120	80	68	16	99	이OO

· 진정 중

	시간	약물	SBP	DBP	맥박	호흡수	SpO$_2$	서명
1	08:55	Midazolam 2mg	118	80	70	18	99	이OO
2	08:58	Midazolam 1mg	118	80	75	18	99	이OO
3	09:05	Propofol 10mg	110	70	82	18	98	이OO

· 진정 후

	시간	약물	SBP	DBP	맥박	호흡수	SpO$_2$	서명
1	09:15		120	80	80	20	98	이OO
2	09:25		125	78	70	18	99	이OO
3	09:35		123	82	70	16	98	이OO
4	09:45		122	76	65	16	100	이OO

 검사가 완료되면 회복실에서 언제 퇴실할 수 있나요?

 (인증 평가 기준) 30분 정도 회복실에서 안정을 취한 후 회복 상태 여부를 점수로 평가하여 정적 점수를 충족하면 환자는 퇴실할 수 있어요. 참고로 진정 회복 기록지에 회복 상태 평가 점수의 내용이 포함되어 있어요.

회복 상태 평가 점수(Aldrete score)(예시)

반사 능력	☐ 명령 또는 자발적으로 4 팔다리 운동 가능(2) ☐ 명령 또는 자발적으로 2 팔다리 운동 가능(1) ☐ 명령 또는 자발적으로 모든 팔다리 운동 불가능(0)
호흡	☐ 심호흡 및 기침 가능(2) ☐ 호흡곤란 또는 호흡 운동 제한(1) ☐ 무호흡(0)
순환	☐ 마취·진정 전 혈압의 20% 이내(2) ☐ 마취·진정 전 혈압의 20~50% 이내(1) ☐ 마취·진정 전 혈압의 50% 이상(0)
의식 상태	☐ 완전 회복 의식 상태(2) ☐ 부르면 눈 뜸(1) ☐ 무반응(0)
산소포화도	☐ 대기 중 산소포화도 92% 이상 유지(2) ☐ 산소 투여로 산소포화도 90% 이상 유지(1) ☐ 산소 투여에도 불구하고 산소포화도 90% 이하(0)

퇴실 시 점수 _____점/10점

* 퇴실 기준
  어떤 항목이라도 회복 상태 평가에 0점이 있는 경우에는 퇴실할 수 없다.
  회복 상태 평가 9점 이상이면 담당 간호사가 퇴실시킬 수 있다.
  회복 상태 평가 9점 미만이거나 환자 상태가 불안정하면 의사의 결정에 따라 퇴실한다.

환자 상태를 정확히 알기 위해서 진정 회복 기록지 작성이 중요하겠어요. 기록지 작성 시 주의해야 할 사항이 있나요?

진정내시경 전·중·후 활력징후를 정확하게 기록하고, 약물의 종류, 투여 용량·시간, 약물을 투여한 담당자 서명 기록을 정확히 해야 해요. 이러한 기록은 진정 관련 사고가 발생하였을 때 중요한 참고 자료가 될 수 있어요. 우수 내시경 인증 평가 기준에도 꼭 포함되는 내용이므로 진정 회복 기록을 담당하는 간호사는 반드시 정확하게 진정 회복 기록지를 작성해야 해요.

2 내시경실 우발증 대처

> **Case**
>
> 기저질환으로 천식과 당뇨가 있는 70세 여자 환자. 간헐적인 속쓰림으로 진정 위내시경을 위해서 SpO_2 95%를 확인하고 미다졸람 3mg IV를 투여하였다. 환자의 이름을 부르자 눈을 뜨지 않고 대답이 없었다. SpO_2 95%로 측정되며 중등도 진정 상태임을 확인하고 내시경을 환자의 입으로 진입시켰다. 이때 SpO_2가 90% 미만으로 점차 감소하더니 85%까지 저하되었다. 어떻게 해야 할까?

진정제를 투여한 후에 내시경을 하는 환자의 SpO_2가 저하되고 있어요. 어떤 상황이죠?

진정 관련 우발증이네요. 진정 관련 우발증은 저산소증, 저혈압, 부정맥 등이 있는데, 대부분 저산소증과 관련되어 발생해요.

이 같은 상황은 정말 당황스러울 것 같아요. 진정제에 의한 저산소증이 발생할 때는 먼저 어떻게 대처해야 하죠?

기도를 유지하며 각성 자극을 통해 환자를 깨워서 호흡을 촉진하는 것이 가장 중요해요. 그리고 신속히 산소 공급을 시행하고 사용한 진정제가 Midazolam이면 길항제인 Flumazenil을 즉시 투여해요.

기도 유지는 어떻게 하는 건가요?

삼중기도확보법(Triple airway maneuver)을 통해서 기도를 유지하게 해요. 환자의 두부나 측면에 위치하여 양손으로 환자 아래턱 부위를 잡고 두부를 뒤로 젖히면서 아래턱을 상-전방으로 밀어 올리고 엄지손가락으로 환자의 아랫입술을 아래로 밀어서 입을 벌려 기도를 확보하는 방법이죠.

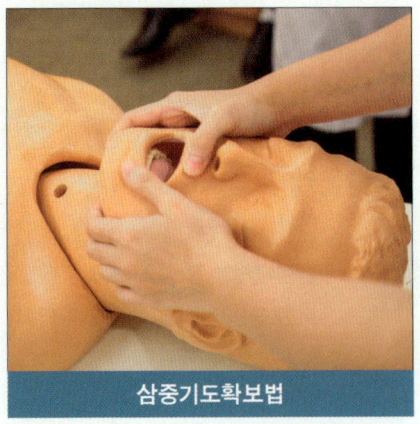
삼중기도확보법

> ✓ **TIP**　응급 상황의 대처를 위한 내시경실에 구비된 물품과 장비들

응급 카트(약물, 기관삽관 용품, 산소 공급 관련 물품 등), 환자 감시 장치(혈압, 맥박, 산소포화도, 심전도 확인), 제세동기(심전도 확인 및 제세동), Wall O₂(산소 공급), Wall suction(체내 이물질 등 흡인), Portable O₂(이동식 산소 탱크)

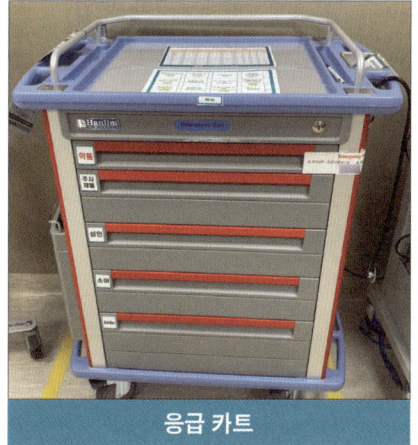
응급 카트

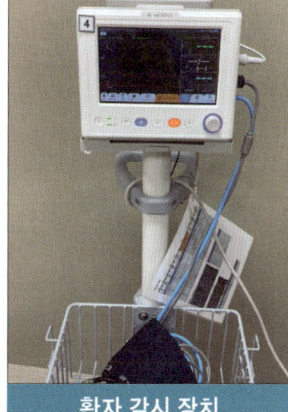
환자 감시 장치

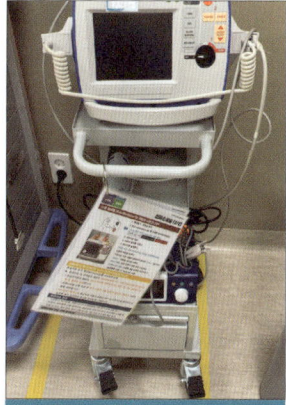
제세동기

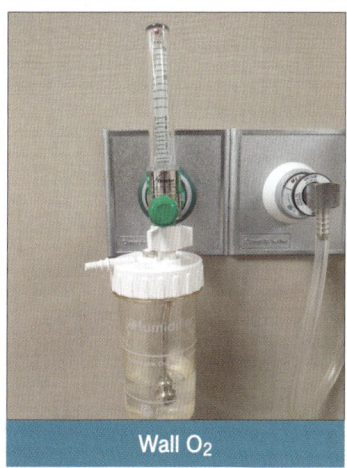
Wall O₂

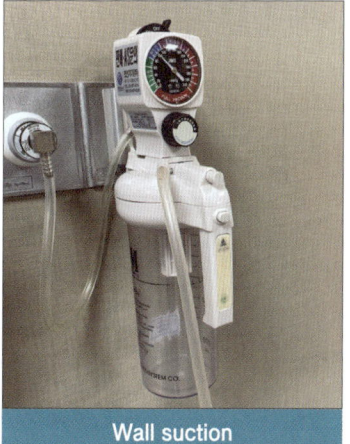
Wall suction

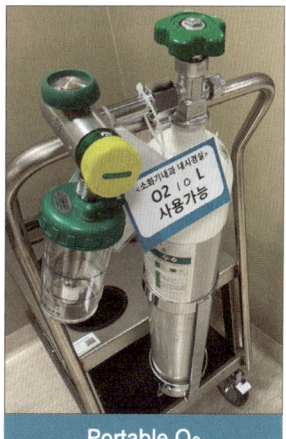
Portable O₂

내시경실에서 이런 응급 상황이 많이 발생하나요?

 진정 관련 우발증 빈도는 약제와 용량에 따라서 10% 전후로 발생한다고 알려져 있어요. 심각한 합병증은 1,000명 중 1명에서 발생하고 대부분 저산소증과 관련되어 발생해요. 따라서 진정제를 사용하는 부서에서는 언제든지 우발증이 발생할 수 있기 때문에 진정을 실시하는 부서에서는 심폐소생술(CPR)이 가능한 처치 공간이 있어야 해요. 그리고 응급 약물과 환자 모니터링 및 제세동기(Defibrillator), O_2 공급 관련 장비와 기구(Wall O_2, 이동용 O_2 Tank, Suction 장치, Nasal canuula, Face mask, Ambu bag, Intubation 준비 물품 등), Emergency kit 등이 꼭 구비되어 있어야 해요. 또한 응급 상황이 발생하였을 때 빠른 대처가 이루어질 수 있도록 직원 모두가 응급 상황에서 본인이 맡은 역할과 응급처치에 대한 방법을 잘 숙지하고 있어야 해요.

✓ TIP 응급 카트 안의 물품 위치 알기

응급 카트 내용물은 다음과 같아요. 응급 상황에서 잘 사용할 수 있도록 어떤 물품이 어디에 위치해 있는지 미리 파악해야 하고 물품에 대한 사용법도 숙지하고 있어야 해요. 병원 및 부서마다 물품 배치 위치 등은 다를 수 있으니 부서에 맞게 잘 알아두고 활용할 수 있도록 해요.

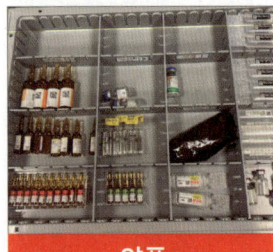
약품

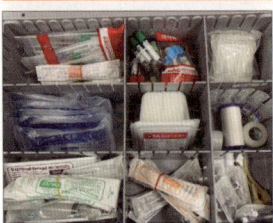
주사 채혈 용품

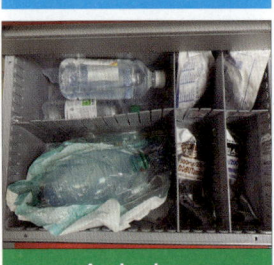
Ambu bag

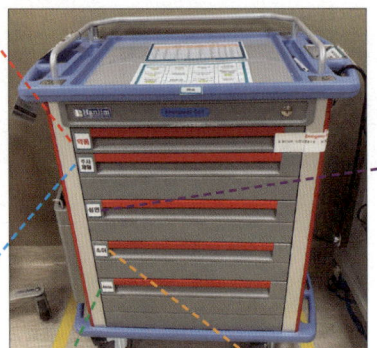

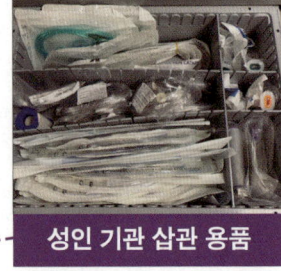
성인 기관 삽관 용품

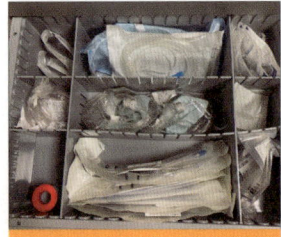
소아 기관 삽관 용품

진정 치료를 시행하려면 진정과 응급 상황에 대한 교육이 필요할 것 같네요.

 네, 맞아요. 진정 치료는 적격한 자격을 가진 직원이 시행해야 해요. 진정 치료 자격을 갖추기 위해서 진정을 시행하는 의사와 간호사는 진정 교육을 연 1회, 심폐소생술(CPR) 교육 과정을 2년에 1회 이수해야 해요. 그래서 우수 내시경실 인증 평가 항목 중 진정내시경 평가 부분에 "내시경 의사 및 간호 인력이 진정내시경 관련 교육을 이수해야 한다."라는 항목이 있어요. 인증 평가단은 진정 교육 이수 현황을 파악하기 위해서 진정 교육 이수증 서류를 확인해요. 그렇기 때문에 진정내시경 교육을 꼭 이수해야 하고 증빙서류를 구비하고 있어야 해요.

 진정 관련 우발증 외에 내시경실에서 발생할 수 있는 응급 상황에는 어떤 것이 있는지 알려주세요.

 위장관 내 활동성 출혈이 내시경으로 지혈되지 않을 경우(대안: 혈관 색전술 또는 수술 치료)와 내시경 시행 중에 위장관 천공(대안: 수술 치료)이 발생하는 경우가 있어요. 이러한 응급 상황일 때는 혈압, 맥박, 호흡수, 산소포화도, 심전도 리듬을 측정하고 이를 안정화해야 하는 것은 모든 우발증의 공통 사항이에요.

3 마약 관리

> **Case**
>
> 이번 건강검진에서 처음으로 대장내시경 검사를 받을 예정인 50세 남자 환자. 환자는 비진정으로 대장내시경 검사를 원하고 최대한 아프지 않게 검사하기를 원한다. 이 환자에게 내시경 검사 시 통증을 경감해 주기 위해서 어떻게 해야 할까요?

대장내시경을 비진정으로 한다면 너무 힘들 것 같아요. 어떻게 하면 환자를 덜 아프게 할 수가 있을까요?

내시경 시 사용하는 진통제는 대개 치료 내시경이나 대장내시경에 많이 이용되고 마약성 진통제를 사용해요. 일반적으로 마약성 진통제를 단독으로 사용하기보다는 진정내시경 시 진정제와 병용하여 투여하는 경우가 많아요. 하지만 때로는 이 환자처럼 진정제 사용 없이 검사를 진행하면서 통증 완화 목적으로 마약성 진통제를 투여하고 검사를 시행하기도 해요.

! 잠깐   주사 투여 전 환자 설명의 필요성

간호사는 모든 간호 행위를 하기 전에 환자에게 행위에 대한 설명을 자세히 해 주는 게 필요해요. 간혹 주사 투여에 대해 민감하여 걱정을 많이 하는 환자가 더러 있어요. 저라도 누가 저에게 주사를 투여한다면 그게 어떤 주사인지 왜 투여하는지 궁금하고 불안할 것 같아요. 그래서 환자에게 주사 투여 전에 약제에 대해 설명하고 약제를 투여해야 해요.

예를 들면 마약성 진통제 주사제 투여 시 "오늘 비진정 검사 예정이지만 통증을 줄여주기 위해서 미리 진통 주사제를 투여하겠습니다. 약간의 어지러움이 있거나 울렁거릴 수도 있으니 불편한 증상이 있으면 말씀해 주세요."라고 말이에요.

내시경에서 사용되는 마약성 진통제에는 어떤 것이 있는지 궁금해요.

내시경실에서는 마약성 진통제로 페치딘(Pethidine)과 펜타닐(Fentanyl)을 주로 사용해요.

마약성 진통제(페치딘과 펜타닐)의 특징에 대해 알고 싶어요.

 페치딘은 격렬한 동통 시 진통, 진정, 진경, 마취 전 투약, 전신마취 보조 시에 많이 사용해요. 25~50mg을 1~2분에 걸쳐 정맥 주사를 하고 필요에 따라 매 3~5분에 25mg씩 반복 투여할 수 있어요. 약제 투여 후의 효과는 3~6분 내에 나타나며 1~3시간 동안 지속되는데 간기능이나 신기능 저하 시에는 사용에 주의해야 해요.

 마약성인 만큼 부작용도 있을 것 같아요.

 주된 부작용으로 호흡 억제가 가장 많고 다음으로 심혈관계 이상이 많아요. 미다졸람(Midazolam)과 병용 사용 시 호흡 저하의 위험성은 더욱 커질 수 있어요. 펜타닐은 페치딘보다 작용 발현과 제거가 빠르며 작용 발현 시간은 1~2분, 최고 효과는 3~5분, 작용 시간은 30~60분이에요. 부작용으로 호흡곤란이 있으나 페치딘에 비해서 심혈관계 부작용이 적고 간기능 저하나 신기능 저하도 페치딘보다 안전하다고 되어 있어요. 펜타닐은 초기 용량으로 25~50mcg을 정맥 주사하고 필요시 3~5분 간격으로 12.5~25mcg을 반복 투여할 수 있으며 최대 100mcg이 넘지 않도록 해야 하죠.

 마약이라면 관리와 보관이 엄격해야 할 것 같은데 내시경실에서 사용하는 마약은 어떻게 관리 하나요?

 맞아요. 우선 진정제뿐만 아니라 마약성 진통제는 사용 시에 처방을 미리 잘 확인해야 해요. 특히, 처방명, 용량, 용법에 대한 부분은 더욱 정확히 확인해요. 마약성 진통제가 처방되면 약국에서는 마약성 진통제 처방전을 전산 확인한 후에 처방된 마약성 진통제를 불출해요. 불출된 마약성 진통제에 대한 수불 장부를 작성하고 마약성 진통제를 수령한 후 내시경실에 있는 마약장(마약류 저장시설)에 보관해요. 그리고 약제를 사용 직전에 꺼내서 바로 쓰도록 해요.

 마약장이 내시경실에도 있나요?

 네. 진정할 때 사용되는 진정제(향정약물), 마약 진통제는 반드시 잠금 처리가 된 마약장에 보관하여 이중 잠금장치로 관리하고 해당 약품 외에는 다른 것을 같이 보관하지 않아요. 이러한 마약장은 환자가 접근하기 쉽지 않은 곳에 설치해요.

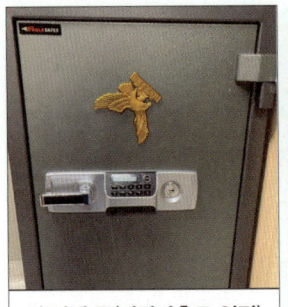	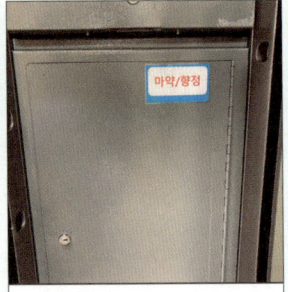	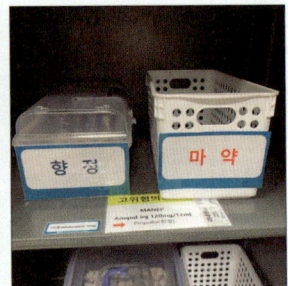
첫 번째 문(비밀번호로 열림)	두 번째 문(열쇠로 열림)	마약장(이중 보관함) 내부

마약장(이중 보관함)

만약에 마약장에 보관되는 마약 약제를 사용할 때 사용하고 남으면 그 잔량은 어떻게 처리하나요?

사용하고 남은 잔량은 절대 버리면 안돼요. 잔량을 사용한 주사(앰플)에 잘 싸서 깨지지 않게 마약장 내에 보관하다가 향정 및 마약 장부에 투약 용량 및 잔량(반납량)을 써서 약국에 반납해야 해요. 마약 파손 시 깨어진 조각과 약액까지 보존하며 부서장 서명 후에 마약 파손 보고서(사고 마약류 발생 경위서)와 함께 약국으로 보내야 하기 때문 각별히 주의해야 해요.

❗ 잠깐 마약 및 향정약물 잔량은 버리지 말고 보관

사용하고 남은 마약과 향정약물과 앰플의 잔량과 앰플은 버리면 안 돼요. 남은 약제는 반드시 주사기로 앰플에서 모두 재고, 주사기의 바늘을 제거하여 약물이 새지 않도록 주사기 입구에 맞는 플라스틱 마개로 주사기 입구를 봉해요. 그리고 주사기와 사용한 빈 앰플 모두 파손되지 않게 주의하며 약국으로 반납해요. 마약 및 향정약물의 반납 시에는 환자 이름, 성별, 나이, 등록번호, 생년월일, 약물 잔량을 표기해야 하죠.

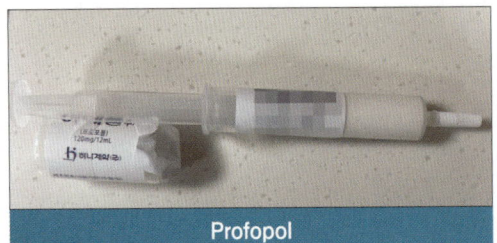

Profopol

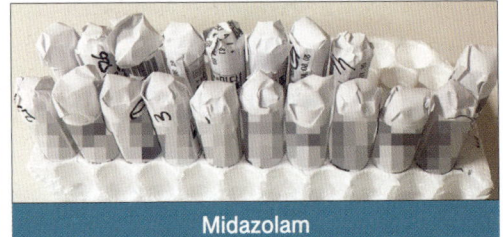

Midazolam

· 마약 대장 기록 예시

날짜	등록 번호	이름	성별/나이	검사명	약품명	처방량	투여량	잔량, 반납량	간호사 서명	약사 서명
1/24	123456	홍길동	M/50	EGD	Pethidine 25mg	25mg	25mg	-	이○○	김○○

4 내시경실 감염 관리

Case

위내시경 검사가 끝난 후 사용한 내시경을 시술자가 간호사에게 건네주었다. 이를 본 신규 간호사는 사용한 내시경 물품을 어떻게 관리하는지가 궁금하다. 어떻게 해야 할까?

검사가 끝난 내시경 Scope는 어떻게 해야 하는지 알고 싶어요. 내시경실에서 세척하나요?

사용한 내시경 Scope는 내시경 검사실에서 '전세척' 후에 세척실로 가져가서 세척과 소독을 해야 해요.

'전세척'이 뭔가요?

전세척은 검사 직후 가능한 한 빨리 좁은 채널 내에서 체액과 혈액 등의 이물질을 제거하기 위한 조치예요. 이러한 과정을 검사 직후 시행하지 않으면 좁은 채널 내에 체액과 혈액 등의 오염물질이 응고하여 그 후의 소독 과정으로도 완전히 제거할 수 없게 돼요.

그렇군요. 전세척은 어떻게 하나요?

내시경 검사가 끝나면 내시경을 기기에서 분리하기 전에 효소 세정액이나 멸균증류수를 묻힌 일회용 거즈로 내시경 표면의 이물질을 제거해요. 그리고 내시경 선단을 효소 세정액에 담그고 세정액을 흡입하여 겸자공에 남아있는 물질을 제거해요. 그 후 겸자공을 통해 물을 흘려 내보내고 공기를 교대로 불어 넣는 작업을 반복해요. 효소 세정액, 증류수만을 넣어 흡인하는 것보다는 공기를 교대로 불어 넣는 작업을 반복하는 것이 채널 내의 오염물질을 더 많이 제거할 수 있어요. 이러한 과정이 끝나면 마지막으로 공기를 제거한 후 내시경 기기를 분리해요.

> **! 잠깐** 내시경실에서 세척실로 내시경 Scope를 옮기는 방법

내시경 Scope에 의한 오염 방지를 위해서 내시경 Scope를 기기에서 분리하면 전용 상자 또는 바구니에 넣고 덮개를 덮어 세척 및 소독실로 옮겨요.

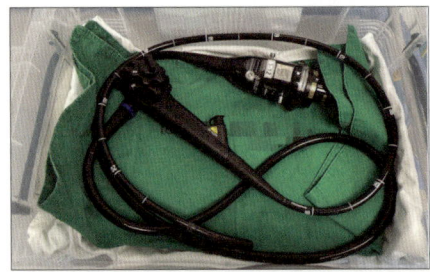
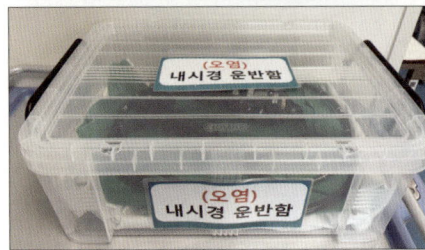
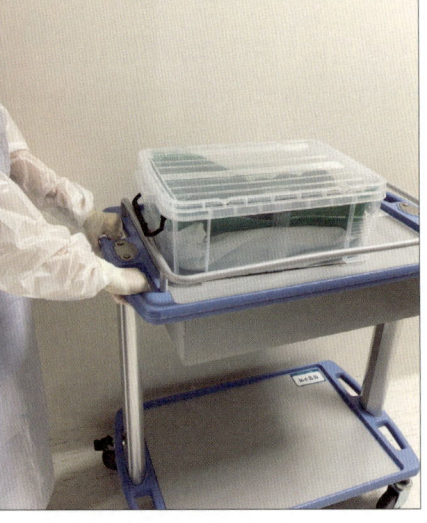

 내시경 세척과 소독은 꼭 해야 하는 건가요?

 그럼요. 감염은 사회적으로 큰 이슈이고 민감한 문제예요. 환자 또는 수검자가 내시경 검사를 안전하게 받을 수 있기 위해서는 내시경 세척과 소독을 통해 감염 전파를 예방하는 것이 매우 중요한 일이에요. 그래서 세척과 소독에 대한 평가 항목을 의료기관 인증 평가 및 우수 내시경 인증 평가뿐만 아니라 국가 암검진 내시경 질 평가에도 포함시켜 내시경 세척과 소독을 엄격하게 관리하고 있어요.

 내시경 세척과 소독은 어떻게 관리되는지 궁금해요.

 내시경 감염 전파 사고를 예방하기 위해서 내시경 소독과 관련된 지식과 술기를 충분히 습득한 근무자가 내시경 세척과 소독을 시행하도록 해요. 따라서 '우수 내시경실 인증위원회'에서 인정하는 소독 교육에 참여하고 3년 동안 3평점 이상을 이수한 사람이 내시경 세척과 소독을 시행하게 해요. 또한 이러한 지식과 술기를 지속적으로 훈련하고 교육하고 제대로 시행하는지를 모니터링하여 내시경 검사의 소독과 관련될 질을 적정 수준으로 유지하도록 해요.

그렇군요. 내시경 세척과 소독 절차는 어떻게 되죠?

 우리나라에서 공인된 대한소화기내시경학회 내시경 세척 및 소독 지침에 따라 내시경 세척 순서는 크게 ①전세척 → ②세척 → ③소독 → ④헹굼 → ⑤건조 → ⑥보관의 과정으로 하게 돼요.

 각 절차의 방법이 궁금해요.

①전세척
: 내시경 검사 직후 가능한 한 빨리 효소 세정액이나 멸균증류수를 묻힌 일회용 거즈로 내시경 표면의 이물을 제거한 후에 세정액을 흡인해요.

②세척
: 새는 곳이 있는지 누수 점검을 시행한 후에 파손이 없는 것을 확인하고 내시경에 부착된 흡인 밸브, 송기 송수 밸브와 겸자공 고무마개 등을 분리해요. 내시경을 세척액에 담그고 깨끗한 거즈로 내시경 겉을 닦고 세척액을 이용하여 내시경 내부, 내시경과 분리된 부품을 모두 솔로 세척해요. 이때 솔은 일회용 솔을 사용하길 권장해요.

③소독
: 깨끗한 물로 남아 있는 세척액을 모든 부위에서 완전히 씻어낸 내시경을 자동 세척 소독기 안에 잘 말아서 넣은 후 제조사의 매뉴얼에 따라 소독해요.

④헹굼
: 마실 수 있는 정도의 깨끗한 물로 내시경과 채널들을 충분히 씻어내요.

⑤건조
: 헹굼 과정을 거친 내시경은 깨끗한 천으로 표면의 물기를 닦아요. 압축된 공기와 70~90% 에틸 알코올 또는 이소프로필 알코올을 각 채널에 관통시켜 남은 물기를 없애고 내시경을 완전히 건조시켜요.

⑥보관
: 건조된 내시경은 환기가 잘되는 내시경 전용 보관장에 보관해요. 이때 내시경의 고무마개나 흡인 밸브, 송수 밸브, 방수캡을 분리하여 내관을 막지 않은 상태로 수직으로 세워서 걸고 내시경 선단부가 바닥에 닿지 않아야 해요.

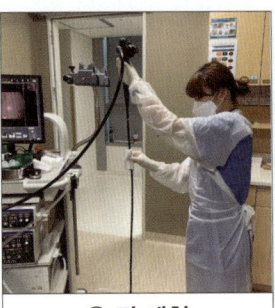

① 전 세척

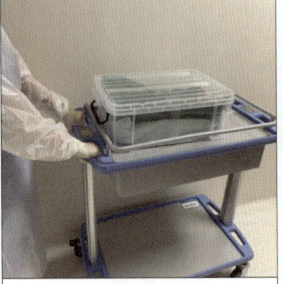

② 기기 이송

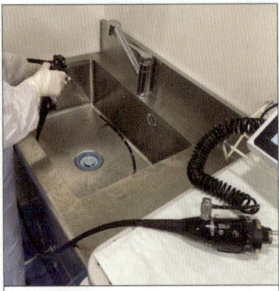

③ 누수 점검

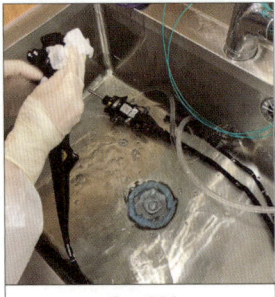

④ 세척

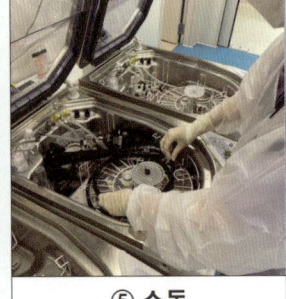

⑤ 소독

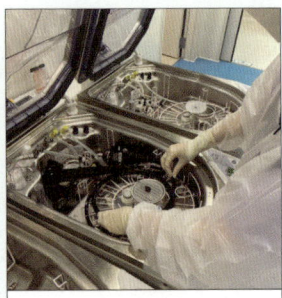

⑥ 헹굼

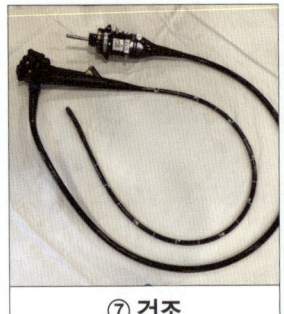

⑦ 건조

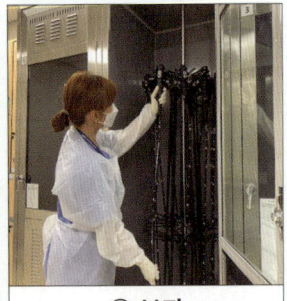

⑧ 보관

내시경 세척과 소독 과정

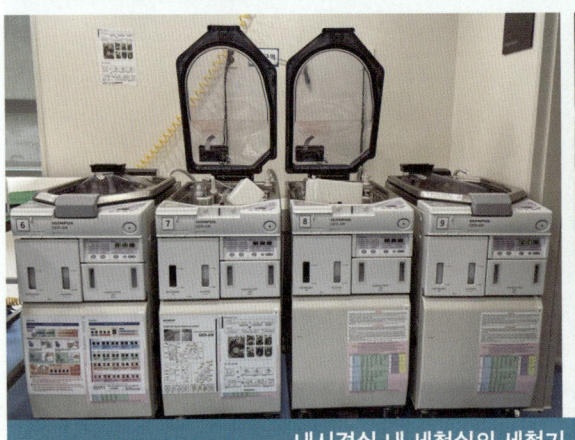
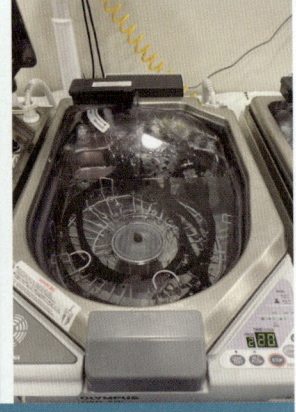

내시경실 내 세척실의 세척기

내시경을 세척기로 세척하는데 꼭 손 세척을 먼저 시행해야 하나요?

 자동 세척 소독기 이용 전에 적절한 손 세척만으로도 내시경에 있는 99.9% 이상의 병원균이 제거될 수 있어요. 손 세척이 불충분하면 자동 세척 소독기를 사용해도 소독 효과가 불충분할 수 있어요. 그래서 자동 세척 소독기를 사용하더라도 꼭 손 세척을 철저히 시행해야 한답니다.

 그러면 내시경 세척과 소독이 적절히 되었는지는 어떻게 알 수 있나요?

 좋은 질문이군요. 내시경 소독의 적절성을 평가하기 위해서 감염 관리 규정에 따라서 정기적으로 내시경 기기의 균 배양 검사를 최소 연 2회 이상 시행하고 검사가 필요하다고 판단되면 추가 배양 검사를 시행하기도 해요.

일회용 부속기구가 아닌 재사용 가능한 부속기구는 멸균을 해요. 재사용이 가능한 부속기구는 멸균 처리하는 게 원칙이에요. 사용된 부속기구는 내시경에서 분리하여 세척, 소독, 헹굼, 건조 과정을 거친 후 기구의 종류에 따라 각 제조사에서 권장하는 방법으로 멸균(고압 증기 또는 EO 가스)을 해요.

 내시경실 감염 관리는 내시경 기기 또는 부속기구의 세척과 소독만 신경 쓰면 되나요?

 내시경실 감염 관리의 목적은 내시경 기기 또는 부속기구의 올바른 세척과 소독으로 피검자 간의 감염 전파나 의료진의 감염을 막는 거예요. 그래서 내시경 기기 또는 부속기구만이 아니라 환자 및 환경 관리도 중요해요.

 내시경실 감염 관리 중에 환자 관리는 어떻게 하나요?

 내시경 검사자의 감염 질환 여부를 먼저 파악하고 그에 맞는 대처(호흡 격리, 접촉 격리 등)를 미리 해야 해요. 또한 감염성 질환자에 대한 내시경 검사는 가능한 한 모든 검사의 마지막에 실시하고 지정된 내시경실에서 시행하는 것을 권장해요. 또한 검사가 끝나면 바로 내시경실 내부의 소독을 시행해요.

 환경 관리는 어떻게 하는 건가요?

 오염 위험이 있는 내시경 검사실 및 세척실과 분리된 공간에서 시행하고 소독된 내시경은 환기가 잘되는 독립된 보관장에 보관해요. 또한 내시경실은 매일 청소와 소독을 하고 점검표에 기록해요. 또한 환자의 혈액과 체액이 다량 쏟아진 경우나 접촉 격리 대상 환자를 검사한 경우에는 소독제로 환경 소독을 해야 하죠.

5 유해화학물질 관리

> **Case**
>
> 올해 초에 입사하면서 건강검진을 받은 내시경실 신규 간호사는 이번에는 특수건강검진을 받으라는 연락을 받았다. 의아해서 선배 간호사에게 물어보니 내시경실 근무자는 유해화학물질에 노출되기 때문에 정기적으로 특수건강검진을 받아야 한다고 했다. 내시경실에서 사용되는 유해화학물질에는 어떤 것이 있고 어떻게 관리해야 할까?

선생님, 내시경실 간호사는 왜 특수건강검진을 받아야 하나요? 특수건강검진이 무엇인지 궁금해요.

특수건강검진은 특정 유해화학물질에 노출되어 발생할 수 있는 직업성 질환을 조기에 찾아 치료 및 적절한 사후관리를 함으로써 근로자가 직업성 질환으로부터 건강을 유지하고 보호하기 위해서 시행하는 건강검진이에요. 이는 「산업안전보건법」 제130조의 규정에 따라 시행되고 있답니다.

유해인자 노출이요? 내시경실에 유해화학물질이 있나요?

감염에 주의해야 하는 내시경실에서 유해인자에 노출될 수 있다는 것이 의아할 수 있어요. 내시경 검사에서 조직 채취를 빈번하게 하는 것은 잘 알고 있죠? 이때 적출된 조직은 그냥 두면 자가융해 및 건조로 인해서 조직이 손상될 수 있으므로 채취 즉시 10% 중성 포르말린에 담가 고정해야 해요. 이 포르말린의 주성분인 포름알데히드는 국제발암연구소에서 인정하는 발암물질로 알려져 있어요.

포르말린이요? 들어본 적이 있는 것 같아요. 어떤 물질인가요?

자극성 냄새를 가진 가연성 무색 기체로 비료, 살균제, 소독제, 방부제로 널리 쓰여요. 단기 노출 시 코, 인두, 눈에 자극을 일으키고 다량으로 흡수하면 중추신경의 억제나 호흡곤란, 신장장애와 같은 독성을 생길 수 있어요. 장기간 노출되면 호흡기계에 암을 주로 일으키고 다발성 골수종이나 악성흑색종과 같은 암도 유발할 수 있다는 보고가 있어요.

내시경실에서는 포르말린을 어떻게 이용하나요?

 앞서 얘기한 것처럼 조직을 고정하기 위해서 내시경으로 조직을 채취하면 포르말린이 담긴 통에 조직을 담가서 조직병리실로 검체를 보내요. 따라서 내시경실은 조직병리실 다음으로 포름알데히드에 노출될 가능성이 높고, 검체통의 포르말린을 다룰 때 고농도의 포름알데히드에 순간적으로 노출될 위험성이 높아요.

 그러면 내시경실에서 포르말린을 다룰 때는 어떻게 조심해야 하는지 알려주세요.

 포르말린을 다룰 때는 환기장치가 있는 장소에서 다루고 포르말린은 국소배기장치가 설치된 장소에 보관해요. 유해화학물질을 다루는 경우에는 극미량이라도 노출된다면 일반 보호구(보안경, KF94마스크, AP가운, 라텍스장갑)를 착용하고 하는 것이 원칙이에요.

내시경실 근무자는 포르말린에 노출을 최소화하기 위해서 검체 넣기 직전 포르말린이 담긴 검체통의 뚜껑을 열고 검체를 넣은 후 재빨리 뚜껑을 닫도록 해야 해요. 하지만 일반 크기의 포르말린을 열고 1분 이상 작업하거나 일반 크기의 포르말린을 쏟아 치우는 작업을 해야 할 때는 전문 보호구(보안경, 방독마스크, 화학물질용 안전장갑, 보호복, 팔토시, 앞치마)를 착용해야 해요.

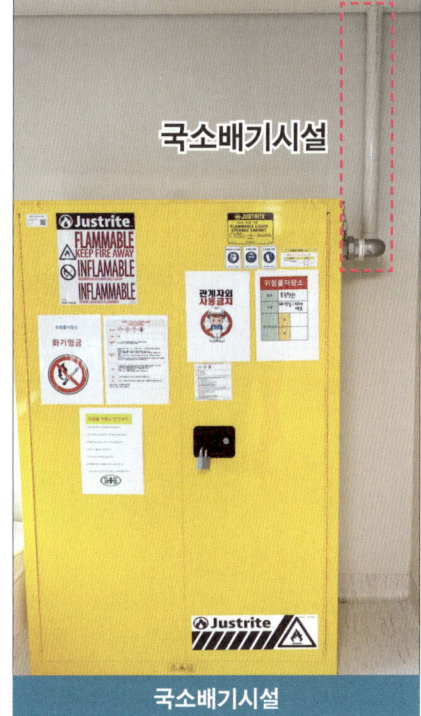

내시경 검사 간호 총정리

위내시경 검사 시 주의 사항

- 위내시경 검사 전
  - ☐ 환자와 검사의 일치 여부(정확한 검사 확인)
  - ☐ 금식 확인(보통 6~8시간 이상)
  - ☐ 치아 상태(흔들거리거나 치료 중인 치아) 확인
  - ☐ 틀니 및 의치, 안경 제거
  - ☐ 진정/비진정 확인
  - ☐ 체중 및 신장 확인
  - ☐ 환자 병력 확인
  - ☐ 복용 중인 약물 및 중단 약물 확인
  - ☐ 검사 및 진정 동의서 확인
  - ☐ 활력징후 확인
  - ☐ IV line 확보
  - ☐ 가소콜 복용
  - ☐ 자세: 좌측와위(Left lateral position)

- 위내시경 검사 후
  - ☐ 활력징후 확인
  - ☐ 조직검사 미시행: 검사 후 30분 정도 금식
  - ☐ 조직검사 시행: 검사 후 2시간 정도 금식
  - ☐ 진정내시경인 경우 진정 회복 및 진정 부작용(저산소증, 저혈압 등) 확인
  - ☐ 합병증(인후통 및 출혈, 호흡곤란, 복부 팽만감 등) 관찰

대장내시경 검사 시 주의 사항

- **대장내시경 검사 전**
  - ☐ 환자와 검사의 일치 여부(정확한 검사 확인)
  - ☐ 금식 확인(보통 6~8시간 이상)
  - ☐ 장 정결제 관련 사항(종류, 복용량, 배변 양상 등) 확인
  - ☐ 진정/비진정 확인
  - ☐ 체중 및 신장 확인
  - ☐ 환자 병력 확인
  - ☐ 복용 중인 약물 및 중단 약물 확인
  - ☐ 검사 및 진정 동의서 확인
  - ☐ 대장내시경용 바지로 환복
  - ☐ 활력징후 확인
  - ☐ IV line 확보
  - ☐ 자세: 좌측와위(Left lateral position)

- **대장내시경 검사 후**
  - ☐ 활력징후 확인
  - ☐ 조직검사 미시행: 검사 후 30분 정도 금식
  - ☐ 조직검사 시행: 검사 후 2시간 정도 금식
  - ☐ 진정내시경인 경우 진정 회복 및 진정 부작용(저산소증, 저혈압 등) 확인
  - ☐ 합병증(복통, 복부 팽만감, 혈변 등) 관찰

구불결장내시경 검사 시 주의 사항

- **구불결장내시경 검사 전**
  - ☐ 장 정결제 복용하는 대신에 검사 당일 관장 시행
  - ☐ 그 외는 대장내시경과 동일

- **구불결장내시경 검사 후**
  - ☐ 대장내시경과 동일

소장 내시경 검사 시 주의 사항

· 소장 내시경 검사 전
  □ 입으로 삽입 시 위내시경과 동일
  □ 항문으로 삽입 시 대장내시경과 동일

· 소장 내시경 검사 후
  □ 입으로 삽입 시 위내시경과 동일
  □ 항문으로 삽입 시 대장내시경과 동일

캡슐 내시경 검사 시 주의 사항

· 캡슐 내시경 검사 전
  □ 환자와 검사의 일치 여부(정확한 검사 확인)
  □ 금식 확인(12시간 정도)
  □ 장 정결 확인
  □ 환자 병력 확인
  □ 복용 중인 약물 및 중단 약물 확인
  □ 검사 및 진정 동의서 확인
  □ 활력징후 확인
  □ 캡슐 내시경 금기증(소화관 폐쇄, 연하곤란, 몸속에 전자기기 삽입 등) 확인

· 캡슐 내시경 검사 후
  □ 활력징후 확인
  □ 검사 후 2시간부터는 음료 섭취가 가능하고 4시간 후부터는 간단한 식사 가능
  □ 캡슐 배출 확인(보통 24~72시간 이내 대변에 섞여 배출)
  □ 캡슐 배출 확인 못 하면 X-ray 검사로 캡슐 위치 확인
  □ 합병증(복통 등) 관찰

기관지내시경 검사 시 주의 사항

· 기관지내시경 검사 전
- ☐ 환자와 검사의 일치 여부(정확한 검사 확인)
- ☐ 금식 확인(보통 4시간 이상)
- ☐ 치아 상태(흔들거리거나 치료 중인 치아) 확인
- ☐ 틀니 및 의치, 안경 제거
- ☐ 진정/비진정 확인
- ☐ 체중 및 신장 확인
- ☐ 환자 병력 확인
- ☐ 복용 중인 약물 & 중단 약물 확인
- ☐ 검사 & 진정 동의서 확인
- ☐ 활력징후 확인
- ☐ IV line 확보
- ☐ 자세: 앙와위(Supine position)

· 기관지내시경 검사 후
- ☐ 활력징후 확인
- ☐ 검사 후 4시간 정도 금식 유지
- ☐ 조직검사 시행: 검사 후 2시간 정도 금식
- ☐ 진정내시경인 경우 진정 회복 및 진정 부작용(저산소증, 저혈압 등) 확인
- ☐ 합병증(인후통, 쉰 목소리, 객혈 등)관찰

ERCP 검사 시 주의 사항

- ERCP 검사 전
  - ☐ 환자와 검사의 일치 여부(정확한 검사 확인)
  - ☐ 금식 확인(보통 6~8시간 이상)
  - ☐ 치아 상태(흔들거리거나 치료 중인 치아) 확인
  - ☐ 틀니 및 의치, 안경 제거
  - ☐ 귀금속 등 방사선 비투과 물질 제거
  - ☐ 진정/비진정 확인
  - ☐ 체중 및 신장 확인
  - ☐ 환자 병력 확인
  - ☐ 복용 중인 약물 및 중단 약물 확인
  - ☐ 검사 및 진정 동의서 확인
  - ☐ 환자의 혈액검사 결과 및 영상의학적 자료 확인
    (Pre-ERCP lab: CBC, Electrolyte, BUN/Cr, LFT, PT/aPTT, Amylase, Lipase, EKG, X-ray)
  - ☐ 조영제 등으로 과민 반응이 있을 수 있으므로 알레르기가 있는지를 사전에 검사
  - ☐ 활력징후 확인
  - ☐ IV line 확보
  - ☐ 자세: 복와위(Prone position)

- ERCP 검사 후
  - ☐ 활력징후 확인
  - ☐ 검사 후 X-ray 촬영으로 천공 유무 확인
  - ☐ 검사 4시간 후 출혈 및 췌장염 등의 확인을 위해서 혈액검사(CBC, LFT, Amylase, Lipase 등) 시행
  - ☐ 검사 후 6시간 이상 금식
  - ☐ 합병증(토혈, 하혈, 심한 복통, 발열, 호흡곤란, 흑색변 등) 관찰

Reference

■ 국내서적

· 김광하, 『상부위장관 상피하종양』, 도서출판 대한의학, 2021.

· 대한췌장담도학회, 『ERCP 2판』, 군자출판사, 2022.

· 대한소화기내시경학회 진정위원회, 『진정내시경 가이드북 2021 개정판』, 도서출판 대한의학, 2021.

· 대한소화기내시경학회 초음파내시경연구회, 『초음파내시경 개정4판』, 도서출판 대한의학, 2021.

· 대한소화기내시경학회 캡슐인공지능영상연구회, 『소장 내시경』, 도서출판 대한의학, 2021.

· 대한소화기내시경학회 소독위원회, 『소화관내시경 세척 및 소독의 길잡이』, 도서출판 대한의학, 2021.

· 국립암센터 내시경실, 『내시경 간호업무표준』, 국립암센터, 2016.

■ 번역 서적

· 나가하마 류지 외 1인 저, 김광하 역, 『상부소화관 내시경진단 아틀라스』 우리의학서적, 2021.

· 타카기 아츠시, 문영수 역, 『고통 없는 대장내시경 삽입법』, 한국의학, 2006.

· TAKASHI TOYONAGA, 조주영 외 7인 역, 『ESD ATLAS 시술기구의 선택과 부위공략법』, 한국의학, 2006.

· Nobuyuki Matsuhashi 외 2인 저, 설상영 역, 『식도·대장 EMR과 위 ESD』, 도서출판 대한의학, 2013.

■ 논문

· Rahnemai-Azar, A. A. 외, 『Percutaneous endoscopic gastrostomy: indications, technique, complications and management.』, World J Gastroenterol, 2014;20(24):7739-7751.

· Sugawa, C. 외, 『Endoscopic management of foreign bodies in the upper gastrointestinal tract: A review.』, World J Gastrointest Endosc, 2014;6(10):475-481.

· Tonolini, M. 외, 『Endoscopic stenting of malignant, benign and iatrogenic colorectal disorders: a primer for radiologist.』, Insights Imaging 2019;10:80.

■ 가이드라인

· 대한상부위장관·헬리코박터학회. https://www.hpylori.or.kr

· 대한췌장담도학회. https://www.kpba.kr/html

· 대한간학회. https://www.kasl.org

프셉마음 신규 간호사를 위한 진짜 실무 팁 [내시경실편]

초판 1쇄: 2023년 6월 12일

초판 6쇄: 2025년 5월 9일

발행처 : 드림널스

저자 : 이수정

책임 편집 : 고은희

자문 및 감수 : 노원을지대학병원 소화기내과 교수 안상봉

현 순천향대학교 서울병원 외래간호팀장, 전 대한소화기내시경간호학회 회장 임희혁

의정부을지대학교병원 간호국장 박광옥

강북삼성병원 내시경실 간호사 안윤경

이화의료원 서울병원 소화기내시경센터 간호사 임진경

분당차병원 감염관리팀(전 내시경센터)간호사 강초롱

교정교열 : 신수일

디자인 : 민혜빈

일러스트 : 민혜빈, 윤

· 드림널스 도서, 굿즈, 온라인강의
  www.dreamnurse.co.kr

· 카카오톡 플러스친구 : 드림널스   · 인스타그램 : dreamnurse7   · 유튜브 : 드림널스

- 이 책의 저작권은 드림널스에 있으며, 저작권법에 따라 무단 전재와 복제를 금합니다.
- 실무 기반 도서로 병원별 지침 및 특성에 따라 차이가 있을 수 있습니다.
- 판쇄에 따라 내용 차이가 발생할 수 있으며 이는 드림널스 홈페이지를 통해 공지하겠습니다.

> 드림널스는 여러분의 간호 업무 중에 어려우셨던 부분과 도서에 대한 아이디어를 기다리고 있습니다.
> 드림널스 출판사를 통해 책 출간을 원하시는 분들은 아래의 메일주소로 출간제안서를 보내주시기 바랍니다.
> 드림널스 메일주소 : dreamnurse7@naver.com

🗒 간호사, 간호학생을 위한 임상 실무서 프셉마음

드림널스에선 오늘도 성장통을 겪고 있을 간호사분들을 위해 각 분야의 전문가인 선배 간호사들이 먼저 경험한 실무 노하우를 모았습니다. 후배의 성장을 응원하는 프리셉터의 따뜻하고 진심어린 마음을 담아 탄생한 도서, '프셉마음'을 여러분께 전합니다.

- 감염관리실편
- 감염환자 간호편
- 기초편
- 내과 환자파악편
- 내분비계 간호편
- 내시경실편
- 마취회복실편
- 비뇨의학과편(핸드북)
- 산부인과편
- 상처·장루편
- 소화기 간호편
- 수술실편
- 신경과편
- 신경외과편
- 신생아 간호편
- 신생아중환자실편
- 심혈관계편
- 아동간호편
- 약물계산편(핸드북)
- 약물편(핸드북)
- 영상의학과편
- 외과편
- 응급실편
- 의학용어편Ⅰ: 외과계(핸드북)
- 의학용어편Ⅱ: 내과계(핸드북)
- 이비인후과편(핸드북)
- 인공신장실 실무편
- 인공신장실 이론편
- 입문편
- 정맥주사편(핸드북)
- 정신건강 간호편
- 정형외과편
- 중심정맥관편
- 중환자 Ventilator편
- 중환자 환자파악편
- 중환자간호 입문편
- 혈액검사 해석 및 간호편
- 혈액종양내과 입문편
- 호흡기간호 입문편

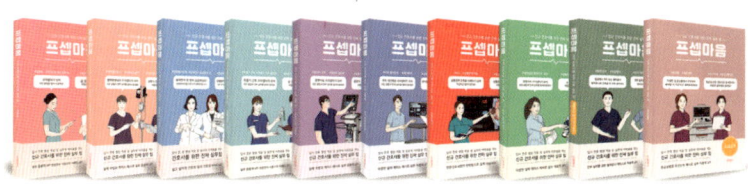
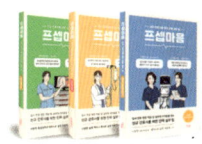

🗒 핵심을 모은 드림널스 도서 패키지

신규 간호사 입사 패키지 | 중환자 간호 패키지 | 약물 마스터 패키지

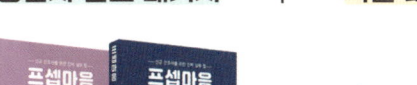
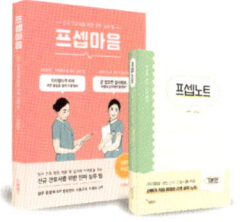
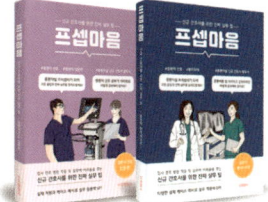
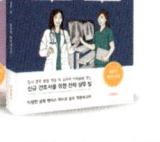
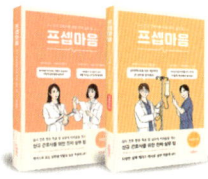

| 입문편 | 프셉노트-기본편 | 중환자 간호 입문편 | 중환자 환자파악편 | 약물편 | 약물계산편 |

드림널스 도서, 굿즈, 온라인강의
www.dreamnurse.co.kr
바로가기

드림널스 도서 콘텐츠는 온라인, 오프라인 서점과 드림널스 홈페이지에서 만나볼 수 있습니다.